Gabi Meyer-Schmölz und Hans Meyer

Tao Yoga

Der westliche Übungsweg
Vom Atem zur Lebenskraft

Gabi Meyer-Schmölz
und Hans Meyer

Tao Yoga

Der westliche Übungsweg
Vom Atem zur Lebenskraft

EDITION
CO'MED

Umschlag: Jürgen Bücker
Satz: CO'MED Verlagsgesellschaft mbH, Julia Bohl, Jürgen Bücker
Zeichnungen: Charlotte Langer
Fotos: Stefan Rupperti
Druck: Societäts Druck, 64546 Mörfelden
Printed in Germany
ISBN: 3-934672-10-8

Inhaltsverzeichnis

Inhaltsverzeichnis

Inhaltsverzeichnis

Vorwort

Die Verbindung zwischen dem körpereigenen Atemimpuls[1] und dem spürbaren Chi-Fluss bildet die Essenz dieses Buches. Wir können Folgendes über den körpereigenen Atemimpuls lernen: 1. richtig zu atmen, 2. die inneren Haltungen erfahren, die wir zur Weiterentwicklung dieser Atmung und zum Einstieg ins Tao Yoga brauchen. Insofern ist dieses Buch vor allem eine Einführung in Theorie und Praxis des Tao Yoga. Diese chinesische Methode zur Selbstverwirklichung und Selbstheilung wird manchmal auch Chi Kung oder Chi Gong genannt. Über den einführenden Charakter des Buches hinaus führt das Kapitel „Eisenhemd Chi Kung". Die hier vorgestellten Atemübungen sind spätestens ab der dritten Stufe der Eisenhemd-Atmung, der erweiterten feinen Nasenatmung, für fortgeschrittene Tao-Yoga- oder Chi-Kung-Studierende oder für interessierte Lehrer gedacht. Wir untersuchen und konkretisieren die Eisenhemd-Atmung insbesondere im Hinblick auf die schwierigste Komponente, die genaue Einbeziehung des Zwerchfells bei der Chi-Kompression. Darüber hinaus werden fortgeschrittenere Tao-Yoga-Studierende in den anderen Kapiteln Anregungen und zahlreiche nützliche Hinweise finden. So wird etwa im Kapitel „Die Heilenden Laute" die Verbindung zwischen Graf Dürckheims dynamischem Ansatz der Körperhaltung und dem natürlichen Atemimpuls herausgearbeitet. Im Kapitel „Tao Yin" werden die physiologischen Grundlagen für die Beweglichkeit der Kopfknochen zu den entsprechenden Übungen dargestellt. Darüber hinaus berücksichtigen und beschreiben wir in allen Kapiteln die Perspektive von Praktizierenden, die ihr Chi schon deutlich und differenziert spüren gelernt haben.

Die in diesem Buch dargestellten Übungen sind kein Ersatz für eine sachgerechte medizinische Behandlung. Wenn Sie an schwerwiegenden körperlichen, mentalen oder psychischen Problemen leiden, suchen Sie bitte einen geeigneten Arzt, Heilpraktiker oder Psychologen auf, bevor Sie Techniken des Tao Yoga anwenden. Das vorliegende Werk ist auch als Vorbereitung und Ergänzung für die praktische Anleitung und Begleitung durch einen Lehrer geeignet. Achten Sie bitte auf die gesundheitlichen Hinweise.

[1] Die Atempädagogin und Atemtherapeutin Ilse Middendorf hat auf diesem Gebiet Pionierarbeit geleistet.

Einleitung

Ausgangspunkt – Warum ein Buch über Atem und Tao Yoga?

Im Tao Yoga steht unsere Lebensenergie im Zentrum der Aufmerksamkeit. Sie wird in China Chi, in Indien Prana, in Ägypten Ka genannt. Es gibt weltweit über hundert Bezeichnungen für die uns innewohnende bioelektromagnetische Kraft. Wir können sie wirklich spüren, verstärken und vermehren. Dazu müssen wir sie im Körper bewusst und gezielt führen. Es geht im Tao Yoga immer um reale Prozesse, nie nur um bloßes Imaginieren. Manche Menschen nehmen ihr Chi als elektrisches Fließen wahr, andere als Wärme- oder als Lichtfluss.

Ich[1] habe viele Tao Yoga- und Chi Gong-Studierende kennen gelernt, die trotz längerer Anstrengungen ihr Chi nicht oder nicht befriedigend fließen spüren konnten. Mir erging es ähnlich. Nur die Menschen, die sich schon über einen gewissen Zeitraum hinweg mit dem Atem, und zwar mit dem feinen natürlichen Nasenatem („natürlich" meint hier das Zulassen eines körpereigenen Atemimpulses) befasst hatten, konnten spontan den Energiefluss wahrnehmen.

Das Hauptproblem für Menschen unseres westlichen Kulturkreises ist die Überbetonung des Willens. Wir strengen uns zu sehr an und wir wollen zuviel. Anstrengung bestimmt tendenziell unsere generelle Übungs- und Lebenshaltung.

Aus unserer Perspektive haben Asiaten eher eine Lebenshaltung des „trägen Geschehenlassens"[2] inne. Für sie sind vor allem die belebenden Übungen sehr wichtig. Wir gelten aus asiatischer Sicht als eher rastlos und zwanghaft getrieben. Einem innerlich gehetzten Menschen, der gewohnt ist, alles mit seinem Willen zu steuern, hilft die Anweisung, diese oder jene Übung in entspanntem Zustand auszuführen nicht. Er merkt entweder nicht, dass er verspannt ist, oder er weiß nicht, wie er sich ganz konkret in einen entspannten Zustand bringen kann.

D.h., wenn wir mit asiatischen Methoden arbeiten wollen, müssen wir erst einmal ein Eigenwahrnehmungstraining durchlaufen. Wir müssen lernen, innerlich zu ent-

---

[1] Wenn die beiden Autoren in der Ich-Form schreiben, sind in der Regel beide gemeint. Die Wir-Form beschreibt den Mitteleuropäer oder den westlich geprägten Menschen allgemein.

[2] Dürkheim, Karlfried Graf: Hara. Bern, München, Wien Otto Wilhelm Barth Verlag 2001, 22. Auflage. K. Graf Dürkheim geht in diesem Buch auf die Problematik der Übernahme östlicher Methoden durch westliche Menschen ein.

spannen, bewusst zu spüren und unsere Muskeln zu kontrollieren. Das bedeutet, aus der Unmittelbarkeit des Augenblicks heraus Körperempfindungen, Gefühle, Gedanken und Energiefluss bewusst ineinanderwirken zu lassen. Die Intensität unseres Lebens und Erlebens innerhalb dieser vier Dimensionen hängt stark vom Atem ab. Ich kann mit dem natürlichen vollen Atem, den wir noch bei einem Baby erwarten dürfen, Leben in seiner ganzen Fülle zulassen. Ich kann aber auch den Atem auf Sparflamme laufen lassen. Alle anderen Körperfunktionen werden dann entsprechend reduziert.

Es ist aus mehreren Gründen sinnvoll und notwendig, das Vermögen unmittelbarer Empfindungsfähigkeit über den Atem zu entwickeln:

1. Wir können ohne Atembewusstsein auch kein Bewusstsein von irgend etwas anderem erlangen. Im Atem kommen Körper, Seele und Geist zusammen. Wir können z.B. geistige, sogar spirituelle Klarheit haben, aber den Körper nicht beachten (wollen). Doch das individuell Lebendige ereignet sich in der Seele und diese befindet sich im Körper. Im Körper können wir uns spüren und präsent sein. Wenn wir im Körper präsent sind, „gehört" er uns. Es entsteht Ruhe, Geduld, Zentriertheit. Wir sind dann in unserer Mitte und bekommen Zugang zu unserem Potential und zu unserer Kraft. Aus Unruhe oder Aktionismus entsteht im Kontakt zu uns selbst Vitalität.

2. Der Atem ist eine Körperfunktion, mit der sich der Geist beschäftigen kann, um ruhig zu werden.

Es ist anfänglich vor allem für den westlichen Menschen kaum möglich, Gedanken und Gefühle nur mittels geistiger Konzentration zur Ruhe kommen zu lassen. Sobald wir langsam geführte Bewegungen hinzu nehmen dürfen, fällt es uns leichter (als nur über den Atem oder den Energiefluss), innerlich still zu werden. Es gelingt dann besser, die Unruhe zu kanalisieren, weil wir etwas „machen" dürfen. Je stärker später der Energiestrom wird, desto mehr können die anderen Elemente in den Hintergrund treten.

Tao Yin-Übungen haben sich als unverzichtbare Voraussetzung und Ergänzung für das praktische Verständnis aller anderen Entspannungs-, Körper- und Meditationsübungen des Tao Yoga herausgestellt. Es handelt sich um

Bodenübungen, die im Liegen oder Sitzen ausgeführt werden. Die grundlegenden Basisübungen des Tao Yin vermitteln bei korrekter Ausführung nach kurzer Zeit eine deutliche Erweiterung und vor allem Vertiefung der natürlichen Atembewegung vom Nasenraum bis in den Beckenraum hinunter. Im Fokus der Aufmerksamkeit liegt jedoch nicht die Atembewegung selbst, sondern die korrekte körperliche und geistige Ausführung der Übungen. Das ist insofern entscheidend, als das Atembewusstsein sich so über einen leicht zugänglichen indirekten Weg, d. h. nicht durch den Willen gesteuert, deutlich erhöhen lässt.

Die Atembewegung des durchschnittlichen Mitteleuropäers führt bestenfalls bis in den Bauchnabelbereich hinunter. Mit einem so unterentwickelten Atembewusstsein ist es kaum möglich, die körpereigene bioelektromagnetische Kraft spüren und lenken zu lernen.

Um die Erfahrungen der Tao Yin Übungen schneller und besser einordnen, verwerten und auf die anderen Systeme des Tao Yoga übertragen zu können, bedarf es deshalb der Kenntnis und Voraberfahrung der wichtigsten unterschiedlichen Möglichkeiten zu atmen. Ich habe nur wenige Menschen getroffen, die wussten, dass zur physiologischen, d.h. zur gesunden und natürlichen Atembewegung auch die Bewegung des Beckenbodens gehört.

Zur Entwicklung eines Atembewusstseins, das neben den körperlichen auch die geistigen und seelischen Komponenten des Atems berücksichtigt, stehen uns die Erfahrungen deutscher Atempioniere zur Verfügung. Sie vermitteln uns eine Qualität fern purer Mechanik und Gymnastik. Wie wir sehen werden, ist die Entwicklung innerer Haltungen eng damit verbunden. Jene erleichtern die Ausführung der Anfangsübungen des Tao Yin und steigern ihre Wirkung. Das gilt für die Ausübung aller Disziplinen des Tao Yoga.

Was ist Tao Yoga?

Es gibt viele Methoden, um das Persönliche, Innere zu kultivieren. Wir können durch Beten, Singen, das Wiederholen bestimmter Körperbewegungen oder Mantren und durch andere Geistesübungen eins mit uns und höheren Kräften und Frequenzen werden. Es ist eine Frage der Zeit, wann durch die einzelnen

Methoden auf indirekte Art und Weise auch die Energie der Menschen in Fluss kommt und von den unteren Körperregionen Richtung Kopf fließt. Im „Kleinen Energiekreislauf", dem ABC des Tao Yoga, wird allerdings die Energie nicht nur von den unteren Körperregionen zum Kopf, sondern vom Scheitel über die mittlere vordere Linie wieder hinuntergeführt. Das hat entscheidende Vorteile (s.u. zur Ausgewogenheit von Tao Yoga Punkt 2).

Ich habe im Laufe meines Lebens sehr unterschiedliche Meditationsformen praktiziert und verspürte zunehmend körperlich-energetische Reaktionen. Ich stieß bei meiner Umweilt jedoch auf Unverständnis. Es konnte mir damals niemand sagen, welche Prozesse während einer Meditation real physiologisch im Körper und in anderen Dimensionen des Menschen ablaufen.

Im Tao Yoga habe ich eine Methode gefunden, die diese Vorgänge nicht nur erklärt, sondern sie zum Thema der Meditation selbst macht. Sie funktioniert also quasi wie ein permanentes Rückmeldungssystem.

Tao Yoga ist weder eine Philosophie noch eine Religion, sondern eine Wissenschaft vom Leben, die seit 6000 Jahren geprüft und praktiziert wird. Tao Yoga hält modernsten wissenschaftlichen Erkenntnissen Stand, so z.B. der Biophysik.[3] Der Mensch wird von seinem Biophotonenkörper gesteuert. Daraus folgt, dass Meditationen, die unmittelbar auf den Energiekörper des Menschen ausgerichtet sind, die wirkungsvollste Methode zur Gesundung und Entwicklung der menschlichen Existenz darstellen.

Tao Yoga erforscht die körperlichen, seelischen und geistigen Bedürfnisse und Sehnsüchte des Menschen mit dem Ziel, diese Bedürfnisse zum Wohle des

[3] Vgl.: Bischof, Marco: Das Licht in unseren Zellen. Frankfurt am Main Verlag Zweitausendeins 1995, 1. - 11. Auflage. Die moderne Biophysik beweist, dass die menschliche Zelle Licht, also Biophotonen abstrahlt und speichert. Marco Bischof zeigt auf, dass Meditation als Kohärenztherapie der ultraschwachen Laserlichtstrahlung der DNS angesehen werden kann. Mittlerweile hat auch die deutsche Bundesregierung auf dem Gebiet der 'Biophotonik' Forschungsbedarf erkannt. Die "Bekanntmachung von Richtlinien über die Förderung zum Themengebiet 'Biophotonik' vom 21.2.2001" aus dem Bundesforschungsministerium stuft die Biophotonik als "prioritäres Themenfeld" ein.

Einzelnen und der Gemeinschaft zu erfüllen. Dazu gehört auch die präzise Anleitung feinstofflicher und spiritueller Vorgänge. Tao Yoga kann deshalb für sich stehen. Es führt zu einem längeren, gesünderen und glücklicheren Leben. Der Weg zur vollständigen Öffnung des Energiekreislaufs führt über die Neutralisierung von Körper, Geist und Seele. D.h., Spannungen und unbewusste Muster in diesen Bereichen werden aufgelöst, sofern sie zu stark oder störend wirken. Diese Arbeit ist die unverzichtbare Voraussetzung für weiterführende Techniken im eigentlich spirituellen Bereich. Je freier unser Chi im Energiekreislauf fließt, desto leichter können wir die elektromagnetischen Energien der Natur oder des Kosmos aufnehmen und damit unser Energieniveau verbessern und erhöhen.

Tao Yoga kann aber auch zur Unterstützung und Verstärkung jedes anderen religiösen oder nichtreligiösen Systems[4] genutzt werden. Das betrifft z.B. auch die Medizin, denn Tao Yoga ist die Mutter der Chinesischen Medizin.

Tao Yoga ist in vielerlei Hinsicht ein mittlerer, ausgewogener und gemäßigter Weg - weltanschaulich neutral und sehr effektiv. Selbst im kommunistischen China werden Chi Gong-Techniken nicht nur toleriert, sondern zur Gesundheitsvorsorge und Krankheitsbehandlung offiziell eingesetzt.

Tao Yoga ist ein direkter Meditationsweg. Wir meditieren im Tao Yoga auf reale körpereigene Prozesse. Dadurch haben wir jederzeit ein Biofeedback-System (Rückmeldungssystem) zur Hand. Die verschiedenen Meditationstechniken, Atem-, Körper- und Entspannungsübungen des Tao Yoga ergänzen sich. Es geht immer um den Fluss der Lebensenergie des Menschen: die bioelektromagnetische Kraft.

Die Ausgewogenheit von Tao Yoga zeigt sich in folgenden Punkten:

1. Erdung und Öffnung werden gleichermaßen gewichtet. Deshalb empfiehlt Tao Yoga, mindestens genauso lange am Körper zu arbeiten wie im engeren Sinne zu meditieren. Die Tao Yoga Studierenden sollen nicht aus ihrem Alltag flüchten, sondern ihr tägliches Leben besser als zuvor bewältigen können.

[4] In der Bibel wird leider nur die Philosophie von Jesus dargestellt. Die praktische Umsetzung ist ausgespart. Wenn wir die Bibel mit taoistischem Wissen lesen, werden viele mystisch und mysteriös scheinende Zusammenhänge klarer.

2. Die Hauptstromleitbahn des Tao Yoga, der Kleine Energiekreislauf (Wirbelsäule aufwärts und vorne die mittlere Linie abwärts) ist ein Überlaufsystem. Wenn ein Energiezentrum oder andere Bereiche des Körpers überhitzt sind, zu viel oder zu wenig Energie haben, können sie über den Kleinen Energiekreislauf ausgeglichen werden. Das wird besonders wichtig, wenn später stärkere Energieleitbahnen geöffnet werden.

3. Alle Übungssysteme des Tao Yoga stärken das Zentrum, die Mitte des Menschen, die im Körperschwerpunkt, dem sogenannten Tan Tien liegt. Erst in sehr fortgeschrittenen Stadien kann der Schwerpunkt der Meditation z.B. zum Herzen verlagert werden. (Wenn wir unser Herz öffnen und uns gleichzeitig an den Körperschwerpunkt rückbinden können, sind wir nicht manipulierbar.) Diese Ausrichtung zur Ich-Stärkung hin fördert die Entwicklung der Individualität. Tao Yoga macht uns dadurch auch selbstbewusst und angstfrei.

4. Tao Yoga bietet ausgesprochen starke Schutzmeditationen an (Fusionen). Durch die Erhöhung der Schwingungsebene des ganzen Bioorganismus erfahren wir einen gewissen Schutz vor persönlichen oder technischen Manipulationen. Diese energetische Erhöhung beeinflusst auch unser ständiges Bemühen um eigenes Wachstum und die Liebesfähigkeit.

Für Wachstum und Höherentwicklung ist neben der Verstärkung der Lebenskraft Chi auch die Weiterentwicklung unserer zwischenmenschlichen Beziehungen notwendig. Diese sind ein Spiegel unseres Entwicklungsstandes. Ebenso bedeutend ist unsere Arbeit, der Beitrag, den wir für die Gemeinschaft leisten. Tao Yoga hilft, unsere Lebensaufgabe zu erkennen, unsere Vision zu leben und verbindet uns mit den Kräften der Natur. Dadurch werden unsere inneren Kräfte harmonisiert und gestärkt.

Wir lernen relativ leicht, Übungsteile unserer täglichen Praxis sofort in den Alltag zu integrieren. Dazu gehört die Art zu atmen, zu sitzen, zu stehen und zu gehen bzw. bestimmte Ringmuskeln des Körpers zu kontrahieren, um uns mit genügend Energie zu versorgen. Tao Yoga kann so zu einem Lebensstil werden.

Zwei deutsche Atempioniere

Es gibt viele Betrachtungsweisen des Atems und viele verschiedene Atemtechniken. Je nachdem, was wir mit dem Atem bewirken wollen, ist die eine oder andere Methode für uns geeigneter. In Deutschland gibt es zwei Atempioniere, Ilse Middendorf und Karl Scherer. Beide haben sich über Deutschland und Europa hinaus Anerkennung erworben. Sie betonen die körperlichen, geistigen und seelischen Dimensionen und die damit verbundenen inneren Erfahrungen des Atems. D.h., Wachstum und Durchlässigkeit des Atems sind für sie untrennbar an Wachstum und Durchlässigkeit auf körperlicher, seelischer und geistiger Ebene gebunden. Aus diesem Grund wird es wichtig, auch die Ursachen von Verspannungen zu verstehen. Auf der Grundlage, den Atem als heilendes Prinzip zu verstehen, können Sichtweisen, Absichten und deren zugrundeliegenden Muster erkannt und relativiert werden.

Beide Atemtherapeuten streben, obwohl sie aus sehr gegensätzlichen Richtungen kommen, einen körpereigenen Impuls für den Atem an und beanspruchen für sich das Prädikat „natürlich".

Ilse Middendorf hat die Methode des „Erfahrbaren Atems"[5] entwickelt. Sie lehrt, die unbewusste Atemfunktion in ihren Gesetzen kennen zu lernen und zu erfahren. Zwischen dem vom Willen geführten Atem und der unbewussten Atemfunktion entsteht der Erfahrbare Atem. Er führt in ein erweitertes Bewusstsein und zur Selbsterfahrung. Ihr Ansatz wirkt persönlichkeitsstärkend, erdend und stabilisierend. Es geht zunächst darum, insbesondere mit dem Körper in Kontakt zu kommen. Ilse Middendorf verneint ausdrücklich die Möglichkeit, dass ein Zugang zu tieferen Persönlichkeitsschichten durch willentliches Atmen möglich ist.

[5] Middendorf, Ilse: Der Erfahrbare Atem. Paderborn Junfermann-Verlag 1985, 2. Auflage. Diese Atemlehre ist selbst für einen atemerfahrenen Leser, der dieses Buch durcharbeitet und studiert, schwer verständlich. Sie ist einer existentialphilosophischen Sprache verbunden, die ähnlich wie der gesamte mandalaförmige Aufbau des Buches schon fast zu einem Kunstwerk stilisiert ist.

Karl Scherer nennt seine Methode „Intuitives Atmen"[6], Verbundenes Atmen oder Kreisatmen.[7] Eine Atemsitzung dauert bis zu einer oder sogar mehreren Stunden. Zwischen dem Ein- und Ausatmen oder dem Aus- und Einatmen darf keine Pause entstehen. Eine Zeit lang ist die Einatmung willentlich. Nach einer Weile kommt sie von selbst. Die Ausatmung darf fließen. Es entsteht ein kreisförmiger Atemrhythmus. Aus anfänglicher Willkürlichkeit entwickelt sich eigenständiges Atmen mit einem anderen körpereigenen Impuls als bei Ilse Middendorf. Karl Scherer hat diese Form des Atems in einem zweijährigen - wie er selbst sagt - „rigorosen Training" bei Indianern gelernt. Es verwundert nicht, dass diese Methode provozierend ist, denn sie führt zu Desidentifikation, zur Aufdeckung von Atem- Gefühls- und Denkmustern. Sie kann dezentrieren, entfokussieren und verunsichern. Sie ist unmittelbar vitalisierend.

Karl Scherer bietet zwar eine Reihe spezieller vitalisierender Atemübungen an. Jedoch offeriert er, außer „alles wegzuatmen", was den Kreisatem behindert, keinerlei Techniken. Seine Methode ist deshalb als Basis für eine Hinführung zum Tao Yoga oder als Propädeutik nicht geeignet.

---

[6] Scherer, Karl: Intuitives Atmen. Arbeitsheft. Eigenverlag Freiburg 1991. Es handelt sich hier um ein Übungsheft mit konkreten Atemübungen und theoretischen Überlegungen zum Atemablauf. Karl Scherer: Atem als Tor. Freiamt Arbor Verlag 1992, 1. Auflage. Der Schwerpunkt dieses Buches bildet die Auseinandersetzung mit grundlegenden Aussagen der traditionellen Religionen und schamanistischen Initiationsriten.

[7] Von anderen Atemlehrern werden ähnliche Atemmethoden angeboten, die letztlich alle als eine Form des Rebirthing(-Atmens) einzuschätzen sind. Rebirthing bedeutet frei übersetzt „neu geboren werden". Bekannt geworden sind auch eine sanfte Form dieser Atemmethode, das Vivation, oder das als eher hart geltende Holotrope Atmen. Ich persönlich habe noch keinen Rebirther kennen gelernt, der durch diese Methode allein seinen inneren Energiefluss spüren konnte und kultivieren wollte. Eine mögliche Erklärung dafür bietet Mantak Chia. Er erwähnt, dass rhythmisches Atmen nicht die Zirkulation im Kleinen Energiekreislauf unterstützt; wenn man sich auf den rhythmischen Atem konzentriert, kann man die Kraft, respektive den warmen Energiestrom, nicht im Körperzentrum sammeln, sondern er verteilt sich. Chia, Mantak: Tao Yoga. Praktisches Lehrbuch zur Erweckung der heilenden Urkraft Chi. Interlaken Ansata Verlag 1993.

Auch Dennis Lewis beruft sich in „Das Tao des Atems“[8] auf Ilse Middendorf. Hier ist der wesentliche Ansatz seiner Betrachtungsweise zu finden, nämlich den Atem als Zugang zum Unbewussten anzusehen. Nach seiner Erfahrung bildet das bewusste Akzeptieren (im Atem) all dessen, was wir sind, den Kernpunkt tiefer Ruhe und Gelassenheit und befreit aus dem Würgegriff unseres Selbstbildes.[9]

Die sorgfältig vorbereitete feine Nasenatmung in die Nasenwurzel aktiviert die Reflexzonen der Nase, die die Tiefenatmung bis in den Kreuzbein- und Beckenbodenbereich auslöst. Auf diesem Wege kann ich meinen Beckenraum zielgerichtet und organisch erfahrbar machen und mit dem Kopf- und Nasenraum verbinden.

Die konkrete Darstellung der praktischen Atemübungen erlaubt dem Leser, mir bei der Arbeit über die Schulter zu schauen.

[8] Lewis, Dennis: Das Tao des Atems. Atem als Weg zu Gesundheit und innerem Wachstum. Reinbeck bei Hamburg (Rowohlt Verlag) 1999.

[9] Schwerpunkt seines Buches sind die Psychosomatik und naturwissenschaftliche Erkenntnisse, die uns helfen den natürlichen Atem zu entdecken. Dazu präsentiert er grundlegende Übungen. Er hat auch deutlich herausgearbeitet, dass der westliche Mensch einen besonderen Vorlauf und eine eigene Annäherungsweise für Tao-Yoga- und Chi-Gong-Praktiken braucht. Er betont, dass natürliche und unverfälschte Atmung weniger von der Aneignung neuer Atemtechniken abhängt, sondern von der Umerziehung der inneren Wahrnehmung. Dennis Lewis stellt jedoch weder Ilse Middendorfs Methode des „Erfahrbaren Atems“ vor, noch baut er darauf erkennbar auf. Er führt aber auch kein eigenes schlüssiges Gesamtkonzept zum kennen lernen der unbewussten Atemfunktionen oder zur Chi-Entwicklung aus. So lässt Denis Lewis etwa die Bauchatmung bis hin zum Becken und Beckenboden hinunter ganzheitlich erspüren. Darauf aufbauend lädt er ein, gleichzeitig mit der Bauchatmung zwischen den Augenbrauen hindurch ins Gehirn hineinzuatmen. Der Vorteil dieser Abfolge kann darin bestehen, dass die durch die "Zwischen-Augenbrauen-Atmung" (ähnlicher Effekt wie bei der Nasenwurzelatmung der feinen Nasenatmung, siehe Kapitel 1) in Gang gesetzte Tiefenatmung sofort schon durch die Bauch- und Beckenatmung verstärkt wird. Das würde aber voraussetzen, dass entweder die Bauch- und Beckenatmung willkürlich herbeigeführt wurde, und dann ab der Augenbrauenatmung in einen Erfahrbaren Atem übergehen müsste, oder die Bauch- und Beckenatmung ist schon vorher bewusst und Becken und Beckenboden werden in der realen Bewegung des Atems gespürt. Letzteres ist aber sehr unwahrscheinlich.

Ilse Middendorf deutet an, dass durch den Erfahrbaren Atem so etwas wie Chi oder Prana spürbar werden kann. Den Schwerpunkt darauf zu legen, würde sie sicherlich als Festlegung erleben und bewerten, wodurch die Reinheit des Atemweges beeinträchtigt würde, weil eine gezielte Chi-Entwicklung über das bloße Verfolgen des spontanen Atemimpulses hinausgeht.

Ilse Middendorf distanziert sich deutlich von der Pranayama Atmung, die in manchen Yogasystemen eine zentrale Stellung einnimmt. Um diese komplizierten Atemübungen ausführen zu können, brauchen wir „Westler" noch viel dringlicher als beim Tao Yoga genau das, was wir von Ilse Middendorf lernen können: die Grundlage zur Entspannung, die Grundlage des Zusammenspiels von Atem, Körperwahrnehmung, Gefühlen, Gedanken und geistigen Konzepten, mit einem Wort die Individuation (Graf Dürckheim). Ohne diese Voraussetzung würden die außerordentlich kontrollierten Pranayama-Übungen leicht zu geistiger, vor allem seelischer Verfestigung und körperlichem Krampf anstelle zur Erweiterung des Bewusstseins führen. Selbst, wenn diese Voraussetzung erfüllt ist, ist es möglich, dass das Atmen zur bloßen Gymnastik oder „Dressur" mit einengenden Folgen wird.

Viele Pranayama Übungen erfordern beispielsweise, in einem genau abgezählten Atemrhythmus durch das linke oder rechte Nasenloch zu atmen. „Natürlich" im Sinne von Pranayama ist bezeichnenderweise eine Atemführung, die nicht von Emotionen und physischem Erleben beeinflusst ist. Ziel dieser Atmung ist die Reinigung, die Entspannung und vor allem die Kontrolle über die subtile Energie, unser Chi. So können die Gedanken kontrolliert werden. Für jemanden, der sein Chi noch nicht spüren und lenken kann, bleibt diese Aussage abstrakt, ja unverständlich. Im Kapitel „Das innere Lächeln" vermittle ich einen anfänglichen Eindruck dieser Prozesse und beschreibe, wie Gefühle und Gedanken sich ändern, wenn bestimmte Organe Chi-empfänglich und durchlässig werden.

Meine Atem-Grundlegung des Tao Yoga bleibt - im Gegensatz zum Pranayama – bei der am körpereigenen Atemimpuls angebundenen Atmung und erweitert sie. Die Voraussetzung dazu ist, die feine Nasenatmung sehr gut zu beherrschen. Erst dann können wir spontan vor allem die körperliche Disposition dafür schaffen, dass der körpereigene Atemreflex augenblicklich einsetzt.

Mir erwächst die Aufgabe, genau zu zeigen, an welchem Punkt im Gefüge des Erfahrbaren Atems Chi spürbar wird und welche Chi-Verbindungen im Körper sich als erste ergeben können.

Zum Aufbau des Buches

Die ersten sechs Kapitel beschreiben jeweils eine praktische Disziplin. Der theoretische Hintergrund wird einmal bei der Hinführung zu den praktischen Übungen entwickelt, findet sich aber auch - soweit sachdienlich - im praktischen Teil selbst. Die praktischen Kapitel setzen jeweils alle voranstehenden Kapitel voraus. Bevor Sie sich einem einzelnen Kapitel näher widmen, ist es deshalb sinnvoll, erst einmal das ganze Buch zu lesen, um sich einen Überblick zu verschaffen. Natürlich müssen Sie dafür - insbesondere im zweiten Kapitel - nicht jede praktische Übung genau studieren.

Der Aufbau des Buches folgt im Wesentlichen dem Aufbau meines Tao Yoga Basisseminars Teil I.

Im ersten Kapitel lernen die Studierenden die essentiellen Elemente des Erfahrbaren Atems kennen. Dadurch kommen sie rasch auf einer tieferen (Atem-) Ebene mit sich in Kontakt. Gleichzeitig beginnen sie, geistig-seelische Haltungen zu verstehen und einzuüben, die für eine längerfristige Erweiterung des Atembewusstseins und auch schon für die erste Annäherung an das Tao Yoga insgesamt benötigt wird.

Das zweite Kapitel beschäftigt sich mit Tao Yin. Wie vor allem schon im ersten Teil der Einleitung ausgeführt, ist Tao Yin das Übungssystem des Tao Yoga, das am besten als Übertragungsmedium geeignet ist, um das im ersten Kapitel Gelernte ins Tao Yoga aufzunehmen und zu verstärken. Auch der in diesem Kapitel beschriebene Lichtatem des Tao Yin erleichtert deutlich die Intensivierung der im ersten Kapitel erläuterten zu entwickelnden inneren Haltungen. Atemtherapeutische Behandlungen nach Ilse Middendorf können vor allem dem individuellen Training der Selbstbeobachtung dienen. Sie eignen sich auch als Rückmeldungs-Sitzungen für die möglicherweise rasch stattfindenden Entwicklungen, die durch Tao Yin und andere Übungen eingeleitet werden. Es ist nach meiner Erfahrung zu erwarten, dass der eigentliche Prozess durch Tao Yoga in Gang gesetzt wird und therapeutische Atemsitzungen eine Zeit lang begleitende Unterstützung gewähren können. Es ist also sinnvoll, mit Tao Yoga zu beginnen, auch ohne erst ein mehrjähriges Atemtraining zu absolvieren. Natürlich kommen den Studierenden Vorerfahrungen zugute.

Thema des dritten Kapitels sind die Heilenden Laute. Hier kommen wir der Meditation im engeren Sinne schon ein Stückchen näher. Erleichternd für den Anfänger sind die permanenten Bewegungen mit den Armen und Händen, denen der Atem folgen kann und umgekehrt. Mit den Energiezentren der Hände bestrahlen und durchstrahlen wir unsere Organe. Ich habe erlebt, dass nach kurzer gezielter Vorbereitung nahezu jeder seine Energie in den Händen spüren konnte. Vor den Übergängen zum nächsten Organ werden die Organe durch bestimmte Laute zusätzlich gereinigt. Je nach Atembewusstsein ergibt sich eine entsprechende Intensität und Tiefe der Übung. Alles entscheidend ist auch hier die innere Haltung zur Übung. Nach Tao Yin stellen die Heilenden Laute die ersten Übungen in aufrechter Position dar. Die richtige Körperhaltung bedingt die richtige Atmung und umgekehrt. Es ist die Verbindung zwischen den drei psycho-physisch neutralen Funktionen (Körper)Haltung, Atem und (Wohl)Spannung zu entwickeln (Graf Dürckheim). Wir beachten und unterstützen insbesondere die Bewegung des Kreuzbeins.

Im vierten Kapitel lernen wir das „Innere Lächeln" kennen. Diese Art der inneren Präsenz fällt den Studierenden anfänglich oft nicht leicht. Sie können sich jetzt nur noch an die Vorgänge im Inneren ihres Körpers halten. Gleichzeitig „fehlt" die zielgerichtetere, lineare Führung wie im Kleinen Energiekreislauf. Die Studierenden spüren oft nur die einzelnen Organe, ohne dass ein Gefühl von Ganzheit entsteht. Die Organe sind meist belastet und setzen bei der Meditation in besonderem Maße Gifte frei. Gleichwohl brauchen wir das Innere Lächeln als Vorbereitung für den Kleinen Kreislauf. Es unterstützt nachhaltig eine gefühlsorientierte, also nicht nur technische Disposition. Dadurch wird eine Öffnung von Herz und Herzzentrum und deren Verbindung zu den tiefer liegenden Organen erleichtert. Das ist vor allem für Männer hilfreich, weil ihr abwärts führender Energiekanal durch das Herzzentrum relativ eng ist.

Das fünfte Kapitel beschreibt das ABC des Tao Yoga, den Kleinen Energiekreislauf. Er führt die Wirbelsäule aufwärts bis zum Scheitel und auf der mittleren Linie der Körpervorderseite abwärts zum Becken.

Thema des sechsten Kapitels ist das Eisenhemd Chi Kung. Mit diesen Übungen können wir uns ein „Eisernes Hemd“, eine kräftige, der Statik des Körpers gemäße Struktur erarbeiten. Knochen, Muskeln und Bindegewebe werden gestärkt. Außerdem lernen wir, das Niveau des Chi-Drucks und damit auch des Chi-Flusses mit den vier aufeinander aufbauenden Versionen der Eisenhemd-Atmung anzuheben. Die einfachste Version, die Sip-Atmung, kann fast von jedem sofort angewendet werden. Schwieriger ist die erweiterte feine Nasenatmung, aus der wir die Umkehratmung entwickeln. Die Kompressions-Atmung ist wiederum eine Verstärkung der Umkehratmung.

Wir sollten in der Regel die fortgeschrittenen Versionen der Eisenhemd-Atmung erst durchgehend üben, wenn wir schon ein gutes Gefühl für die natürliche Atmung entwickelt haben. Je besser wir bestimmte Atemweisen beherrschen, um so mehr können wir mit ihnen spielen. Auf Dauer verlieren sie zunehmend ihre hervorgehobene Stellung.

Kapitel 7 beschreibt, für wen Tao Yoga geeignet ist. Es geht auf die unterschiedlichen Motivationen von Menschen verschiedener Charaktere, Altersgruppen und Berufe ein. Darüber hinaus wird der Sinn einer Ergänzung von Körper- und Psychotherapie durch den Energieaspekt aufgezeigt.

Kapitel 8 gibt einen Überblick über die Grundlagen und weiterführenden Stufen des Tao Yoga. Ein besonderer Schwerpunkt ist z.B. der Zusammenhang zwischen der Chi-Präsenz im Körper und der Klarheit, Qualität und Stabilität unserer Gedanken und Gefühle.

Kapitel 9 läßt Tao Yoga Studierende mit ihren Fragen zu Wort kommen.

Der Atem

Drei unterschiedliche Arten zu atmen: Der unbewusste, willkürliche und Erfahrbare Atem[1]

Wenn wir nicht auf unsere Atmung achten, atmen wir unbewusst. Wenn wir uns beengt fühlen oder müde werden, atmen wir manchmal eine Zeit lang tief durch. Dann atmen wir willkürlich. Oder wir entschließen uns, Rad zu fahren, zu laufen oder schwimmen zu gehen. Damit vergrößern wir die Atembewegung und regen Blutkreislauf und Sauerstoffproduktion an - eine Zwischenform von unbewusster und willentlicher Atmung. Wenn wir uns entspannen wollen, beobachten wir zunächst einmal die Atmung. Wir lassen sie kommen und gehen, wir warten, bis sie von selbst wiederkommt, ohne sie aktiv zu verändern. Wir müssen uns dazu eigens bequem hinlegen oder setzen. Und selbst dann wissen wir oft nicht, was wir denn nun „machen sollen". Der Schlüssel ist, zu lernen, auf den physischen Körper und seine Gesetzmäßigkeiten zu vertrauen. Dazu müssen wir die physiologischen Abläufe des Atemvorgangs, also die natürlichen Abläufe der gesunden Körperfunktionen erst einmal kennen lernen.

Vergegenwärtigen wir uns den Fluss einer unbewussten Atmung, die ungehindert ohne einschränkende Verspannungen und Blockaden fließt. Diese Atmung passt sich permanent allen Lebenssituationen flexibel an. Sie kann vorübergehende körperliche und psychische Anforderungen oder sogar Überforderungen ausgleichen, wie etwa körperlich schwere Tätigkeiten oder psychischen Stress durch Nichtbeachtung oder zu viel Beachtung (Überbemutterung) usw. Hält dieser Zustand aber zu lange an, bilden sich gleichermaßen körperliche, geistig mentale und psychische Muster und Blockaden, die auf Dauer und bei entsprechender Verfestigung einen regelrechten Charaktertyp ausbilden. Eine solche Charakterprägung findet in den ersten sechs Lebensjahren statt. Der Charaktertyp wird auf eine ganz bestimmte Art und Weise atmen, sich also in der Atmung widerspiegeln. Die Atmung wird auf eine spezifische Art von ihrer ursprünglichen Beweglichkeit eingebüßt haben und bestimmte Einengungen und Verformungen aufweisen. Mögliche Verformungen sind z.B. die Flachatmung, die arhythmische

[1] Den Begriff Erfahrbarer Atem hat Ilse Middendorf geprägt. In Anlehnung an sie benutze ich im Folgenden auch die Begriffe Ein- und Ausatem sowie Atem. Mit Atem bezeichnet sie nicht nur die Atemluft, sondern alle Dimensionen und Aspekte des Atemvorgangs - wie weiter unten im Einzelnen entwickelt wird. Den Begriff Atmung verwende ich, wenn ich mich außerhalb ihres Atemkonzepts befinde.

Atmung, die überblähte Einatmung, die Hochatmung usw. Wir sind uns dieser individuellen Prägung nur selten bewusst. In Extremfällen wird die Atmung mehr und mehr auch für das ungeübte Auge sichtbar behindert. Die Toleranzgrenze für höhere Anforderungen oder kurzzeitige Überforderungen fällt.

Die ungehindert fließende unbewusste Atmung ist in der Lage, anfängliche Überspannung hin zu einer idealen Spannung auszugleichen, indem sie das Atemvolumen und die Atemfrequenz verändert und sich für die besondere Situation geeignete Atemräume sucht. Brauchen wir Kraft, wird die Atmung mehr den mittleren und unteren Bauchraum nutzen. Geht es darum, feine Gefühle zuzulassen, wird die Atmung sensibel dosiert mehr in den Brustraum fließen. Die Übungen in diesem Kapitel experimentieren mit diesen Kräften. Mit einer idealen Spannung ist also Eutonie, d.h. Wohlspannung, weder Überspannung noch Unterspannung gemeint. Letztere ist Schlaffheit.

Im Fall der Unterspannung, wenn wir keine Kraft mehr haben, weil wir körperlich krank sind oder an einer Depression leiden, ist es sicherlich nicht sinnvoll und vielleicht auch gar nicht mehr möglich, einfach nur etwas schneller und kräftiger zu atmen, um eine entsprechende Situation bewältigen zu können. Wir können aber langsam Kraft aufbauen, wenn wir mit der Atmung im Körper präsent sind. Diese Möglichkeit steht uns aber nur offen, wenn wir durch eine Entwicklung gegangen sind und Atembewusstsein erworben haben. Ein Baby hat in der Regel noch die natürliche Vollatmung zur Verfügung, die Bauch und Brustraum vollständig mit einschließt. Erst mit dem Älterwerden wird die Atmung flacher.

Ein Fötus im Mutterleib, dessen unbewusste „Atmung" (Chi-Atmung) ebenfalls noch ungehindert fließt, kann sich auf mindestens ebenso effektive Art und Weise Kraft über die Atmung, genauer über die Atembewegung holen.[2] Er kann zwar noch nicht Nase und Lunge einsetzen, aber er kann instinktiv bestimmte feine Muskeleinstellungen vor allem im Beckenboden und Bauchraum so aufeinander abstimmen, dass Chi im Bauchraum komprimiert wird. Dadurch wird der Druck der bioelektromagnetischen Lebenskraft, der Chi-Druck im Organismus schnell merklich erhöht. Diese Chi-Atmung haben wir normalerweise vollständig verlernt. Wir nennen sie im Tao Yoga Kompressions-Atmung. Im Kapitel „Eisenhemd Chi Kung" werden wir uns diese Atmung erarbeiten. Bevor wir als Erwachsene wieder diese fein differenzierte Einstellungen des Atemapparats vornehmen können, müssen wir erst einmal die Atemfunktionen, die uns jetzt noch zur Verfügung stehen, in ihren Gesetzen wahrnehmen und erfahren.

Im Gegensatz zur sensibel reagierenden unbewussten Atmung setzen wir die gröbere willkürliche Atmung bewusst ein. Wir können versuchen, mit dieser aktiven Atmung einen psychischen oder körperlichen Druck wegzuatmen. Manchmal haben wir Erfolg mit dieser Methode, manchmal funktioniert sie nicht. Um zu vermeiden, dass sich anhaltende Verspannungen im Körper festsetzen, müssen wir nun zu dem seelischen bzw. dem damit zusammenhängenden körperlichen Druck Kontakt aufnehmen: d.h. ihn deutlicher und genauer fühlen und beobachten. Sobald wir die Bedeutung solcher Anzeichen unmittelbar oder über Bilder oder Erinnerungen verstehen, können wir sie leichter loslassen. Diese Tiefendimension ist mit der willkürlichen Atmung nicht zu erreichen.

---

[2] Yudelove, Eric Steven: Tao Yoga und sexuelle Energie. Kreuzlingen, München Verlag Hugendubel [Irisiana] 2001. Dieses Buch ist für fortgeschrittene Tao-Yoga-Studierende geschrieben. Yudelov zeigt auf, dass die positiven Auswirkungen der Umkehratmung des Fötus dem entspricht, was man sich gemeinhin von der Bauchatmung erwarten darf. Die Atemführung der Umkehratmung verläuft gegensätzlich zur Bauchatmung. Beim Einatmungsvorgang wird die Bauchdecke nach innen geführt und das Zwerchfell verstärkt nach unten gedrückt. Der Beckenboden wird nach oben gezogen. Mantak Chia differenziert noch zwischen Umkehratmung und Kompressionsatmung: Chia, Mantak: Eisenhemd Chi Kung. Schutz und Stärkung der Organe. Neue Ausrichtung der Körperstruktur. Verwurzelung mit der Erde. Interlaken Ansata Verlag 1994, 2. Auflage.

Wer alleine oder mit Unterstützung eines Lehrers an seiner Atmung arbeitet, richtet seinen Fokus zumeist auf persönliches Wachstum, Bewusstseinsentwicklung oder Gesundheitsvorsorge. Eine Atemtherapie benötigen wir nur bei massiven Atemverspannungen und damit einhergehenden körperlichen Erkrankungen oder seelischen Störungen.

Zu körperlichen oder seelischen Tiefenschichten Kontakt aufnehmen oder sich über die Atmung regenerieren, erholen und tiefer entspannen wollen, bedeutet auf eine kleine oder größere Reise zu gehen. Wir treten zusammen mit der Atmung in einen Prozess oder eine Entwicklung, ohne Verhaltensweisen als richtig oder falsch, gesund oder krank zu bewerten. Ich sehe die polarisierenden Kräfte des Menschen als Endpunkte auf einem Kontinuum. Innerhalb dieses Kontinuums kann der Mensch seine Gestaltungskräfte ansetzen. Wir kennen auf der einen Seite das Gegensatzpaar Intellekt (Denken) und Gefühl und auf der anderen Seite (körperliche) Empfindung und Intuition.[3]

Was bedeutet das für die Atmung? Wie kommt die Atmung ins Fließen? Entscheidend ist, eine innere Haltung einzunehmen, mit der wir die von selbst entstehenden Atemimpulse wahrnehmen können. Parallel dazu entwickelt sich die Fähigkeit, Körperempfindungen überhaupt wahrzunehmen.

Stellen Sie sich einen Tänzer oder sich selbst tanzend vor, wie Sie vollständig in der Bewegung und der begleitenden Musik aufgehen. Die Distanz und die Unterscheidung zwischen Ihnen und der Bewegung lösen sich auf. Sie sind Bewegung. Das ist Hingabe. Stellen Sie sich nun vor, Sie üben komplizierte Tai Chi-Bewegungen. Sie sind zwar immer noch bemüht, es von selbst fließen zu lassen und den Körperimpulsen nachzugehen, müssen aber gleichzeitig genau jede kleine Bewegung und Zwischenposition aller Körperteile verfolgen und gegebenenfalls korrigieren. Das ist Achtsamkeit. Durch sie entsteht Distanz.

---

[3] Im Gegensatz zu Sigmund Freud öffnet C.G. Jung das Menschenbild von der Betonung der Polarisierung hin zum Kontinuum. Um die Art des Zusammenwirkens von Denken, Fühlen, Empfinden und Intuieren zu charakterisieren, setzt er auf einem durch einen Kreis eingeschlossenem gleichschenkligen Kreuz das Denken über den oberen Balken und gegenüber unter den Unteren das Fühlen, neben den linken Balken das Empfinden und gegenüber neben den Rechten das Intuieren.

Hingabe kann nur über die Entwicklung der körperlichen Empfindungsfähigkeit entstehen und wachsen - und umgekehrt. Der Intellekt ist dabei achtsamer Beobachter. Wie tief Hingabe und Achtsamkeit wirklich gehen können, werden viele von uns erst einmal über andere Menschen, evt. Lehrer erfahren, die diese Tiefe bereits erreicht haben.

Die drei Anteile des Erfahrbaren Atems

Wir richten unsere Aufmerksamkeit auf die verschiedenen Atemräume unseres Körpers. Wir beobachten, wie der Atem kommt und geht, und wie er durch die Atempausen ergänzt wird. Idealerweise entsteht nach dem Ausatmen eine Atempause, bis der nächste Einatem von selbst in die Lungen drängt. Je länger der Ausatem und die Atempause, umso kräftiger und tiefer ist auch der Einatem. Die Hingabe und Achtsamkeit auf diese Vorgänge in unserem Organismus ermöglicht uns sehr bald, auch die unterschiedlichsten Körpersensationen zu spüren, die mit der Bewegung des Atems einhergehen oder durch sie entstehen. Es können sich einige Körperteile schwerer oder leichter anfühlen, ihre Temperatur kann sich verändern, oder sie können anfangen zu kribbeln. Neben diesen Körperempfindungen können sich auch seelische Empfindungen, Emotionen und Gefühle zeigen. Vielleicht bemerken wir plötzlich, wie es uns wirklich geht, wir nehmen unsere Unruhe wahr oder wir erkennen, wie sich unser Befinden verändert. Dadurch wird wiederum der physische Atemvorgang beeinflusst. Wenn wir unruhig sind und nicht loslassen können, wird unser Atem kürzer und oberflächlich bleiben, wenn wir uns spüren können, werden die Atemzüge eher länger und tiefer.

Den Wirkungszusammenhang des Atems gilt es für uns zu erforschen. Dies verspricht ein ausgesprochen spannendes Unterfangen zu werden, weil alle Bereiche unserer Persönlichkeit angesprochen und gefordert sind. Wir unterscheiden die folgenden drei Ebenen:

1. Atmen:
   Der Atem ist zunächst ein physischer Vorgang.

2. Sammeln:
Bei der Konzentration auf den Körper oder auf einen Körperteil setzen wir unseren Geist ein: sowohl unseren „Denkcomputer" als auch darüber hinausgehend unsere geistigen Qualitäten, die mit unseren mentalen Mustern und Wertesystemen zu tun haben (Aspekt der Achtsamkeit).

3. Empfinden:
Im Atemvorgang sind wir konfrontiert mit den körperlichen und seelischen Empfindungen und Impulsen. Diese gilt es wahrzunehmen, vielleicht zu verstehen, zu integrieren oder ohne Bewertung umzusetzen (Aspekt der Hingabe).

Es ist wichtig, alle drei Dimensionen, die körperliche, geistige und seelische Dimension des Atems gleichberechtigt nebeneinander zu entwickeln. Der bewusste Atem ist - im Gegensatz zum unbewussten und willkürlichen Atem - entwicklungsfähig. Je mehr wir diesen Atem kennenlernen und erfahren, desto mehr lernen wir uns auch als Mensch in unserer Ganzheit kennen. Diesen Prozess, der auch verschiedene Entwicklungsstufen umfasst, nennt Ilse Middendorf den Erfahrbaren Atem[4]. Jede Beschreibung, auch der drei Anteile, muss deshalb unzureichend bleiben. Wie sich unser Empfindungsbewusstsein entwickeln wird, kann niemand voraussagen. Vor allem davon hängt der Zugang zum bewussten Atem ab. Vergleichbare Erfahrungen können wir mit psychotherapeutischen und körpertherapeutischen Prozessen machen. Sie können als organisches, leichtes und erfrischendes Wachsen oder zeitweilig auch als schmerzliche Neu- und Umorientierung erlebt werden. Nähe besteht auch zu Übungssystemen wie etwa des Chi Gong oder des Yoga. Es ist erkennbar geworden, dass wir uns, wenn wir wachsen wollen, mit diesen drei Anteilen des Atems auf einen längeren Weg einlassen, der zu einer erfüllenden Lebensreise werden kann.

Beim Üben am Atem können wir die Gesetzmäßigkeiten des Erfahrbaren Atems sofort und unmittelbar überprüfen. Vergessen wir, uns beim Atmen auf eine

[4] Ilse Middendorf nennt die dritte Atemart den Erfahrbaren Atem. Middendorf, Ilse: Der Erfahrbare Atem. Eine Atemlehre. Paderborn Junfermann-Verlag 1985, 2. Auflage. Middendorf, Ilse: Der Erfahrbare Atem in seiner Substanz. Paderborn Junfermann-Verlag 2000, 2.Auflage. Dieses Buch wendet sich an fortgeschrittene Schüler und Praktizierende des Erfahrbaren Atems.

bestimmte Körperregion zu konzentrieren, können wir vielleicht entspannen, aber es bleiben die körperlichen und seelischen Empfindungen aus oder sind nur sehr verhalten zu spüren. Der reagierende physische Atemvorgang bleibt dann ebenfalls schwach. Beurteilen und manipulieren wir dagegen aus Ehrgeiz, Eitelkeit oder Angst den Atem, anstatt ihn achtsam zu beobachten, unterbrechen ihn vielleicht sogar vom Verstand gesteuert, kontrollieren wir nicht nur den körperlichen sondern auch den seelischen Anteil. Ein Resultat könnte sein, dass wir nur begrenzt in Kontakt mit unseren Tiefenschichten kommen. Umgekehrt können wir die körperliche und seelische Tiefendimension des Atems zu stark wollen oder überbetonen, und lassen dann keine oder nur wenige spontane, sich permanent wandelnde Atemimpulse zu. Die Entwicklung des Atems und unserer Persönlichkeit wird gebremst. Vielleicht wird unser Körper sogar hart. Treiben wir es weiter auf die Spitze, und unser Üben am Atem, in welcher Richtung auch immer, entartet zu einem Krafttraining, kann das neben körperlicher und seelischer auch noch zu geistiger Unflexibilität führen. Ein gegenteiliger Effekt tritt möglicherweise ein, wenn wir einseitig ein Training mit tiefgreifenden Atemübungen durchlaufen und verselbstständigen, um unsere körperlich-seelische Durchlässigkeit zu forcieren. Diese eingeschränkte Ausrichtung des Atems könnte zu Halt- und Wesenlosigkeit führen. Unbewusste, auf Vergangenheit oder Zukunft gerichtete Absichten aus isolierten persönlichen Anteilen (der Buddhist nennt das Anhaftung), führen weg von einer bewussten Daseinsqualität im Hier und Jetzt. Sie bewirken das Gegenteil von Meditation und Vitalität. Insofern versteht sich der Erfahrbare Atem als Meditation. Er will auf Dauer die Polarisierung von Meditationsübungszeit und Alltag aufheben. Mit dem Atem kann ich in besonderem Maße in jedem Moment Bewusstsein und Energieniveau und damit meine Vitalität steigern. Eine meditative Grundhaltung des Atems führt zu einem bewussten „Angebundenem Atem", angebunden an alle drei Persönlichkeitsanteile. Damit wird auch das Handeln zunehmend bewusster. Jeder nimmt aus dem Atem das, was er braucht, um ins Gleichgewicht zu kommen: wir entwickeln entweder bewusstes Denken, Fühlen, Intuition, Empfindungsfähigkeit oder alles zusammen. Auf der körperlichen Ebene gesehen folgt der Angebundene Atem nicht nur initiierenden Bewegungen, Dehnungen, Berührungen oder anderen Impulsen, sondern kann umgekehrt aus sich heraus die Bewegung in bewusster erfahrbarer Wechselwirkung entstehen lassen.

Nun gibt es eine große Anzahl an Atemtheorien, -methoden und -schulen, die die Entwicklung der körperlichen, seelischen und geistigen Anteile des Atems jeweils unterschiedlich gewichten. Wird jedoch einer der drei Anteile des Atems überbetont und die anderen instrumentalisiert, um bestimmte Resultate oder Zustände zu erreichen, erschweren wir die Entwicklung des Atems in seiner Ganzheit.[5]

Beispiel: Stellen Sie sich vor, Sie lassen sich auf einer Schule oder Hochschule im Fach Gesang ausbilden. Je nach Lehransatz laufen Sie mitunter Gefahr, ein körperliches Kraft- und Geschicklichkeitstraining zu durchlaufen, das vor allem die körperlichen, atem- und stimmtechnischen Probleme bewältigen hilft. Sie sind danach zumindest ein „schöner" und vernehmlicher Stimmträger. Eine solche Stimme wirkt oft neutral, leer, austauschbar oder seelenlos, ohne persönliche Ecken und Kanten, vielleicht sogar unecht. Es fehlt der Anschluss an die eigenen tieferen Persönlichkeitsanteile. Die Stimme berührt nicht.

Neben der unterschiedlichen Betonung der drei Anteile des Atems in diversen Atemschulen gibt es bereits beim komplexen körperlichen Atemvorgang viele Möglichkeiten, wie Faktoren zusammen spielen und kombiniert werden können.

Entsprechend ausdifferenziert sind die methodischen Vorschläge, wie die bevorzugten inhaltlichen Ziele erreicht werden können. Immer und jeweils in besonde-

[5] Es gibt eine Reihe von Atemschulen, die „nur" mit dem Atem arbeiten, wie in ihrer Gegensätzlichkeit von Erfahrbarem und Willkürlichem Atem Ilse Middendorf und Karl Scherer. Ilse Middendorf und Karl Scherer geht es um die innere Erfahrung und den Zusammenhang zwischen den körperlichen, seelischen und geistigen Anteilen des Atems. Andere reine Atemschulen arbeiten nur mit dem körperbezogenen Aspekt des Atems wie z.B. die Atemschule von Ludwig Schmitt. Aus der Perspektive von Middendorf und Scherer wird ein solcher Ansatz als technisch gelten müssen. Hier wird mit vergleichsweise starken, „physiotherapeutischen" Eingriffen in den Körper der Atem beeinflusst. Dieser Zugang hat wie alle anderen auch seinen eigenen Wert und hilft bestimmten Menschen in spezifischen Situationen. Andere Schulen arbeiten nicht nur am Atem, sondern kombinieren den Atem zusätzlich mit der Stimme. Das betrifft die verschiedenen Ansätze logopädischer Ausbildungen bis hin zu Schauspiel- oder Gesangsschulen. Die Schlaffhorst-Anderson Schule etwa arbeitet gestalterisch mit Atem, Stimme und Bewegung. Sie kann Atem- und Stimmprobleme lösen. Sie interessiert sich nicht für die seelischen und geistigen Hintergründe und Ursachen von Problemen.

rer Weise werden Zwerchfell, Psoasmuskel (Lendenmuskel), Zwischenrippenmuskeln, Bauchmuskeln, die Muskeln des Beckenbodens, Hals- und Nackenmuskeln, Mund- und Gesichtsmuskeln, Bänder und Sehnen angesprochen. Selbst die logopädischen Schulen, erst recht die Gesangspädagogik in und außerhalb der Musikhochschulen beziehen jedoch kaum die überaus wichtige Atembewegung des Beckenbodens in ihre Arbeit mit ein. Ausnahmen von dieser Regel können wir am ehesten im Bereich der Schauspielausbildung erwarten. Hier ist es besonders wichtig, nicht nur schön sprechen, sondern seine Persönlichkeit mit der Stimme verbinden zu lernen.

In jedem Fall geht es immer um die verschiedenen Atemräume unseres Organismus. Dass sich beim Atmen je nach persönlicher Erfahrung Anteile des Brustkorbs, des Bauches, manchmal auch der Flanken bewegen, ist uns vertraut. Wir können darüber hinaus auch durch verengende und verdichtende Einstellungen der Atemräume des Kopfes, also des Nasen-, Mund- und Rachenraumes, Einfluss auf die Atemdynamik ausüben.

Haben wir erst unsere Atemräume kennen gelernt, können wir herausfinden, ob wir uns mit der besonderen Beachtung einiger Atemräume wohler fühlen. Vielleicht wollen wir uns mit dem Kreuzbeinbereich und gleichzeitig mit dem Brustkorb in die Einatmung führen lassen und erlauben dem Bauchbereich, auf diese Bewegung in der vorgegebenen Struktur zu reagieren (lunarer Atemtyp) oder wir bevorzugen umgekehrt vom Bauchbereich her einzuatmen und lassen erst in zweiter Linie Kreuzbein und Brustbereich mitschwingen (solarer Atemtyp).[6,7,8]

---

6 Hagena, Charlotte/Hagena, Christian: Konstitution und Bipolarität. Erfahrungen mit einer neuen Typenlehre. Heidelberg Haug Verlag 1995, 2. Auflage. Die Kinderärztin Dr. Charlotte Hagena hat über 30 Jahre die Typenlehre Erich Wilks in ihrer Praxis angewendet. Erich Wilk hat den Einfluss der Sonnen- und Mondenergie für jeden Tag des Jahres genau berechnet. Je nachdem welche Energie bei der Geburt eines Menschen überwiegt, entsteht in stärkerem oder schwächerem Ausmaß eine sonnenabhängige oder mondabhängige Prägung. Wenn wir uns vergegenwärtigen, dass manche Krankenhäuser Operationen bei Vollmond möglichst umgehen, können wir uns vorstellen, dass hier definitiv starke Kräfte wirken. Als treibende Kräfte unseres Verhaltens bei vorherrschender lunarer Prägung erkennen wir eher die aktive Einatmung und bei vorherrschender solarer Prägung eher die aktive Ausatmung. Beide Typen verhalten sich aber nicht nur in der Atmung grundlegend polar. Es sind gleichermaßen die Körperhaltung, die Motorik, der Schlaf-Wach-Rhythmus, die Blutverteilung, der Stoffwechsel und das Verhalten der Sinnesorgane betroffen. Beide Typen sind in ihrer Gesundheit und Leistungsfähigkeit von typenstimmiger Umgebung, typenstimmigem Klima und Verhalten abhängig. Sie haben verschiedene psychische Grundhaltungen. Es gibt eine Reihe von bekannten Atem- und Stimmlehrern, die deutlich der einen oder anderen Seite zuzuordnen sind und ihr ausgefeiltes Übungssystem dementsprechend ausgerichtet haben. Es wird sicherlich die Vertreter und Schüler beider Seiten erstaunen, auf welcher Basis beide Systeme ihre Berechtigung haben. Die Typenverschiedenheit erfordert ein hohes Mass an gegenseitiger Toleranz.

7 Aribert Stampa repräsentiert unverkennbar den lunaren Atemtyp. Stampa, Aribert: Atem, Sprache und Gesang. Kassel, Basel, Tours, London Bärenreiter-Verlag 1973.

8 Dr. Heinrich Egenolf kann als eindeutig solarer Atemtyp eingestuft werden. Egenolf, Dr. Heinrich: Die menschliche Stimme. Ihre Erziehung, Erhaltung und Heilung. Stuttgart Paracelsus Verlag 1974, 3. Auflage. Egenolf, Dr Heinrich: Wunder des Atems. Ein kleines Atem-Lehrbuch für Gesunde und Kranke. Stuttgart (Paracelsus Verlag), 16. Auflage. Nachdem er Elisabeth Schwarzkopf mit seiner Methode auf neue, ihr gemäßere Füße gestellt hatte, konnte sie Ihre Karriere beginnen. Sie wurde eine der bedeutendsten deutschen Sängerinnen der Nachkriegszeit.

Wie wir sehen werden, können wir zusätzlich durch die Einstellung der Atemräume im Kopf, insbesondere mit Hilfe von Zunge, Kiefer und Lippen, die Art der Luftaufnahme in den Nasen- und Mundraum hinein aber auch die gesamte Atemführung bis hinunter in die Atemräume des Rumpfes stark beeinflussen. Das gilt auch in umgekehrter Richtung.

Die Atemräume

Neben den Atemräumen des Kopfes, dem Nasen-, Mund- und Rachenraum unterscheiden wir im Groben drei Atemräume des Rumpfes: oberer, unterer und mittlerer Atemraum.

1. Der obere Atemraum:
   Der Brustkorbbereich ab dem Brustbein aufwärts ist uns bestens bekannt. Wenn wir willkürlich atmen und "tief Luft holen" wollen, strapazieren wir die Zwischenrippenmuskeln und ziehen mit diesen Atemhilfsmuskeln das Zwerchfell gewaltsam mit. Die sanfte, zarte und feinere Kraft des oberen Atemraumes eröffnet sich uns aber gerade nur bei besonderer Achtsamkeit.

2. Der untere Atemraum:
   Der Beckenbereich mit dem Kreuzbein im Rücken zwischen den beiden Beckenschaufeln und dem Beckenboden ist uns meist nicht bewusst, schon gar nicht als Atemraum. In der Regel verliert sich die Atembewegung bei Ungeübten spätestens in Bauchnabelhöhe. Sobald wir uns auf den unteren Atemraum einlassen, erfahren wir seine Vitalität und treibende Kraft.

3. Der mittlere Atemraum:
   Dieser Bereich erstreckt sich etwa von der Höhe des Bauchnabels bis hinauf zum Brustbein. Das Zwerchfell verbindet den mittleren mit dem oberen Atemraum und ist gleichzeitig die Begrenzung. In den Atemübungen in diesem Kapitel lernen wir, den oberen mit dem unteren Atemraum zu verbinden. Daraus entsteht der mittlere Atemraum. Hier finden wir zu unserer Ich-Kraft und Individualität und zu unserer persönlichen Mitte. Daraus wächst uns auf Dauer Ruhe und Gelassenheit zu. Mit den Grundelementen der Eisenhemd-Atmung können wir

hier später im Zusammenspiel mit den beiden anderen Atemräumen unsere bioelektromagnetische Kraft verstärken.

Atemübungen:
Die Atemräume erschließen -
die Entwicklung des Erfahrbaren Atems

Schaffen Sie sich einen geschützten Raum. Wählen Sie einen Ort, an dem Sie ungestört ohne Zeitdruck üben können. Das ist vor allem am Anfang, wenn es für Sie noch ungewohnt ist, bestimmte neue Reaktionsweisen ihres Atems, Ihres gesamten Körpers, ja Ihrer gesamten Persönlichkeit zuzulassen, sehr wichtig. Denken Sie auch daran, dass Sie vor Übungsbeginn weder gerade ein üppiges Mahl zu sich genommen haben noch besonders hungrig sind. Bequeme Kleidung hilft Ihnen sich wohl zu fühlen. Setzen Sie sich in aufrechter aber lockerer Sitzhaltung auf einen Stuhl mit möglichst waagerechter Sitzfläche, so dass Sie Ihre beiden Sitzbeinhöcker (Abbildung 1 s.u.) spüren. Je nach Atemtyp werden sie sich entspannter und wohler fühlen, wenn Sie sich anlehnen oder wenn Sie frei sitzen. Nehmen Sie mit der ganzen Fußsohle Kontakt zum Boden auf. Lassen Sie den Atem durch die Nase ein- und ausströmen und halten Sie den Mund geschlossen. Durch die Nase können Sie bewusster atmen als durch den Mund. Beobachten Sie, wie Ihr Atem kommt und geht, ohne ihn zu beeinflussen. Nehmen Sie Ihren Atemrhythmus wahr? Ist er ruhig und gleichmäßig oder eher aufgewühlt und unregelmäßig? Atmen Sie mehr in den Bauchbereich oder mehr in den Brustkorb? Spüren Sie Ihren Atem in den Flanken, im Rücken oder vielleicht sogar im Beckenboden? Atmen Sie gleichzeitig in diese Räume ein und aus oder füllt sich erst ein bestimmter Raum mit Atem bevor ein anderer nachfolgt? Ist der Übergang vom Ein- zum Ausatmen und wieder zum Einatmen fließend oder blockiert? Lassen Sie organisch Atempausen entstehen oder halten Sie den Atem an? Sie werden sich Ihres jetzigen Atemmusters bewusst und können es mit den Veränderungen, die durch die Atemübungen entstehen, vergleichen. Dadurch können Sie bewusst neue persönliche Atemweisen kennen lernen. Jede Art zu Atmen hat eine bestimmte körperliche und gefühlsmäßige Charakteristik.

1. Übung: Die drei Räume des Rumpfes dehnen

1.1 Das Becken kreisen

Bewegen Sie langsam Ihr Becken nach hinten. Verlagern Sie ihr Gewicht auf einen der beiden Sitzhöcker und dann allmählich auf den anderen. Kommen Sie langsam wieder nach vorne. Sie haben jetzt einen Halbkreis beschrieben.

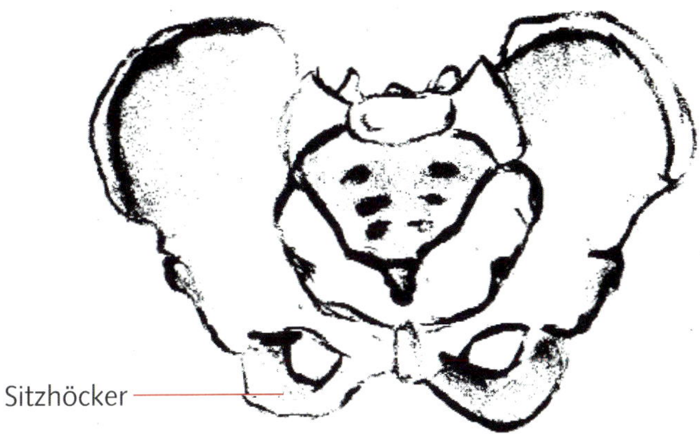

Zeichnung 1: Die Sitzhöcker des Beckens

Kippen Sie Ihr Becken jetzt weiter vor und schließen Sie mit einem Halbkreis nach vorne die Kreisbewegung. Führen Sie ihr Becken achtsam an seine Bewegungsgrenzen. Bewegen Sie sich aus den Impulsen des Beckens heraus. Sie können sich auch mehr Zeit lassen, gerade soviel, dass nicht zu viele Gedanken entstehen. Achten Sie auf Spannungen in den einzelnen Beckenregionen und spüren Sie, wie Ihr Atem darauf reagiert. Schulbuchmäßig strömt der Atem in den Beckenraum. Vermeiden Sie bitte Erfolgsstress. Nehmen Sie nur das, was ist, zur Kenntnis. Vielleicht sind da noch andere Einflussfaktoren, die Ihren Atem mehr in den mittleren Raum fließen lassen. Oder Sie spüren gar nicht den Atem, sondern etwas anderes rückt in den Vordergrund. Wichtig ist, dass Sie wahrnehmen können, was wirklich passiert. Richtigen oder falschen Atem gibt es nicht, weil der Atem Ausdruck einer Situation, einer Disponiertheit oder von Mustern der Vergangenheit ist. Beurteilen wir unseren Atem als richtig, achten wir weniger auf unseren momentanen Zustand. Versuchen Sie also Ihren Atem zu empfinden, ohne zu werten. Fließt er mehr in den oberen, unteren oder mittleren Raum? Wohin gehen Ihre Gedanken? Was fühlen Sie? Wenn Sie merken, dass Sie mit Ihren Gedanken abdriften, nehmen Sie es einfach zur Kenntnis, und gehen dann langsam ohne Hast mit der Aufmerksamkeit wieder zu Ihrem Becken und Ihrem Atem zurück.

1.2 Die Hände hinter dem Kopf verschränken

Sie verschränken Ihre Hände hinter Ihrem Kopf und lehnen sich mit dem Rücken an. Rutschen Sie nun ein wenig mit dem Becken Richtung Stuhlkante und machen Sie, wenn es für Sie angenehm ist, noch zusätzlich Ihre Beine lang. Dadurch können Sie sich jetzt mit dem oberen Rücken bequemer als vorher zurücklehnen. Die Ellenbogen sind wie zwei aufgefaltete Flügel weit zur Seite geöffnet. Sie schauen, ohne den Kopf zu heben, jetzt schräg nach oben. Versuchen Sie, es sich in dieser Stellung so bequem wie möglich zu machen und beobachten Sie wieder die Reaktion Ihres Atems. In welchen Atemraum fließt Ihr Atem jetzt?

1.3 Die Flanken reiben

Setzen Sie sich frei, ohne Kontakt zur Rückenlehne, auf Ihren Stuhl. Haben Sie mit der ganzen Fußsohle beider Füße guten Bodenkontakt? Öffnen Sie Ihre Hände und legen Sie sie mit dem Daumen nach hinten Richtung Rücken und mit dem Zeigefinger nach vorne Richtung Brust an die Flanken. Reiben Sie jetzt in Zwerchfellhöhe Ihren Rumpf. Sie streichen von den unteren Rippen über die Flanken bis hinten zur Wirbelsäule und zurück. Probieren Sie verschiedene Streichgeschwindigkeiten aus. Begeben Sie sich nach einer Weile wieder in Ihre normale Sitzposition und spüren Sie nach. Wie reagiert der Atem diesmal? Vergegenwärtigen Sie sich die Unterschiede zu den beiden vorhergehenden Übungen. Spüren Sie Ihren mittleren Raum jetzt besser als vorher?

2. Übung: Auf Fersen, Fußballen und Fußsohlen drücken

In der ersten Übung haben wir die Atemräume direkt gedehnt und dadurch den Atem eingeladen, dorthin zu fließen. In dieser Übung regen wir die Atemräume über die zugehörigen Reflexzonen der Füße an und lenken dadurch den Atemfluss in die betonten Atemräume.

2.1 Die Fersen

Heben Sie ein wenig Ihre Zehen und Fußballen an, so dass nur noch ihre Fersen Kontakt zum Boden haben. Beobachten Sie, ob sich der Atemfluss verändert. Strömt der Atem in eine der drei Atemräume des Rumpfes? Um die Reaktion des Atems eindeutiger zu spüren, erhöhen Sie über Ihre Oberschenkel vorsichtig den Druck auf Ihre Fersen. Lassen Sie aber Ihre Bauch-, und Gesäßmuskeln und die

Muskeln des Beckenraumes entspannt, vor allem die Muskeln des Beckenbodens. Sonst kann sich Ihr Beckenraum nicht mehr im Atemrhythmus weiten und wieder zusammenziehen. In welchen der drei Atemräume drängt Ihr Atem? Vergleichen Sie diese Reaktion des Atems mit der Reaktion der beiden nachfolgenden Übungen.

2.2 Die Fußballen

Heben Sie Ihre Fersen vom Boden und geben Sie das Gewicht von Füßen und Beinen über Ihre Fußballen und Zehen an den Boden weiter. Sie sind unsicher, wie Ihr Atem jetzt reagiert? Dann erhöhen Sie leicht den Druck über die Oberschenkel auf die Fußballen.

2.3 Die Fußsohlen

Spüren Sie den Kontakt der ganzen Fußsohle auf dem Boden und erhöhen Sie wieder behutsam etwas den Druck. Die Muskeln des Rumpfes, die es Ihnen ermöglichen, locker aufrecht zu sitzen, bleiben dabei gelöst.

Wahrscheinlich hat Ihr Atem bei jeder der drei Übungen anders reagiert. Idealerweise wird die Reizung der Reflexzonen im Fersenbereich den Beckenatem betonen, der Reflexbereich der Fußballen den oberen Brustkorb und die gleichmäßige Belastung der Fußsohlen alle drei Atemräume, den Mittleren etwas stärker.

Sie wissen also für alle folgenden Übungen, dass Sie die sogenannte Hochatmung unterstützen, wenn Sie nur Ihre Zehen und Fußballen auf den Boden stellen. Überprüfen Sie deshalb Ihre Sitzhaltung, sobald Sie Mühe haben, ruhig zu werden, Ihre Gedanken abschweifen und Sie sich nicht sammeln können. Vergleichbare Auswirkung hat Ihre Sitzhaltung natürlich auch beim Essen oder bei der Arbeit usw.

Diese Übung können Sie auch mit den Reflexzonen der Hand durchführen. Drücken Sie die Handwurzeln, die Finger und die ganze Handfläche gegeneinander. Steigern Sie den Druck erst leicht, dann bei Bedarf stärker und beobachten Sie die Atembewegung.

3. Übung:

Die obere körperliche Atemanbindung - der spürbare Chi-Fluss entsteht über realen oder vorgestellten Duft

Durch die bisherigen Übungen haben Sie zum einen erfahren, dass Sie verschiedene Atemräume haben. Zum anderen ist Ihnen bewusst geworden, dass sie die Atembewegung nur sehr bedingt in jeden gewünschten Atemraum holen können. Vielmehr lassen sich die Atemräume über die direkte oder indirekte Beeinflussung bestimmter Körperteile erschließen. Mit dieser Übung werden Sie die feine Nasenatmung erlernen und dabei das Atemgeschehen noch weniger aktiv beeinflussen. Unserer Nase durchzieht ein feines Netz von Nervenenden, das mit allen wichtigen Organen, hormonellen Zentren und Muskelpartien verbunden ist. Wir können Querschnitt, Strömungsfluss und Druck verändern und dadurch den Atem zu oben genannten Stellen lenken oder sie aussparen. Sind in bestimmten Körperteilen seelische oder körperliche Traumata gespeichert, werden sie durch unsere individuelle Form der Nasenatmung mit weniger Sauerstoff versorgt und aus dem Bewusstsein abgespalten. Fixiert wird diese reduzierte Atmung durch die chronische Verhärtung der Atem- und Skelettmuskulatur sowie durch die Verengung der Blutgefäße. Bei Schwierigkeiten mit der Nasenatmung können auch sexuelle Probleme eine Rolle spielen. Vor allem die Schleimhäute der Nase stehen in Zusammenhang mit sexuellen Funktionen. Nach Beobachtungen von Karl Scherer dehnen sich bei Atemübenden nach der Aufarbeitung von Traumata regelmäßig die kleinen Knörpelchen der Nasengänge. Die feine Nasenatmung versorgt dabei auch wieder Organe und Gefühlszentren mit Sauerstoff, die bisher vom Atem abgeschnitten waren. Es können also Gefühle, Bilder oder Erinnerungen auftauchen, die wir längst vergessen geglaubt haben. Vielleicht können wir sie auch gar nicht einordnen. Wir nehmen sie einfach nur wahr und lassen sie vorbeiziehen.

Der Wunsch, neue Erfahrungen mit Ihrem Atem machen zu wollen, setzt das Üben ohne Zeitdruck voraus. Das gilt besonders für die anschließende Übung. Sie bildet das Haupteingangstor zum Erfahrbaren Atem. Stellen Sie deshalb sicher, dass Sie für längere Zeit völlig ungestört sind, niemand Ihren Raum betreten kann und der Tag eher ruhig, ohne wichtige Termine verläuft. Bereiten Sie Ihren Raum so vor, dass Sie sich wohl fühlen. Vielleicht haben Sie schon eine Zeit lang ihre

Lieblingsmusik gehört und eine Kerze angezündet. Suchen Sie vor Beginn der Übung noch einen wohlriechenden Duft, z.B. eine Blume, ein ätherisches Öl etc. Sie sitzen aufrecht und gelöst.

3.1 Duft einatmen

Überprüfen Sie noch einmal, ob Sie auch wirklich entspannt sitzen. Ihre Lippen liegen weich aufeinander, Ihre Stirn ist entspannt, ihr Unterkiefer hängt locker. Achten Sie nun nur auf den Duft, wie er von selbst in die Nase aufsteigt. Forcieren Sie die Intensität des Duftes nicht durch verstärktes oder willentliches Einatmen. Geben Sie sich dem Duft genussvoll und total hin. Nach wenigen Minuten, vielleicht schon nach einigen Atemzügen werden Sie gewahr, dass sich Ihre Nasenflügel weiten und die Atemzüge langsamer und tiefer werden.[9] Spüren Sie auch eine gewisse Kühle im Bereich der Nasenwurzel? In welchen der drei Atemräume folgen Ebbe und Flut der Atembewegung jetzt deutlicher als vorher? Der immer feiner werdende Luftstrom streicht an den Härchen im Inneren der Nase vorbei und kitzelt leicht und angenehm. Schließlich spüren Sie einen zarten Strom im Nasengang. Diese feine Elektrizität ist Ihre bioelektromagnetische Kraft, die wir auch Chi nennen. Spüren Sie, dass hier im Bereich des obersten der drei Nasengänge eine höhere Sog- und Fließgeschwindigkeit auftritt als im unteren Nasengang? Wenn Sie diese und die ergänzenden Übungen weiter unten regelmäßig üben, spüren Sie nach einer Weile den feinen Strom weiter nach oben in den Kopf hineinziehen und von dort bis in den Nervenkanal der Wirbelsäule. Oder spüren Sie den Strom jetzt schon? Nimmt er einen anderen Weg in die Wirbelsäule?

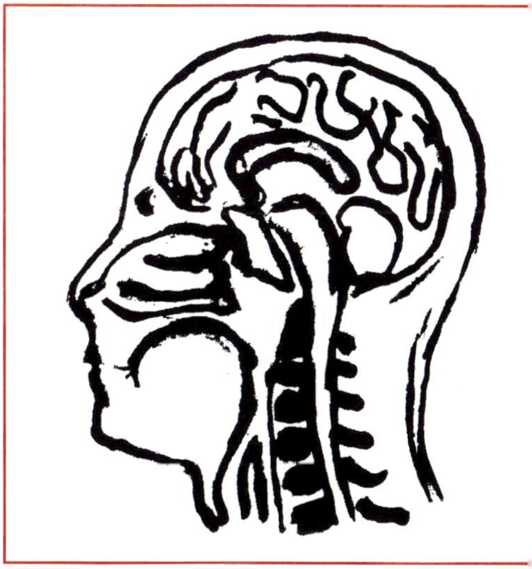

Zeichnung 2: Nasengang, Gehirn und Wirbelkanal

Wir unterscheiden also den Luftstrom, den Sie vor allem bei kräftigerem Ein- oder Ausatmen

[9] Karl Scherer erwähnt, dass die Nasenflügel im Kontakt mit dem Zwerchfellzwischenstück stehen, weshalb die Nasenatmung eine Druckwelle im Körper auslöst, die sich bis ins Becken fortsetzt.

direkt als Luft in der Nase spüren können vom feinen Nasenatem. Indirekt erleben Sie die Auswirkungen des ein- und austretenden Luftstroms durch das Weiten und Zusammenziehen der Atemräume. Neu ist das Nervenkribbeln, das sich wie schwacher elektrischer Strom anfühlt. Wir können diese Energie in der Nase und später in jeder Körperregion entstehen lassen oder dorthin lenken.

Der reale Duft ebenso wie die imaginäre Duftvorstellung scheinen die inneren Nasengänge zu verengen. Verengte Nasengänge erhöhen die Sogwirkung des Zwerchfells. Wenn wir diesen Mechanismus über einen längeren Zeitraum erfahren haben, können wir ihn ohne die Hilfsvorstellung des Dufts hervorrufen. Dann sind wir in der Lage, jederzeit „Chi zu atmen". Bei entsprechender Intensivierung spüren wir dann nicht nur eine Verbindung des Stroms zwischen Nasen- und Beckenraum, sondern aller inneren und äußeren Körperwände, Punkte oder Teile des Körpers, auf die wir uns mit diesem Atem konzentrieren.

Fahren Sie mit der Übung fort. Jetzt stimulieren Sie die feine Nasenatmung, indem Sie sich diesen Duft einfach nur vorstellen. Verändert sich Ihr Atem, wenn Sie den Duft nur imaginieren? Sind Sie schon geübter, nehmen Sie wahrscheinlich wahr, dass Ihr Kreuzbeinbereich an die durch den feinen Nasenatem initiierte Atembewegung angeschlossen ist. Vielleicht spüren Sie plötzlich die Haut auf der ganzen Körperoberfläche oder es entsteht eine Stromverbindung zwischen Ihrer Nase und der unteren Wirbelsäule? Wenn Sie in späteren Übungsstadien sehr atemerfahren sind, können Sie sofort mit Hilfe körperlich-seelischer Empfindungen und durch geistige Konzentration, d.h. genauer durch Hingabe und Achtsamkeit geleitete Präsenz, die Atembewegung in einem Atemraum oder in mehreren Atemräumen oder Teilen von Atemräumen entstehen lassen oder verstärken.

3.2 Ausatmen

Sie kreieren weiter die feine Nasenatmung aus der Duftvorstellung und richten Ihre Aufmerksamkeit auf den Ausatem. Sie lassen den Einatem ganz von selbst kommen und hauchen dann langsam aus, mindestens so langsam wie der Einatem kommt. Halten Sie als Zwischenübung eine Hand vor den Mund und hauchen Sie so fein in Ihre Hand, dass Sie Ihren Atem überhaupt nicht hören, sondern gerade noch sehr schwach in der Hand spüren. Nach ein paar Atemzügen halten Sie eine Hand vor die Nase und hauchen durch die Nase in die Hand aus. Experimentieren Sie ein wenig mit der Geschwindigkeit des Aushauchens. Beschleunigen Sie das

Aushauchen etwas, kann es sein, dass sich jetzt auch beim Ausatmen das Kitzeln in der Nase einstellt oder verstärkt. Bleiben Sie an der Grenze zwischen Entstehen-Lassen und Beeinflussen.

3.3 Einatmen und Ausatmen

Lassen Sie weiter nur aus der Duftvorstellung den Einatem kommen und spüren sie den feinen Nasenstrom. Geben Sie, nachdem der Einatem den Höhepunkt erreicht hat, dem Aushauchen etwas Führung, so dass Sie auch hier zumindest über mehrere Atemzüge Ihr Chi spüren.[10]

Es kann sein, dass nun besonders beim Aushauchen Ihr Energiestrom den Weg bis in den Beckenboden hinunter findet oder umgekehrt vom Beckenboden Richtung Kopf und Nase fließt.

4. Einstellen und Beeinflussen der Atemräume des Kopfes: Mund, Rachen, Nase

4.1 Die Zunge

Versuchen Sie, Ihre Zunge an den hinteren Gaumen (Richtung Zäpfchen) zu legen. Behalten Sie den feinen Nasenatem beim Ein- und Ausatmen bei. In welchen der drei Atemräume fließt die Atembewegung jetzt stärker? Wenn Sie den Mundraum mit dieser Zungenposition zu sehr verspannen, gehen Sie zur nächsten Übung über. Das Resultat der Übung würde sonst verfälscht.[11]

---

[10] Diese Übung erinnert an Enrico Carusos „Minimalatem". Sein Vermächtnis lautete weiter: atme genauso ein wie aus. Wir wissen nicht, ob Caruso mit dieser Atemtechnik bewusst Chi erzeugen wollte. Es gelang ihm in jedem Fall mit diesem Atem der Zugang zu größtmöglicher körperlich-energetischer Tiefe, über die er die seelischen und geistige Fülle seiner Persönlichkeit erschließen konnte. Diesen Fundus legte er in seine Stimme hinein. Natürlich steht seine Atemtechnik auf einem ganz anderen Fundament als bei Praktizierenden des Tao Yoga, denen es primär um den Tiefenatem und den Chi-Fluss geht.

[11] Im Tao Yoga unterscheiden wir drei Zungenstellungen: 1. in der Nähe der oberen Zähne (Windposition, es entsteht Luft, 2. am höchsten Punkt des Gaumendachs (Feuerposition, der Mund wird trocken), 3. in Richtung Zäpfchen (Wasserposition, die Speicheldrüse wird stimuliert)

4.2 Das Löwenmaul

Lassen Sie bei geschlossenen Lippen Ihren Unterkiefer offen hängen. Das ist für die meisten leichter gesagt als getan. Überprüfen Sie, wie weit Ihre Zähne voneinander entfernt sind. Passen zwei übereinander gelegte Finger zwischen Ihre Zähne? Das ist optimal. Wenn Sie den Unterkiefer nur bei leicht geöffnetem Mund hängen lassen können, üben Sie einfach eine Zeitlang in dieser Haltung. Kinder im Kindergartenalter laufen noch oft so umher. Sie haben dann einen offenen und lockeren Beckenboden, denn der untere Bereich des Kopfes steht mit dem unteren Bereich des Beckens in Verbindung. Der Atem kann sich durch diese Mundposition leichter bis ganz unten zum anderen Ende des Rumpfes hinunter ausdehnen. Stellen Sie sich vor, Ihr Mund ist so weit und gedehnt wie das Maul eines satten Löwen. Ich werde Sie gelegentlich an dieses Löwenmaul erinnern. Vergessen Sie die feine Nasenatmung auch nicht?

4.3 Vom Kiefergelenk zum Mundwinkel streichen

Wenn Sie mit Übung 4.1 oder 4.2 die Atembewegung noch nicht stärker in den unteren Atemraum bringen konnten, entspannen Sie weiter mit dieser passiven Gähnübung den Unterkiefer und damit den Beckenboden. Streichen Sie ein paar Mal zart mit den weichen Fingerkuppen der Mittel- oder Zeigefinger vom Kiefergelenk neben dem äußeren Ohreingang bis zu den Mundwinkeln hinab. Manchmal leitet diese zarte Hautreizung sofort ein Gähnen ein. Bleiben Sie möglichst beim feinen Nasenatem. Geht Ihr Atem jetzt noch ruhiger und tiefer?

4.4 Der Nasenrücken

Ziehen Sie einige Male mit den Fingernägeln der Daumen und Zeigefinger von der Nasenwurzel bis zur Nasenspitze über den Nasenrücken und beobachten Sie dabei Ihren Atem. Welcher der drei Atemräume wird jetzt betont? Wenn Sie unsicher sind, verstärken Sie ein wenig den Druck der Fingernägel. In der Regel führt diese Übung die Atembewegung vor allem in den oberen Atemraum des Rumpfes.

4.5 Die Nasenflügel

Wir streichen sanft mit den Fingernägeln der Zeigefinger die Seiten der Nase von ihrer Wurzel zu den Nasenflügeln. Spüren Sie, wie alle drei Atemräume angeregt werden?

5. Die feine Nasenatmung an die Bewegung der Schwimmhäute zwischen den Fingern anbinden

Diese Übung kann helfen, die feine Nasenatmung deutlicher spüren zu lernen. Sie lenkt die Aufmerksamkeit auf die Verbindung der feinen Nasenatmung mit anderen Körperregionen.

1. Die Grundposition einnehmen

Halten Sie Ihre Hände gelöst vor Ihren Brustkorb. Ihre Schultern, Ellenbogen, Handgelenke und Finger sind zunächst vollkommen locker. Nur Ihre Oberarme verwenden minimale Muskelkraft, um die Unterarme etwas höher als waagerecht zu halten. Testen Sie gleich selbst: drehen Sie die Innenseiten der Unterarme zum Boden. Jetzt fallen die Handgelenke regelrecht ein kleines Stückchen nach unten und die Finger werden lang. Wenn Sie die Unterarme zurück Richtung Decke drehen, richten sich die Handgelenke von selbst wieder auf. Die Finger sind jetzt aber - obwohl vollkommen entspannt - stark gerundet und haben an den Seiten miteinander Kontakt, ebenso der Daumen mit dem Zeigefinger. Öffnen Sie jetzt ein paar Zentimeter Ihre Hand, so dass sich die Finger voneinander lösen und ein Tennisball in Ihren Händen Platz hätte. Ihre Hände sind jetzt nicht angespannt, erst recht nicht überspannt, aber auch nicht unterspannt oder schlaff, sondern sie sind in einer sehr leichten Wohlspannung. Das ist die Ausgangsposition für die folgende Übung, aus der heraus sie gut Ihre Hand spüren, in sie hinein fühlen, sich mit ihr verbinden können - über ihren Atem.

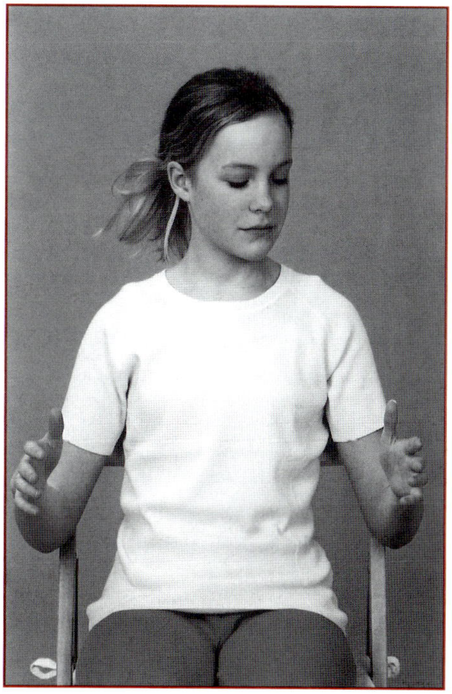

Foto 1: Die Hände strahlen sich an.

2. Stellen Sie sich nun vor, Sie haben Schwimmhäute zwischen Ihren Fingern. Immer wenn die feine

Nasenatmung den Einatem kommen lässt, dehnen Sie kaum merklich Ihre Schwimmhäute. Wenn Sie durch die Nase aushauchen, geben Sie im gleichen Zeitlupentempo Ihre Schwimmhäute wieder frei. D.h., die Ihnen schon etwas vertraute, kaum mehr als gedachte Atemführung des Aushauchens binden Sie an die Bewegung der Hand. Die Hand fühlt sich ebenso in eine Bewegung ein, die zwischen aktiv-ausübend und passiv-ausüben-lassend liegt. Für den Einatem dagegen sind die aktiven und willentlichen Elemente der angebundenen Bewegung neu.

Wenn Sie öfter üben, den Atem an die Hand- und Fingerbewegung anzubinden, lassen sich Atem und Fingerbewegung vergrößern oder verkleinern, oder werden automatisch größer, ohne die Anbindung zu verlieren. Der Impuls dazu kann mehr vom Atem oder mehr aus der Bewegung der Hände kommen. Wenn Sie ein paar Minuten Ihren Atem auf diese Weise an die Bewegung der Finger anbinden, kann es sein, dass Sie sogar in der Hand Ihre bioelektromagnetische Kraft, diese feine Elektrizität spüren.

Bei sehr atemerfahrenen Menschen kann sich eine Bewegung der Unter- und Oberarme dazu gesellen, die sogar den Rumpf mit einbezieht. In weit fortgeschrittenen Übungsstadien können wir auch andere Körperteile, selbst das Zwerchfell, aktiv an die passive Einatembewegung koppeln, ohne die feine Nasenatmung und damit den Chi-Fluss zu verlieren (Eisenhemd-Atmung). Im Gegenteil, bei unverkrampfter Anbindung wird dadurch der Chi-Fluss enorm vergrößert.

6. Die untere körperliche Atemanbindung: Unterer Rücken, Flanken und Beckenboden

Fast alle Menschen haben Stellen im Körper, derer sie sich kaum oder gar nicht bewusst sind. Viele Menschen kennen aber auch ihre Mitte nicht, spüren sie oft sogar am wenigsten, körperlich und seelisch. Wenn uns jemand, den wir schon näher kennen, ernsthaft fragt, wie es uns geht, antworten wir häufig: „gut" oder „schlecht". „Gut" und „schlecht" sind gedankliche Einschätzungen aber keine Gefühlsäußerung. Damit lassen wir unser Gegenüber im Unklaren darüber, ob wir uns freuen, traurig oder wütend sind, oder Angst haben. Möglicherweise spüren wir gar nichts, vielleicht aber auch ein ganzes Gefühlsknäuel. Beides ließe darauf schließen, das wir depressiv sind, möglicherweise, ohne es zu bemerken.

Zudem wissen wir nicht, was sich für jemand anderen schlecht oder gut anfühlt. Oft weiß er oder sie es selbst nicht. Es ist schon ein wichtiger Punkt erreicht, wenn jemand merkt, dass er nur erzählt, was er gerade denkt, aber eben nichts fühlt.

Dieser Zusammenhang hat seine körperliche Entsprechung. Die körperliche Mitte erwächst aus dem Zusammenspiel der oberen und unteren Atemanbindung. Für die Entwicklung der unteren Atemanbindung brauchen wir in der Regel deutlich länger. Nach einiger Zeit spüren wir aber zunehmend, wie bei der feinen Nasenatmung unsere Lebensenergie von der Nase zum Beckenboden oder umgekehrt hin und her strömt. Eine Voraussetzung dafür ist, das unser Zwerchfell so frei von Verspannungen ist, dass die Atembewegung noch in den sehnigen Ausläufern des Zwerchfellmuskels bis zum Kreuzbeinbereich hin zu spüren ist. Untersuchen Sie mit Ihren Händen den hinteren unteren Rücken. Das Kreuzbein liegt zwischen den beiden Beckenschaufeln. Vielleicht ist es auch für Sie neu, dass sich die Knochennähte zwischen dem Kreuzbein und den beiden Beckenschaufeln bewegen können, also als Gelenk arbeiten. In diesem Übergangsbereich haben wir starke knöcherne Erhebungen, die Sie jetzt entdecken können. Ertasten Sie auch die

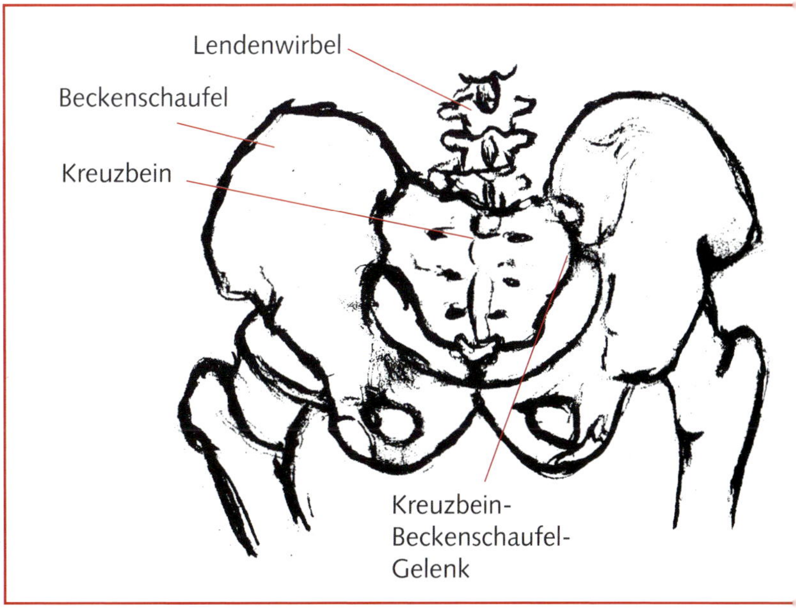

Zeichnung 3: Kreuzbein-Beckenschaufel-Gelenk (Iliosakral-Gelenk)

Begrenzungen des Beckens nach oben zur Lendenwirbelsäule und die unteren Lendenwirbel.[12]

Eine weitere Voraussetzung des natürlichen Atmens ist, dass unser Beckenboden sich beim Einatmen nach außen, also nach außerhalb des Körpers weitet, und beim Ausatmen oder Aushauchen wieder nach innen zusammenzieht. Das ist ein realer Vorgang des gesunden Körpers. Solange Sie diesen physiologischen Vorgang noch nicht spüren, können Sie durch Imagination helfen, ihn zu entwickeln. Diesen Bewegungsablauf kennen die meisten nur von ihrer Bauchdecke, deren parallelen Bewegungsablauf wir leichter beobachten können. Mit der Eisenhemd-Atmung lernen wir später, auf dieser Grundlage das Chi in der Körpermitte deutlich zu verstärken.

6.1. Untere Lendenwirbelsäule und Kreuzbein - die imaginäre Nase im Damm (Perineum)

Die folgende Übung können Sie in abgewandelter Form auch alleine ausführen, wenn Sie ohne ÜbungspartnerIn sind.

a) Legen Sie eine nicht zu weiche Unterlage auf den Boden, etwa eine Matte mit Decke oder mehrere Decken. Legen Sie sich nun in Bauchlage auf diese Unterlage.

b) Stellen Sie sich vor, Sie liegen im Sand am Meeresufer, die Sonne scheint angenehm warm, genau richtig für Sie. Neben Ihnen, im Sand, in Höhe Ihrer Körpermitte sitzt Ihr Partner oder Ihre Partnerin. Wichtig ist, dass Sie geistig

---

[12] Die Kraniale Osteopathie lehrt, dass sich bei der Einatmung alle Diaphragmata, also alle querverlaufenden Bindegewebe wie z.B. das Zwerchfell und das Diaphragma Urogenitale (direkt über dem Damm im unteren Beckenboden) nach unten senken. Dadurch weitet sich die obere Beckenschale, während die untere Beckenschale zwischen Schambein und Steißbein sich verengt. Der obere Bereich des Kreuzbeins wird nach hinten in Richtung Rücken gedrückt, die untere Spitze des Kreuzbeins mit dem Steißbein nach vorne Richtung Bauch. Die beiden Beckenschaufeln müssen Platz machen und entfernen sich dadurch im oberen Bereich voneinander. Bei der Ausatmung verengt sich umgekehrt die obere Beckenschale während die Untere sich etwas weitet.

wach bleiben und nicht mit den Gedanken wegträumen, wenn Sie jetzt körperlich zur Ruhe kommen. Gehen Sie dazu in Ihre einzelnen Körperbereiche und spüren Sie in sie hinein. Ihr Begleiter oder Ihre Begleiterin auf Ihrer Atemreise leitet Sie jetzt durch den Körper. Spüren Sie, wie Ihr Körper im Sand aufliegt. Sie hören die leichte Brandung der Meereswellen. Sie riechen den etwas herben erfrischenden Meeresgeruch. Fühlen Sie, wie Sie vom Sand getragen werden?

c) Vergleichen Sie nun, wie Ihre beiden Füße im Sand aufliegen. Fühlt sich einer der beiden Füße schwerer an? Hat einer der beiden Füße mehr Kontakt zum Boden? Ist die Auflageposition der Füße genau gleich? Wechseln Sie nun mit Ihrem Bewusstsein zu den Unterschenkeln und danach zu den Oberschenkeln und verfahren Sie ebenso. Danach gehen Sie weiter zum Becken, zum Bauch- und Brustbereich, zu den Armen und zum Kopf. Wenn Sie alleine üben, kann es zweckmäßig sein, dass Sie nicht nur in Gedanken, sondern leise akustisch hörbar sich selbst begleiten.

d) Die Begleitperson hat schon bisher die eigene Atembewegung und die des/der Atem-Reisenden beobachtet und miteinander verglichen. Legen Sie nun im Bewusstsein dieser sich anbahnenden Verbindung sehr langsam eine Hand in den Kreuzbein-Lendenwirbelbereich. Sie üben mit der Hand keinen besonderen Druck aus, haben aber mit der ganzen Handfläche deutlichen Kontakt zum Rücken. Ihre Hand liegt nicht wie ein Brett auf, sondern Sie passen sich laufend der Atembewegung des Rückens an. Wenn Sie keine Erfahrungen mit Körperarbeit haben, unterschätzen Sie diese Form der Achtsamkeit bitte nicht.

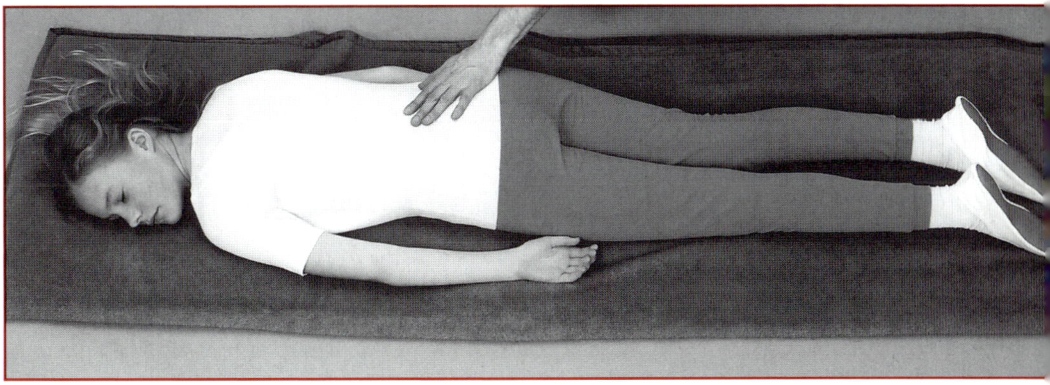

Foto 2: Eine Hand ruht auf dem Kreuzbeinbereich

Vielleicht ergibt es sich auch, dass Sie nach einer Weile im gleichen Atemrhythmus atmen wie die Person, die Sie begleiten. Halten Sie nicht daran fest, genießen Sie nur diese Einheit.

Wenn Sie ohne Begleitperson diese Atem-Reise unternehmen, legen Sie einfach Ihre beiden Handrücken direkt oberhalb des Beckens auf Ihren Rücken. Sie können dann mit zwei oder drei Fingern der rechten Hand einige Finger ihrer linken Hand festhalten, damit ihre Hände nicht vom Rücken abrutschen. Sie werden jetzt viel leichter die Bewegung des Atems im hinteren und seitlichen Rücken spüren.

e) Die Begleitperson und der/die Atem-Reisende erinnern sich im Laufe dieser Übung immer wieder an das offene Löwenmaul, das sie durch ihren hängenden Unterkiefer bilden. Sie können dabei die Lippen geschlossen halten oder öffnen. Überprüfen Sie unbedingt mit ihrer Zunge oder auch mit Ihren Fingern, ob die Zähne Ihres Unterkiefers ein bis zwei Finger breit von den Zähnen des Oberkiefers entfernt sind. Im Unterkiefer werden oft viele Aggressionen festgehalten. Deshalb können viele Menschen ihren Unterkiefer nicht loslassen. Sie merken das meist ebenso wenig wie sie ihre Aggressionen wahrnehmen, weil sie in frühen Lebensabschnitten Aggressionen oft als zerstörerisch erlebt haben. Sie haben nicht die positive Seite der Aggressionen kennen gelernt. Wenn Sie nun die Zunge ein wenig aus dem Mund hängen lassen und lallende Töne wie ein Baby machen, können Sie Ihren Unterkiefer überlisten. Es ist auch hilfreich, wenn Sie gähnen können. Sobald Ihr Unterkiefer hängt, hängt auch Ihr Beckenboden. Er kann dann die Atembewegung aufnehmen. Stellen Sie sich jetzt im Damm - dem Bereich zwischen Anus- und äußeren Geschlechtsteilen - eine imaginäre Nase vor. Ihr feiner Nasenatem weitet nun parallel die Nasenflügel der Nase im Gesicht und Ihrer Nase im Beckenboden. Wenn Sie die Nase im Beckenboden noch nicht spüren können, stellen Sie sie sich einfach nur weiterhin vor. Nach einiger Zeit bekommen Sie eine wage Ahnung. Die Bewegung wird dann langsam immer deutlicher.

f) Der/die Atem-Reisende spürt abwechselnd dazu - später gleichzeitig - im Kreuzbeinbereich die aufliegende Hand der Begleitperson. Können Sie die Umrisse des Handtellers und der Finger wahrnehmen? Spüren Sie Wärme in diesem Bereich? Welches Gefühl vermittelt Ihnen die Hand im Rücken? Erhalten Sie über die Hand Informationen über Ihren Begleiter oder Ihre Begleiterin?

Sehen Sie im Bereich der Hand oder in den Umrissen der Hand eine Farbe? Spüren Sie hier eine sanfte Atembewegung? Fühlen Sie sich vielleicht in diesen Bereich hinein geerdet? Riechen Sie den intensiven Geruch der aufkommenden Meeresbrise in Ihrer Nase? Sowohl Begleitperson wie Atemreisender atmen und hauchen durch die Nase ein und aus.

g) Die Begleitperson entschließt sich, die Hand demnächst vom Rücken des/der Atem-Reisenden wegzunehmen. Stellen Sie sich vor, dass Sie Ihre Hand so langsam und behutsam vom Rücken lösen, dass Ihr Atem-Reisender es gar nicht bemerkt. Nach ein paar weiteren Atemzügen führen Sie die Handlung aus. Finden Sie heraus, wie lange Sie und der/die Atem-Reisende die Aufmerksamkeit halten können. Brechen Sie diesen Erfahrungsprozess nicht zu früh ab, achten Sie aber auch darauf, dass die Gedanken nicht ins Unbewusste spazieren gehen. Der/die Atem-Reisende nimmt wahr, wie die Hand den Rücken verlässt. Wie deutlich können Sie diese Veränderung spüren? Hat sich Ihr Atem oder Ihr Empfinden im Kreuzbeinbereich verändert? Können Sie immer noch die Umrisse der Hand spüren? Ihre Wärme? Sehen Sie die Farbe noch? Prägen Sie sich alle körperlichen und gefühlsmäßigen Sensationen genau ein. Wenn Sie später meditieren oder sich ausruhen, wenn Sie im Auto sitzen oder im Geschäft warten, holen Sie sich diese Erfahrung über Ihre Erinnerung wieder her. Sie können so allmählich den neuen Atem in Ihren Alltag integrieren.

6.2 Die Begleitperson vergrößert den Atem durch dynamische, an die Atembewegung angeschlossene Pumpbewegungen

Legen Sie je eine Hand auf die rechte und linke Flanke Ihrer/Ihres Atem-Reisenden. Folgen Sie passiv der Ein- und Ausatmung mit Ihren Händen. Unterstützen Sie die Bewegung nach einer Weile sanft mit Ihrem Oberkörper. Ihr Körper schaukelt bei dieser Atem-Begleitung sanft vor und zurück.

Diese Begleitung erfordert von Ihnen Einfühlungsvermögen und Geschick. Sie lassen die Einatmung kommen. Ab der folgenden Ausatmung beginnen Sie, sich sanft in die Ausatmungsbewegung des Atem-Reisenden hinein zu lehnen. Kurz bevor die Ausatmung ganz abgeschlossen ist, nehmen Sie sich etwas zurück und lassen die Bewegung auslaufen. Jetzt beginnt die nächste Einatmung. Der fortschreitenden Einatmung geben Sie zunehmend mehr Raum. Sie können sogar die Vorstellung entwickeln, bei der Einatmung mit Ihren Händen die Flanken anzusaugen. Wenn Sie sich sicher genug fühlen, können Sie nach einer Weile die Ausatmung verlängern, indem Sie sich so lange in die Ausatmungsbewegung lehnen, bis die Einatmung wahrnehmbar begonnen hat.

Lassen Sie die Übung ausklingen. Jetzt wechseln Sie die Rollen. Tauschen sie anschließend ihre Erfahrungen aus.

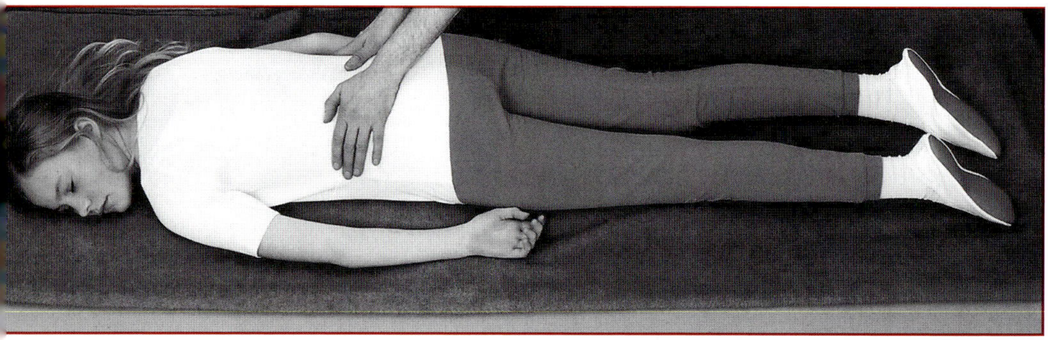

Foto 3: Die Hände umfassen die Flanken

7. Die Beckenatmung in der Sitzposition

a) Bei allen Übungen des Tao Yoga und egal ob wir sitzen, stehen oder liegen, bewegt sich unser Körper. Für andere Menschen sind diese zumindest kleinen Bewegungen von außen auf den ersten Blick nicht wahrnehmbar. Diese Bewegungen bleiben unbewusst, wenn wir unseren Atem nicht an den Körper anbinden. Die meisten Menschen sind überfordert, wenn sie längere Zeit einfach nur ruhig sitzen oder stehen sollen und werden über kurz oder lang unruhig. Eine Meditationsübung mit willkürlich ausführbaren Bewegungen wie etwa bei den Heilenden Lauten mit Armen und Händen (s.u. Kapitel 3) wird Unruhe nicht so schnell entstehen lassen. Ihr „Gedanken-Roulette" und ihren Körper (nur) durch geführte Gedanken zur Ruhe bringen, ist sehr viel schwieriger. Deshalb ist es besonders hilfreich und effektiv, sich die körpereigenen Bewegungen bewusst zu machen und sich ihrer zu bedienen (s.u. Punkt 7b), um rotierende Gedanken-Kaskaden oder schon vorhandene körperliche Unruhe zu unterbrechen. Wir können so in unsere Mitte kommen oder in ihr bleiben. Versuchen Sie also nicht, beim Meditieren stillzusitzen oder stillzustehen wie ein Zinnsoldat. Sobald Sie den Angebundenen Atem beherrschen, wird Ihre Sitzhaltung und Sitzposition von alleine ständig und organisch im Fluss sein. Die meisten von uns müssen sich erst einmal die Grundbewegung des Angebundenen Atems im Sitzen bewusst machen und eine Zeitlang einüben.

b) Streichen Sie ein paar Mal von den Kiefergelenken zu den Mundwinkeln und versuchen Sie zu gähnen. Ihre Lippen liegen weich aufeinander. Lösen Sie Ihren Unterkiefer und bilden Sie das Löwenmaul. Aktivieren Sie die feine Nasenatmung über eine Duftimagination. Kreieren Sie die imaginierte Hand im Kreuzbeinbereich und die imaginierte Nase im Perineum. Ihre Hände können Sie im unteren Bauchbereich zusammenlegen. Bei einem der nächsten Einatmungsbewegungen geben Sie im unteren Rücken etwas nach, so dass Kreuzbein und untere Lendenwirbelsäule sich zu runden beginnen. Mit dieser Bewegung unterstützen und vergrößern Sie die physiologische Bewegung des Kreuzbeins bei der Einatmung. Sie nehmen jetzt wahr, wie sich das Gewicht Ihres Körpers auf den Sitzhöckern im Zeitlupentempo nach hinten verlagert. Haben Sie schon ein fortgeschritteneres Atembewusstsein, lassen Sie den Impuls für die Bewegung des unteren Rückens so weit wie möglich aus dem Atem selbst entstehen. Warten Sie deshalb anfangs bis die

Einatmungsbewegung schon eingesetzt hat. Wenn Sie hauchend aus der Nase ausatmen und Chi fühlen, führen Sie den Atem ohnehin schon. Hier können Sie deshalb sofort unteren Rücken und Ausatem zusammenkoppeln. Richten Sie zeitweilig beim Aushauchen Ihre Aufmerksamkeit besonders auf die Nasenwurzel, können Sie Ihr Chi verstärken und leichter wahrnehmen. In einem zweiten Schritt können Sie gleichzeitig die elektromagnetische Verbindung zum Beckenboden herstellen. Um die Atembewegung des unteren Rückens deutlicher spüren zu können, umfassen Sie einfach mit Ihren Händen die rechte und linke Flanke. Die Atembewegung wird dadurch automatisch stärker in diesen Bereich fließen.

Zusätzlich können Sie ein leises Geräusch produzieren, einen leisen Ton brummen oder summen. Wollen Sie den Führungscharakter des Tons und damit des Atems betonen, senden Sie den Ton zu einem ganz bestimmten Punkt im Raum, den Sie auch optisch anpeilen können. Dadurch kann sich Atem und Körperbewegung vergrößern. Aber Vorsicht: ohne fachliche Begleitung ist hier die Gefahr sehr groß, zu forcieren und die Anbindung von Atem und Körperbewegung zu verlieren.

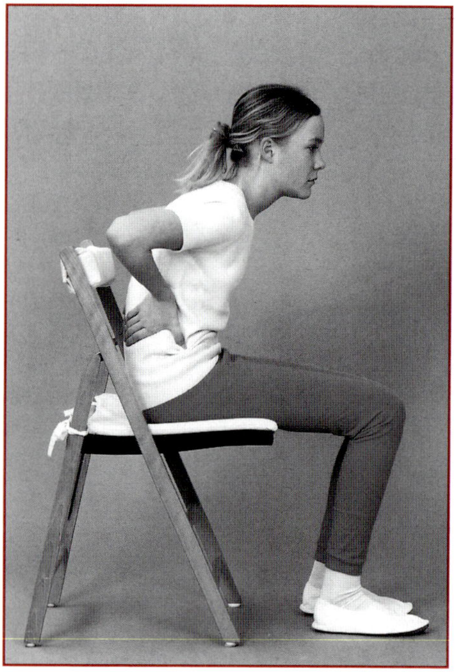

Foto 4: Das Ende der Einatmung

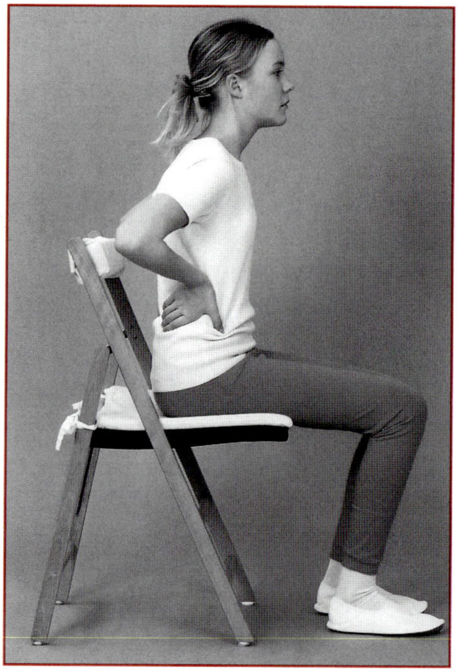

Foto 5: Das Ende der Ausatmung

8. Weitere Anwendungsmöglichkeiten des Angebundenen Atems

Wenn Sie im Sitzen den Angebundenen Atem, insbesondere die Verbindung zwischen Nasen- und Beckenraum spüren, können Sie dazu übergehen, im Stehen zu üben. Unterstützen Sie den Atem durch ganz leichtes Vor- und Zurückschaukeln des ganzen Körpers. Bei der Rückwärtsbewegung atmen Sie ein, bei der Vorwärtsbewegung aus.[13] Wenn Sie fast zum Stillstand gekommen sind, können Sie, ähnlich wie im Sitzen, den Kreuzbeinbereich runden und wieder gerade werden lassen. Experimentieren Sie mit der Größe der Bewegung, bis sie von außen nicht mehr wahrnehmbar ist. Wann immer Sie wollen und es brauchen, gehen Sie bei Sitz- oder Steh- Meditationen in diese Bewegung hinein.

Anschließend an den Angebundenen Atem sind z.B. Übungen des bewegten Chi Gong oder körperliche Yogaübungen möglich. Hier ist zum einen die Atembewegung selbst an die Mitte anzubinden und zum anderen sind größere Arm-, Bein- und Rumpfbewegungen mit dem Atem und unserer Mitte zu verbinden. Es wird für viele sinnvoll sein, erst das Eisenhemd und die erweiterte feine Nasenatmung des Eisenhemd kennen zu lernen. Durch die damit verbundene Verstärkung des Chi können Sie leichter die Anbindung des Atems spüren und überprüfen.

Tai Chi ist eine Kombination von vielen komplizierten ineinander übergehenden Einzelbewegungen des gesamten Körpers. Wie selbstverständlich wirkende Anmut stellt sich auch hier nur über den Angebundenen Atem ein. Dasselbe gilt generell für Disziplinen wie z.B. kreativen Tanz oder Pantomime, deren Hauptausdrucksmittel der Körper und nicht die Sprache ist.

---

[13] Vergleichbare Übungen des Schwingens und Kreisens finden wir in der Atem- und Stimmschule Schlaffhorst-Andersen. Saatweber, Margarete: Einführung in die Arbeitsweise Schlaffhorst-Andersen. Atmung, Stimme, Sprache, Haltung und Bewegung in ihren Wechselwirkungen. Idstein Schulz-Kirchner Verlag 1994, 2.Auflage.

Tao Yin

Tao Yin Übungen[1] sind Bodenübungen, die im Sitzen oder Liegen ausgeführt werden. Hier lenken wir unsere Aufmerksamkeit auf die korrekte Ausführung der einzelnen Abläufe der Körperübungen. Oder wir sind in bestimmten Körperregionen einfach nur präsent. Präsenz bedeutet Hingabe und Achtsamkeit. Bei den nun folgenden grundlegenden Tao Yin Übungen führen wir ohne Hilfe von außen (im Gegensatz zu Übung 6.2 Kap.1) bestimmte körperliche Bewegungen aus, die den Atem *automatisch* mehr mit unserer Mitte verbinden. Das Prinzip der Verbindung der feinen Nasenatmung mit anderen Körperbewegungen kennen wir aus der Atemübung „Schwimmhäute dehnen und zusammenziehen" (Kap.1.5) und der Übertragung des Beckenatmens in die Sitzposition (Kap.1.7). Dabei hat sich gezeigt, dass sich Atem und Körperbewegung gegenseitig unterstützen und miteinander verbinden und gleichzeitig dabei zusammen Mitte schaffen können. Im Atemkapitel haben wir die Elemente des Angebundenen Atems kennen gelernt. Bei den Tao Yin Übungen lassen wir die Vorerfahrungen aus der aktiven Arbeit an diesen Elementen unbewusst weiter wirken. Sie werden von uns - zumindest nach einiger Zeit - gleichsam nebenbei wahrgenommen oder gelegentlich auch genau beobachtet, vorausgesetzt der im Atem-Kapitel entworfene Geist der Hingabe und Achtsamkeit steht für die Ausführung der Tao Yin Übungen Pate. Nur mit dieser Haltung sind die wesentlichen Prinzipien des Tao Yin denkbar und erreichbar. Diese Grundhaltung ist nicht selbstverständlich. Es besteht bei vielen durchaus die Gefahr - vor allem ohne die Vorerfahrung des Angebundenen Atems - Tao Yin als gymnastische Übung in Form eines Muskel-, Sehnen- und Beweglichkeitstrainings ablaufen zu lassen. Diese rein körperliche Form der Bewegung regt den Kreislauf und damit auch den Chi-Fluss an, der in der Regel jedoch nicht bewusst wahrgenommen wird. Der Trainingseffekt für die körperlichen Strukturen ist ebenfalls reduziert. Selbst Wettkampfsportler, die nach jahrelangem Training anfingen, Tao Yin zu praktizieren, waren erstaunt, dass sie mit Tao Yin ihre Körperbewegungen weit besser als bisher koordinieren konnten. Für sie war es anfangs genauso schwierig wie für jeden anderen, diese technisch einfachen Übungen auszuführen. Schon nach einigen Wochen täglichen Tao Yin Trainings war ihr Bewegungsapparat kräftiger und beweglicher. Sie fühlten außerdem mehr Energie als zuvor.

---

[1] Chia, Mantak: Tao Yin. Das Praxisbuch zur Wiedergewinnung, Erhaltung und Steigerung der Lebenskraft. München (Ansata Verlag) Econ Ullstein Verlag 2000.

Der Anfänger muss sich die Grundlagen des Tao Yin, vor allem die Fähigkeit zur Tiefenentspannung, erst erarbeiten. Tiefenentspannung erreichen wir nur mit Hingabe und Achtsamkeit fern einer mechanischen Übungshaltung. Dann können sich Nasenraum und unterer Atemraum von selbst verbinden. Je fortgeschrittener Sie sind, desto langsamer können Sie die Übungen ausführen. Wenn Sie am Anfang zu langsam üben, entstehen zu viele Gedanken, die Sie ablenken.

Wenn Sie sich die Grundlagen der Tiefenentspannung erarbeitet haben, können Sie bei weiterführenden Tao Yin Übungen, vor allem bei der Dehnung der Sehnen Ihres Bewegungsapparates, den rein körperlichen Anteil der Bewegungsabfolgen betonen. Sie verfügen dann über deutlich mehr Bewusstsein und Gefühl für den Zusammenhang zwischen Ihrem Körper und Ihrer Gesamtpersönlichkeit. Zunehmend sind Sie in der Lage, ein kurzes und für Sie stimmiges Übungsprogramm zu entwerfen und durchzuführen.

Im Grunde ist Tao Yin eine Form der Meditation in Bewegung, bei der es vor allem um den inneren Atem, den Chi-Fluss geht. Die regelmäßigen Ruhephasen zwischen den einzelnen Übungen bzw. Übungsteilen sind mindestens ebenso wichtig wie die aktiven Übungsteile. In den Ruhephasen können wir das Chi am leichtesten beobachten und ihm durch unsere Präsenz Raum und Unterstützung geben. Selten geben einige Übungen vor, das Chi bestimmte Energieleitbahnen entlang zu führen. Die Tao Yin Übungen haben weniger Yang-Qualität, sind somit nicht auf äußere Aktivität ausgerichtet, sondern sie repräsentieren vielmehr Yin-Qualität und sind damit eher rezeptiv betrachtend. Darüber lässt sich auch der mögliche Grund für die Namensgebung Tao Yin finden. Tao Yin können wir im Vergleich zum eher statischen Hatha Yoga auch als dynamisches Yoga bezeichnen. Die Asanas Stellungen des Hatha Yoga und die Positionen des Tao Yin sind z.T. ähnlich oder gleich. Während im Hatha Yoga aber oft nur die Position das Wichtigste ist, ist im Tao Yin die Bewegung in die Position hinein und aus der Position zurück in die Ausgangsposition mindestens genauso wichtig. Mit dem Fluss der Bewegung verbindet sich der Atem.

Wenngleich der Angebundene Atem die Grundlage für eine optimale Ausführung von Tao Yin und zur Entwicklung von Chi generell ist, beherrschen die meisten diese Art zu atmen in der Regel noch nicht. Unabhängig davon, auf welcher Stufe wir stehen, hilft Tao Yin unmittelbar unser Atembewusstsein langsam anzuheben.

Wie können nun durch Tao Yin diese Elemente zusammengeführt und weiterentwickelt werden? Tao Yin hilft, gezielt auf mehreren Ebenen unsere Mitte zu stärken, bewusst einzusetzen und die Bewegungen des Körpers von hier aus ansetzen zu lassen. Dazu gehört vor allem das Training der Muskeln, Sehnen und Bänder, die an den Bewegungen vom Zentrum, unserem Körperschwerpunkt aus beteiligt sind, insbesondere des Psoasmuskels (Lendenmuskel), aber auch des Zwerchfells. Bänder und Sehnen brauchen Elastizität, nicht nur Flexibilität. Beweglichkeit alleine gibt keinen Halt. Deshalb entwickelt Tao Yin gleichermaßen Kraft unter der Beachtung eines bestimmten Strukturaufbaus. Wenn wir umgekehrt nur Kraft entwickeln, werden wir steif und hart.

Der emotionale Aspekt wird im Tao Yin gleichwertig berücksichtigt. Bestimmte Übungen führen in Verbindung mit dem emotionalen Ausgleich von Nieren- und Herzenergie zu einer dauerhaften Entspannung von Wirbelsäule und Psoasmuskel.

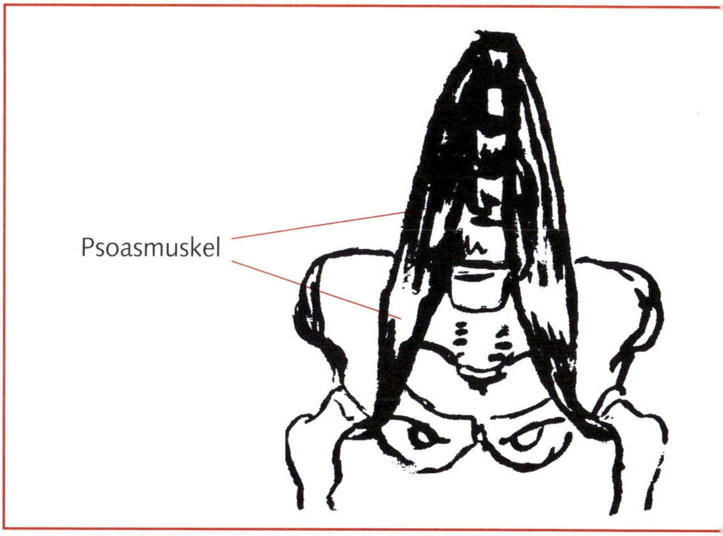

Zeichnung 4: Psoasmuskel (Lendenmuskel)

Tao Yin trainiert auch das Bewusstsein in unserem Zentrum, das mittlerweile auch von der westlichen Wissenschaft entdeckte sogenannte zweite Gehirn in den Gedärmen.

Tao Yin arbeitet gleichzeitig auf diesen verschiedenen Ebenen an unserem Zentrum und kann aus diesem Blickwinkel zum Grundstein für alle anderen Übungssysteme des Tao Yoga werden. Ausgangspunkt und wesentliches Element bleibt der Angebundene Atem.

Meine (Hans) persönliche Erfahrung mit dem unteren Rücken und dem Psoasmuskel (Lendenmuskel)

Ich hatte über viele Jahre immer wieder sich einstellende Probleme mit dem unteren Lendenwirbelbereich. Bei mäßiger, später leichter Belastung verkrampften auf einer Seite bestimmte Partien. Dadurch wurden Nerven zusammengedrückt und es entstanden Schmerzen. Massage half nach längerer Anwendung mäßig, alle möglichen Rückenübungen höchstens mittelfristig. Ich war auch nicht sehr motiviert, diese Übungen über einen längeren Zeitraum auszuführen, wahrscheinlich weil sie nur rein körperlich ausgerichtet waren und mich nicht ganzheitlich erreichten. Außerdem waren sie nicht Teil eines größeren zusammenhängenden Lebenskonzepts. Ein solches fand ich erst in den Tao Yin Übungen des Tao Yoga. Mittlerweile weiß ich, dass ich meine Rückenprobleme dem tiefliegenden Psoasmuskel zu verdanken hatte. Dieser außerordentlich große Muskel ist für das Gleichgewicht der gesamten Körperstruktur verantwortlich: also dafür, ob ich richtig sitze, stehe oder gehe. Er erstreckt sich innen an der Wirbelsäule vom untersten Brustwirbel bis zum Kreuzbein hinunter und dann tief im Beckenraum unter dem Leistenband hindurch zum oberen Oberschenkelknochen. Wenn der Psoasmuskel auf einer Seite verspannt ist, müssen das andere Muskelgruppen kompensieren. Dadurch entstehen in der Regel neue Verspannungen, Über- und Unterbelastungen. Dieser Muskel ist für Spritzen unerreichbar. Auch von normalen Massagen bleibt er sprichwörtlich „unberührt". Der Mensch ist nicht dafür gebaut, sich ein ganzes Leben lang nur aufrecht zu bewegen.[2] Besonders der Lendenwirbelbereich muss das gesamte Gewicht des Körpers über ihm mittragen. Das erklärt, warum sich die meisten Menschen im Laufe ihres Lebens irgendwann

---

[2] Der Anzahl der einzelnen Wirbel der Wirbelsäule sind genauso viele Segmente des Rückenmarks mit seitlich austretenden Nerven zugeordnet. Sie versorgen den Körper bis hinunter in die Beine. Diese Segmente sind etwas kleiner als die Wirbel, so dass das Rückenmark schon in Höhe des zweiten Lendenwirbels endet. Die hier auf engem Raum austretenden Nerven für die tiefer gelegenen Beckenzonen und die Beine müssen schräg nach unten verlaufen, um ihr zugehöriges Körpersegment zu erreichen. Deshalb reagieren sie anfälliger auf Druck. Die verspannten Muskeln drücken zum einen direkt auf den sensiblen Bereich. Gleichzeitig sorgen sie für unbewegliche Kreuzbein-Darmbeim-Gelenke (Darmbein = Beckenschaufel). Die darüber liegenden anfälligen Lendenwirbel müssen diese Bewegungsbegrenzung dann kompensieren. Der Lendenwirbelbereich wird noch mehr belastet.

einmal mit ihrem Rücken beschäftigen müssen. Es ist besser, Sie sorgen aktiv vor und begegnen so frühzeitig ernsthaften Problemen. Mir fiel es jedenfalls nicht schwer, etwa ein Jahr lang mehrmals in der Woche abends einige besonders leichte Übungen für den Lendenwirbelbereich zu praktizieren. Ich hatte nicht nur das Gefühl, meine Zeit sinnvoll einzusetzen, damit mein Rücken wieder schmerzfrei wurde. Die Hauptmotivation für das kontinuierliche Üben entstand dadurch, dass die Übungen bei mir fast sofort eine leicht belebende, wohltuend sanfte Tonisierung auslösten. Ich fühlte mich danach ruhig, bei mir und konnte besser schlafen als vorher. Nach längerer Übung bekam ich automatisch immer mehr Gefühl für meinen Psoasmuskel, der sich jetzt etwas gekräftigt anfühlte. Ich konnte ihn auch leichter entspannen als früher. Dadurch wurde es mir nach einem Jahr möglich, mit dem gewonnenen Bewusstsein wieder erste Drehübungen für den Lendenbereich auszuführen. Das Kreuzbein, die Lendenwirbel und andere Strukturen des Körpers vom Zentrum aus zu bewegen erfordert eine Art systematischen, kumulativen Lernens. Es gibt z.B. kaum jemanden, der seine Lendenwirbel bewegen kann, ohne dabei gleichzeitig Brust, Schultern oder Hals mitzuführen. Das dafür zuständige limbische System im Gehirn ist sehr komplex und relativ langsam beim Erlernen neuer Bewegungen. Wir müssen daher sehr behutsam und mit dem Gefühl der Verbindung zum Tan Tien, also zum Körperschwerpunkt, die neuen Bewegungen erspüren lernen. Erst wenn wir bewusst, also nicht mechanisch eine neue Übung mehrmals wiederholt haben, können wir wahrnehmen, um wie viel tiefer das Muskelgefühl in einem bestimmten Bereich geworden ist.

Mit den weiterführenden Drehübungen für den Lendenwirbelbereich konnte ich nun gezielt den Psoasmuskel bei Bedarf entspannen. Dadurch konnte ich ihn schließlich wieder normal belasten und andere weiterführende Übungen besser ausführen. Der Psoasmuskel steht in enger Verbindung zu einigen Ringmuskelgruppen, die für das erfolgreiche Praktizieren von Tao Yin und Tao Yoga insgesamt entscheidend sind. Besonders wichtig ist die Verbindung zwischen den Ringmuskeln um Mund und Augen und den komplementären Anus- und Harnschließmuskeln. Die Ringmuskeln des Beckenraums haben Einfluss auf die richtige oder bessere Ausrichtung vor allem der untern Bauchorgane. Die Ringmuskel-Übungen insgesamt heben deutlich das Niveau des Chi-Flusses in den Energiekanälen und damit die allgemeine Durchlässigkeit, Vitalität und Abwehrkraft des Organismus.

Nachdem ich meinen Psoasmuskel jederzeit entspannen konnte, waren mir auch die Ringmuskel-Übungen auf einem ganz anderen Niveau zugänglich. Die parallelen Fortschritte bei den geistigen Meditationen ließen nicht lange auf sich warten.

Psoasmuskel und Nieren

Der Psoasmuskel wird auch als Muskel der Seele bezeichnet. Sein Zustand ist endscheidend für unser Lebensgefühl. Nicht nur die strukturelle Körperausrichtung wird maßgeblich von ihm geprägt. Meine Erfahrungen in Bezug auf die Abhängigkeit des energetischeren Zustandes vom Psoasmuskel habe ich oben geschildert. Von wesentlicher energetischer Bedeutung ist auch die unmittelbare Nachbarschaft des Psoasmuskels zu den Nieren. Die Nieren liegen unterhalb von Leber und Milz hinter der Bauchhöhle direkt auf der Vorderseite des Psoasmuskels an, auf beiden Seiten der Wirbelsäule.

Wie wir in späteren Kapiteln im Einzelnen sehen werden, sind den Nieren und anderen Organen des Organismus bestimmte Gefühle zugeordnet, die dort gespeichert sein können. Dieses Wissen vermitteln Tao Meister seit mehreren Tausend Jahren. Wir kennen vergleichbare psychosomatische Zusammenhänge aus der Körperarbeit und der Körperpsychotherapie.

Das Kontinuum des Gefühlsspektrums der Niere bewegt sich zwischen den Polen Sanftheit und Angst, und zwar vor allem Lebens- oder Existenzangst. Bei Angst und Kälte in den Nieren schrumpft der Psoasmuskel zusammen und zieht die Wirbelsäule Richtung Oberschenkel. Umgekehrt beeinflusst ein aus körperlichen oder seelischen Gründen verspannter Psoasmuskel natürlich auch die Nieren und erzeugt und verbreitet seinerseits Stress, Spannung und Angst. Die Nieren stehen außerdem noch in einer permanenten energetischen Verbindung mit dem Herz. Während die Nieren mit den „kühlen Körperflüssigkeiten" arbeiten, stellt das Herz den „heißen Motor" in unserem Organismus dar. Weiter unten lernen wir, wie wir die beiden gegensätzlichen Chi-Arten miteinander mischen und so einen Ausgleich herbeiführen können. Geben wir die überschüssige Hitze des Herzens an die Nieren ab, entspannen wir Nieren, Psoasmuskel und den ganzen unteren Rücken. Umgekehrt können wir mit der übermäßigen Kälte der Nieren das Herz abkühlen.

Optisch sichtbar wird ein verkürzter Psoasmuskel etwa beim Tai Chi oder bei verschiedenen Eisenhemd-Übungen. Wenn ich Becken und Knie senke, wird der Oberkörper nach vorne gezogen und kann dann nicht mehr senkrecht zum Boden geführt werden.

Das Zwerchfell

Unser Atemmuskel, das Zwerchfell, bewegt sich normalerweise unwillkürlich im Rhythmus der Atmung. Verspannt sich jedoch diese Platte aus Muskeln und Sehnen durch körperlichen oder seelischen Stress, sind wir zunehmend gezwungen, willkürlich zu atmen. Das bedeutet gleichzeitig den Beginn der meisten Krankheiten, unerheblich ob sich deren nach außen sichtbaren Symptome mehr körperlich, seelisch oder geistig zeigen. Bei falscher Atmung lagern sich zunehmend Giftstoffe im Körper ab, die z.B. Gelenk-, Muskel- oder Sehnenschmerzen verursachen können. Die mit frischem Sauerstoff angereicherte Einatmungsluft versorgt den Organismus über den Blutkreislauf mit Sauerstoff. Mit der Ausatmung entledigen wir uns der giftigen mit Kohlendioxyd angereicherten Luft. Siebzig Prozent der Giftstoffe, die sich im Organismus ablagern, würden ausscheiden, wenn Sie optimal atmen. Dazu gehören auch die Rückstände abgestorbener Zellen. Jede Zelle des Organismus erneuet sich vollständig innerhalb von acht Jahren, die Zellmembranen sogar innerhalb von Wochen.

An der Verspannung des Zwerchfells können alle Muskeln im Körper, auch die Rückenmuskeln und speziell der Psoasmuskel beteiligt sein. Die sehnigen Ausläufer des Zwerchfells reichen auf der Rückseite bis zu den unteren Lendenwirbeln, haben also Verbindung zum Psoasmuskel. Tao Yin Übungen dehnen verspannte Muskeln und blockierte Energieleitbahnen. Sie leiten Energie zum Zwerchfell, um es zu entspannen.

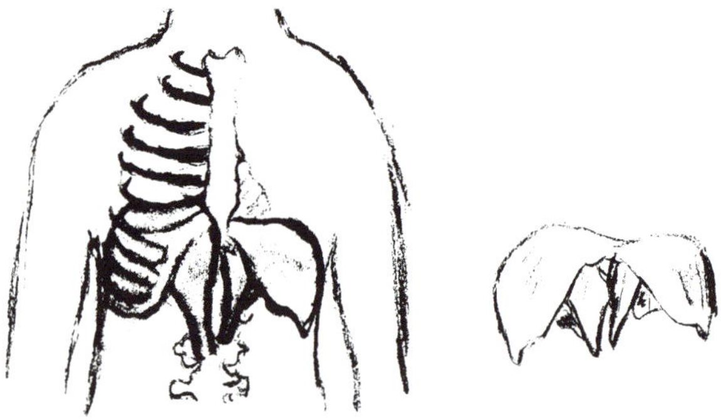

Zeichnungen 5 a,b: Das Zwerchfell erinnert an eine Fledermaus. Beim Ausatem entspannt sich dieses Atemgewölbe Richtung Brustraum und in der Einatmungsstellung drückt es auf die Bauchhöhle und auf die Bauchorgane, so sorgt es für eine ständige Massage der Organe des Brust- und Bauchraums.

Der Zwerchfellmuskel führt uns am direktesten zum Scheideweg zwischen einerseits freiem Schwingen und Vitalität und andererseits Verspannung und Krankheit. Gelingt es uns wieder, das Zwerchfell so frei zu lassen, dass sich der Nasenraum mit dem unteren Atemraum zusammenschließen kann, können wir ununterbrochen innere Atmung oder Chi erzeugen. Deshalb wird das Zwerchfell auch als spiritueller Muskel bezeichnet. Er ist in der Lage, Atem zu einer Kraft zu verhelfen, die wie eine übergeordnete geistige Instanz Körper und Seele verbindet. Konkreter: der Atem kontrolliert das Chi, und das Chi kontrolliert Gedanken und Gefühle. Im Kapitel „Inneres Lächeln" beschreibe ich, wie sich die Körpersensationen im gesamten Organismus, sowie die Gefühle und Gedanken verändern, wenn es uns gelingt, Chi z.B. ins Herz oder in die Leber zu lenken und diese Organe dabei so durchlässig werden, dass sie spürbar reagieren bzw. „antworten". Beherrschen wir bis zu einem gewissen Grad das Zusammenspiel der bioelektromagnetischen Kräfte von unserem Zentrum, dem unteren Tan Tien aus und beginnt Chi frei im Kleinen Kreislauf zu fließen, laden wir uns wie eine Batterie auf und können elektromagnetische Kräfte von außerhalb des Körpers anziehen. Dieses Mehr an Energie und Informationen beeinflusst wiederum unsere Gefühle und Gedanken. Aus diesen Zusammenhängen geht hervor, warum fernöstliche, seltener westliche philosophische oder praktische Systeme Atem als Geist bezeichnen.

Übungsteil:

1. Die Ganzkörperatmung und ihre einzelnen Atemräume

Wenn nichts mehr geht, also auch die verschiedenen Meditationsformen die Stressgeplagten nicht mehr von ihrer über Wochen und Monate aufgebauten Über- und Daueranspannung herunterholen können, hilft Tao Yin zu sich zu kommen.

In unseren Seminaren wird Tao Yin so geliebt, dass man es von daher fast schon für den wichtigsten Teil halten könnte. Wir üben, oder besser wir zelebrieren an jedem Seminartag eineinhalb Stunden Tao Yin. Das kommt den meisten kurz vor. Sie haben oft schon nach dem ersten Tao Yin Übungsblock, spätestens nach dem zweiten das Gefühl, richtig angekommen zu sein. Manche sind verwundert, dass der Atem sich jetzt noch tiefer im Körper verankert als bei den reinen Atemübungen.

Vor allem, wenn Sie die Übungen alleine zu Hause ausführen, ist wichtig, dass der Ablauf der Übung für Sie selbstverständlich wird und Sie nicht mehr über die Reihenfolge oder korrekte Ausführung der Übungsteile nachdenken müssen. Diese Fertigkeit kann sich jeder schnell aneignen. Die Übungen sind technisch ausgesprochen einfach und körperlich nicht sehr anstrengend. Gleichwohl sind Tao Yin Übungen hoch entwickelte Übungen und sehr effektiv.

Wir trennen bei den Tao Yin Übungen immer deutlich Ein- und Ausatmung. Während der Ausatmung visualisieren wir trübes, graues Licht: alles Verbrauchte wird aus dem Körperteil, an dem wir gerade arbeiten, hinunter zum Becken durch die Beine und Füße in die Erde befördert. Während der Einatmung lassen wir goldenes Licht entstehen, das wir über die Füße, Beine, das Becken zu dem Körperteil führen, wo unsere Hände aufliegen und wo wir gerade präsent sind. Visualisieren Sie weiter, dass bei der Einatmung die goldene Energie nun aus dem Körper heraus durch die Kleidung auf die Haut Ihrer Hände trifft, in die Hände eindringt und die Nervenzellen der inneren Handstrukturen (Propriozellen) erreicht. Spüren Sie die Verbindung des Chis vom Inneren Ihrer Hand zu dem Körperbereich, an dem Sie gerade arbeiten. Visualisieren Sie bei der Ausatmung das Licht den gleichen Weg wieder zurück. Konzentrieren Sie sich auf diesen Lichtatem, weniger auf die körperliche Atembewegung. Dadurch dass Ihre Hände auf dem Körper aufliegen, spüren Sie die Atembewegung ohnehin. Bei einigen Positionen der Ganzkörperatmung schlage ich zwar vor, zusätzlich aktiv am Angebundenen Atem zu arbeiten. Merken Sie aber dabei, dass Sie im Moment davon nicht profitieren können oder dadurch sogar die Übung an Intensität verliert, achten Sie einfach weiter nur auf den Lichtatem und in zweiter Linie auf Ihre von der Atmung bewegten Hände. Was immer Ihnen den Zugang erleichtert: lächeln Sie leicht oder zumindest im Ansatz. Es geht dabei auch darum, innerlich loszulassen. Eine konkrete Hilfe dafür ist das Löwenmaul aus dem ersten Kapitel.

Den meisten gelingt es spätestens bei den Übungen mit dem Psoasmuskel, den Geist des Angebundenen Atems entstehen zu lassen, ohne sich direkt auf die Atembewegung konzentrieren zu müssen. Sie spüren dann real Ihr Chi und brauchen das graue und goldene Licht nicht mehr nur zu visualisieren, sondern fühlen es wirklich durch Ihren Körper fließen. Solange Sie Ihr Chi noch nicht spüren können, stellen Sie es sich einfach nur vor. Allein die Vorstellung von farbigem Energiefluss hat schon spürbare Auswirkungen. Praktizieren Sie die folgenden Übungen einmal ohne und einmal mit dieser Visualisation. Wenn Sie beide Übungsweisen ernsthaft ausführen, werden Sie über den Unterschied wahrscheinlich überrascht sein. Als ich mir anfangs über diesen Verstärkungseffekt noch nicht so klar war, habe ich mich einige Male darüber gewundert, dass ich mit den Tao Yin Übungen nicht in die gewohnte Ruhe kam, bis ich dann merkte, dass ich die farbige Lichtvisualisation vergessen hatte. Man bekommt mit dieser Verstärkung einen vollkommen anderen Atem. Es ist wirklich erstaunlich. Hilfreich könnte für Sie sein, eine Kassette mit den weiter unten vorgestellten Übungen zu besprechen, einschließlich der Ansage der Einatemphasen - einatmen Gold - und der Ausatemphasen - ausatmen Grau. Am Anfang werden Sie länger für die einzelnen Übungsteile brauchen als nach einiger Zeit mit mehr Erfahrung. Nehmen Sie sich zu Beginn also nicht zu viel vor und teilen Sie die Übung Ihren Bedürfnissen entsprechend auf. Wenn Sie in der Anfangszeit regelmäßig etwa eine Stunde Tao Yin üben, kommen Sie sicherlich bald in den richtigen Genuss und Nutzen dieser Übungen. Im fortgeschrittenen Stadium können Sie dann auch von fünfzehn oder dreißig Minuten Tao Yin profitieren. Die verschiedenen Positionen der Ganzkörperatmung führen wir in Rückenlage auf dem Boden auf einer nicht zu weichen Unterlage aus.

Eine der wichtigsten Regeln für die Ausführung der Tao Yin Übungen lautet: spannen Sie immer nur allmählich an und ab. Das Verstärken und Zurücknehmen der Muskelkraft findet also nur behutsam statt.

1.1 Der Bauchnabelbereich

Strecken Sie sich bequem auf dem Rücken aus und legen Sie Ihre Hände in Nabelhöhe übereinander auf den Bauch. Die rechte Hand liegt über der linken.

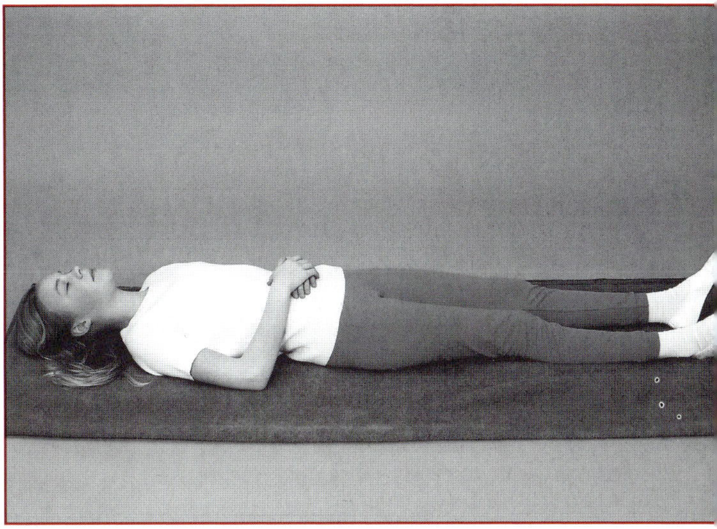
Foto 6: Die Hände liegen auf dem Bauchnabel

Spreizen Sie Ihre Beine leicht auseinander, höchstens einen Fuß breit. Spüren Sie das Gewicht der Hände auf dem Bauch. Beobachten Sie, wie abwechselnd die Einatmung Ihre Hände nach oben führt und die Ausatmung die Hände wieder senkt. Ihre Lippen liegen weich aufeinander. Lassen Sie Ihren Unterkiefer locker hängen und formen Sie das Löwenmaul aus dem ersten Kapitel. Visualisieren Sie jetzt bei der Ausatmung graues Licht. Es strahlt durch den Bauchbereich, das Becken und die Gliedmaßen. Unterhalb der Füße stellen Sie sich ein Loch vor, in das Sie das graue Licht lenken. Hier lassen wir die Erde unsere verbrauchte Energie aufnehmen. Bei der Einatmung visualisieren Sie frisches, goldenes Licht. Es durchströmt die Füße, die Beine, das Becken, den Bauchbereich und tritt in das Innerste Ihrer Hand ein. Spüren Sie eine Verbindung zwischen Ihrem Handinneren und Ihrem Tan Tien, Ihrem Körperschwerpunkt im Bauchbereich. Atmen Sie kontinuierlich bei jeder Ausatmung Grau aus und bei jeder Einatmung Gold ein. Sie können sich bei jeder Aus- und Einatmung auch akustisch hörbar Grau und Gold vorsagen. Wenn Sie Mühe haben, in Ihren Händen, im Bauchnabelbereich und im Lichtatem präsent zu sein, erhöhen Sie ein wenig die Auflagekraft der Hände. Sie spüren dann nicht nur Ebbe und Flut, also Gehen und Kommen des Atems, sondern auch noch die kleinen spontanen Wellenbewegungen des Atemmeeres beim Ein- und Ausatmen.

1.2 Der Unterbauch

Legen Sie Ihre Hände nun nebeneinander auf den Unterbauch.

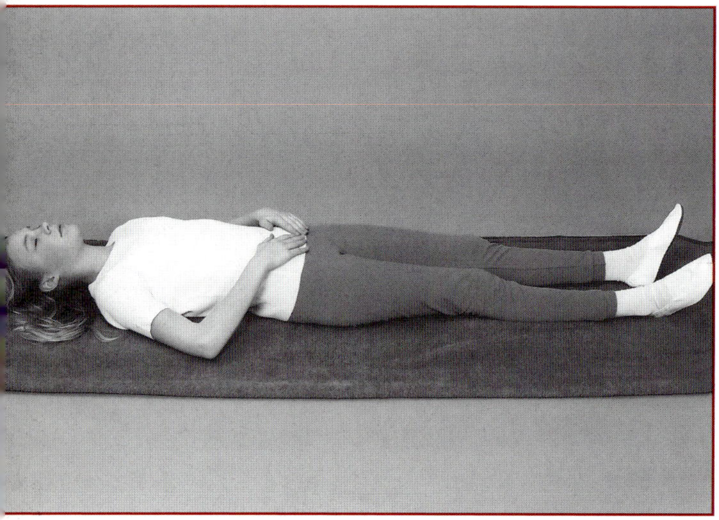

Foto 7: Die Hände liegen auf dem Unterbauch

Vergleichen Sie die Bewegung der Bauchdecke jetzt mit der Bewegung in der vorigen Position. Lassen Sie die Einatmung kommen und die Ausatmung ohne aktives Zutun gehen? Wird Ihr Atem zunehmend ruhiger und tiefer? Vergessen Sie nicht, wieder bei jedem Atemzyklus Grau und Gold zu visualisieren. Bekommen Sie Kontakt zu stärkeren und etwas gröberen Emotionen? Gehen Sie nach ein paar Minuten zur nächsten Position über.

1.3 Der Oberbauch

Sie legen Ihre Hände jetzt nebeneinander auf den Oberbauch. Spüren Sie, wie das Gewicht der Hände von der Bauchdecke langsam nach oben gedrückt wird und dann wieder hinunterkommen darf.

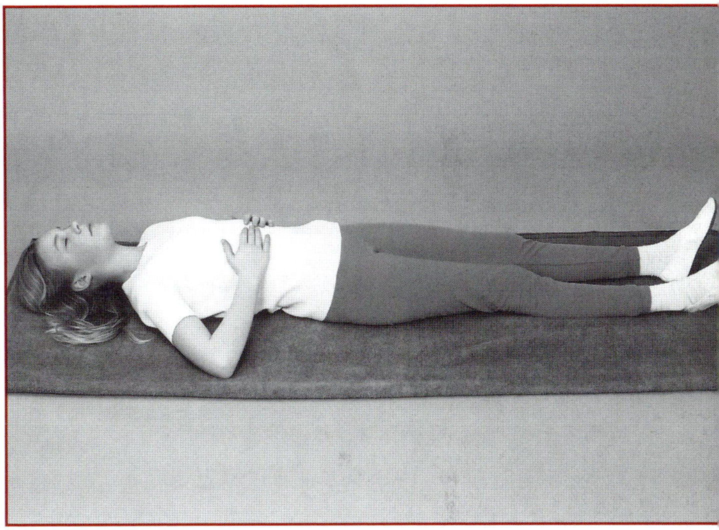

Foto 8: Die Hände liegen auf dem Oberbauch

Nach einer Weile legen Sie Ihre Hände untereinander. Die obere Hand hat nach oben Kontakt zur Brustbeinspitze und nach unten zur unteren Hand. Sie spüren in dieser Position besonders gut die Bewegung des Zwerchfells, d.h. nicht nur die große Ein- und Ausatmungsbewegung, sondern auch die vielen kleinen, spontanen Bewegungen während der Ein- oder Ausatmung. Bilden Sie hier sehr guten Kontakt mit der Bauchdecke und dem Zwerchfell. Sie gehen dann langsam dazu über, graue, verbrauchte Energie und Gifte vom Oberbauch zum Becken und durch die Beine auszuatmen und goldene, vitalisierende und heilende Energie durch die Beine in den Rumpf einzuatmen. Vergleichen Sie ihr Körpergefühl jetzt mit dem der beiden vorigen Positionen.

Später können Sie schon an dieser Stelle mit den unten beschriebenen Psoasübungen beginnen, wenn Sie wenig Zeit haben. Sind Sie etwas geübter, werden Sie sich nach diesen drei Positionen schon erfrischt fühlen und innere Ruhe und Kraft aufgetankt haben. Sie können diese Übungen auch in der U-Bahn oder überall sonst im Sitzen oder Stehen ausführen. Wandeln Sie im Zweifelsfall die Position der Hände etwas ab, so dass sie ganz natürlich aussieht. Vergessen Sie auch im Sitzen oder Stehen nicht, Ihren Unterkiefer zu lösen. Probieren Sie aus, ob

Sie leichter mit den Händen auf dem Bauch, auf dem Rücken oder mit anderen Atemübungen des ersten Kapitels in einen tieferen Atem hineinkommen. Überprüfen und vergleichen Sie Ihre Erfahrungen in den verschiedensten Lebenssituationen.

1.4 Die Leisten

Lassen Sie Ihre Hände Kontakt mit Ihren Leisten aufnehmen. Achten Sie darauf, dass Ihre Beine weit genug auseinander liegen, damit die Leisten sich etwas weiten und Ihre Hände auch aufnehmen können. Vielleicht probieren Sie mehrere Beinpositionen aus.

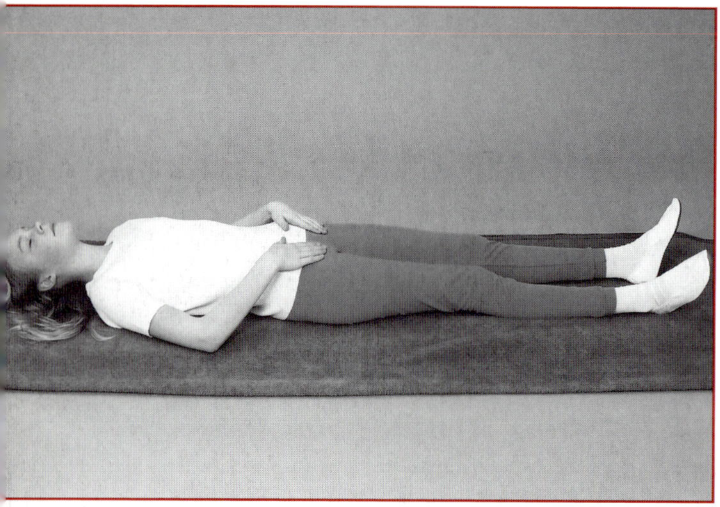

Foto 9: Die Hände liegen auf den Leisten

Es kann sein, dass Sie am Anfang die Atembewegung in den Leisten selbst noch nicht spüren, sondern nur mit den Handballen die rhythmische Bewegung des Unterbauchs. Dieser Rhythmus gibt Ihnen einen Anhaltspunkt für die Atembewegung, die Sie mit Ihren Fingern in den Leisten wahrnehmen können. Lösen Sie Ihren Unterkiefer zum Löwenmaul. Nach einer Weile der Aufmerksamkeit werden Sie mit Ihren Fingern auch die deutlich kleinere Atembewegung der Leisten spüren. Es ist wichtig, diesem Bereich des Körpers genügend Aufmerksamkeit zu schenken. Sind die Leisten verspannt, kann die Energie nur schwer vom Rumpf in die Beine weiterfließen. Dann sind Sie schlecht geerdet und haben vielleicht öfters kalte Füße. Viele Menschen schenken dem ganzen unteren Beckenbereich kaum Beachtung, weil sie es nicht anders gelernt haben. Das gilt auch für Menschen, die ohne durch sexuelle Unterdrückung oder traumatisierende Erfahrungen geprägt zu sein, in diesem Bereich Blockaden aufgebaut haben. Schicken Sie jetzt die Wärme Ihrer Hände in die Leisten und lassen Sie diese mit der Lichtatmung weicher werden.

1.5.a Kreuzbein und Hinterkopf

a) Probieren Sie aus, welche Ihrer beiden Hände Sie leichter unter Ihr Kreuzbein legen können. Wenn Sie kurzzeitig Ihre Knie aufstellen, können Sie bequem Ihr Becken etwas drehen oder heben, um für Ihre Hände Platz zu schaffen. Viele Menschen können ihren Unterarm und ihr Handgelenk nicht weit genug drehen, so dass sie sich in dieser Position nicht genug entspannen können. Für diesen Fall legen Sie Ihre Hand einfach in den seitlichen Übergangsbereich zwischen Kreuzbein und unteren Lendenwirbeln. Sie spüren jetzt die Kante der Beckenschaufel. Die andere Hand liegt unter dem unteren Hinterkopf in der Nähe des Übergangs zu den oberen Halswirbeln.

b) Erinnern Sie sich an die Übung „Atmen im Sand", bei der Sie sich die Atembewegung im Kreuzbein-Lendenwirbelbereich und im Beckenboden (imaginäre Nase) bewusst gemacht haben? Vielleicht können Sie körperlich diese Erfahrung wieder hervorrufen und auf ihr aufbauen. Sie spüren jetzt mit Ihrer Hand und Ihrem Unterarm, wie sich Kreuzbeinbereich, Lenden und Flanken im Atemrhythmus weiten und zusammenziehen.

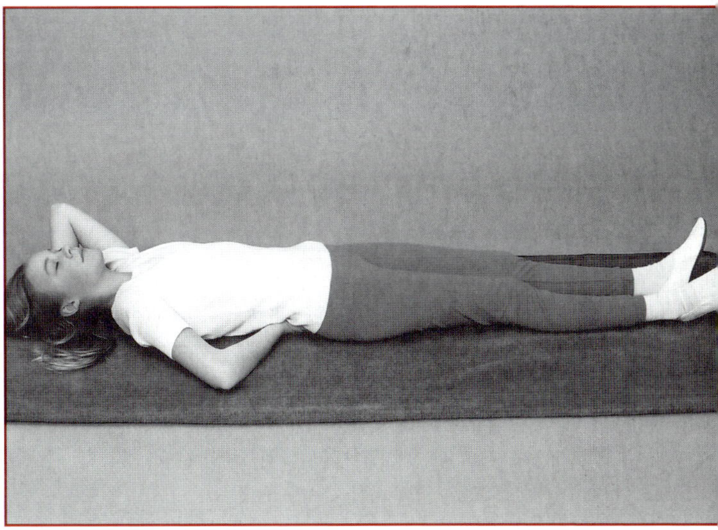

Foto 10: Die Hände liegen unter dem Kreuzbein und dem Hinterkopf

c) Gehen Sie zum Lichtatem über. Mit der Einatmung führen Sie goldenes Licht durch die Beine zum Steißbein und weiter hoch zum Kreuzbeinbereich, wo Ihre Hand aufliegt. Lassen sie das Licht auch in Ihre Hand eintreten und fühlen Sie die Verbindung mit diesem Bereich. Atmen Sie graue, verbrauchte Energie in den Wirbelkanal und durch die Beine hinunter in die Erde aus. Nach einer Weile führen Sie den Lichtatem über Ihre Hand am Rücken hinaus, die ganze Wirbelsäule hoch bis zu Ihrer Hand am Hinterkopf und wieder zurück. Wenn es Ihnen gelingt, wie im ersten Kapitel beschrieben, durch die Nase angebunden auszuhauchen, spüren Sie die Chi-Verbindung zwischen Ihren Händen und zu den Füßen hinunter. Genießen Sie diese intensive Reinigung Ihres Wirbelkanals.

d) Lassen Sie die Atembewegung und das Chi weiterfließen. Sie nehmen zunehmend wahr, dass sich auch ihr Hinterkopf bewegt. Er zieht Richtung Füße und gleichzeitig etwas zur Schädelbasis nach innen und danach wieder zurück. Wenn Ihre Gehirn- und Rückenmarkshäute im Wirbelkanal und die damit verwachsenen Kopf- und Kreuzbeinknochen ohne von Blockaden behindert zu werden frei schwingen, bewegen sich unterer Hinterkopf und unterer Lendenwirbelbereich parallel zueinander.[3] Nur selten verläuft dieser Rhythmus synchron mit der Atmung. Ein Zyklus (Hin- und Zurückschwingen) dauert etwa sechs bis zwölf Sekunden.

1.5.b Steißbein und Hinterkopf

a) Legen Sie für den zweiten Übungsteil die Beine relativ nah zusammen. Sie berühren sich aber nicht. Sie schaffen dadurch Platz für Ihre Hand, die jetzt unter das Steißbein rutscht. Legen Sie entsprechend der Länge Ihres Arms und Ihres Rumpfes eine Hand so an Ihr Steißbein, dass etwa Ringfinger und kleiner Finger direkt am Steißbein anliegen und die restlichen Finger in der Gesäßfalte zu liegen kommen. Ihre andere Hand liegt weiterhin unter dem unteren

[3] Diese rhythmische Bewegung entsteht durch das halbhydraulische System der Gehirn- und Rückenmarksflüssigkeit (Liquor). Sie wird Kraniosakral-Rhythmus genannt (Cranium = Schädel und Sakrum = Kreuzbein). Jeder einzelne Kopfknochen und das Kreuzbein bewegen sich in diesem Rhythmus individuell um bestimmte Achsen in einer oder in mehreren Richtungen.

Hinterkopf. Wenn Ihre Hand am Steißbein zu sehr spannt, legen Sie sie einfach etwas weiter nach außen vom Steißbein weg. Sie können die Bewegung des Steißbeins und des Beckenbodens auch in dieser Position noch wahrnehmen. Hängt Ihr Unterkiefer? Spüren Sie ihre imaginäre Nase im Perineum (Damm) parallel zur Nase im Gesicht arbeiten? Verstärken Sie die Atmung mit der Lichtimagination. Atmen Sie goldenes Licht bis zum Steißbein und von dort zum Hinterkopf hoch und graues Licht den gleichen Weg zurück aus.

b) Vorausgesetzt Ihr Rücken ist nicht zu sehr verspannt und das Kreuzbein nicht mit den Beckenschaufeln verhakt, fühlen Sie jetzt, wie sich das Steißbein in Ihre Finger hineinbewegt. Das Steißbein zieht etwas Richtung Füße und gleichzeitig schräg nach oben Richtung Zimmerdecke. Achten Sie nach einer Weile auch in dieser abgewandelten Position auf die Bewegungskombination zwischen Hinterkopf und Kreuzbein/Steißbein. Die beiden Knochen bewegen sich jetzt gegenläufig zueinander, d.h. abwechselnd aufeinander zu und dann voneinander weg.[4]

1.6. Der untere Brustkorb

Legen Sie die Hände über Kreuz auf die unteren freistehenden Rippen, also die rechte Hand auf die linke Rippenseite und die Linke auf die rechte Rippenseite.

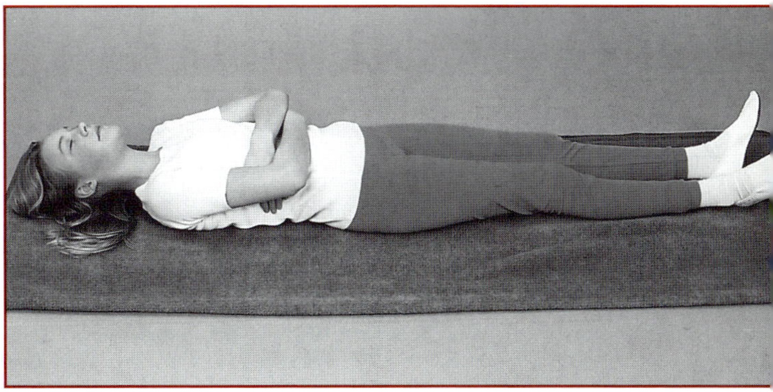

Foto 11: Die Hände liegen auf den freistehenden Rippen

Bringen Sie die Arme weit genug übereinander, damit Ihre Handflächen deutlichen Kon-

[4] Die Rückenmarkshäute (Duralschlauch) sind am zweiten Kreuzbeinsegment befestigt. Es entsteht deshalb unterhalb dieses Segments der Eindruck der Umkehr der Bewegungsrichtung.

takt mit den Rippen aufnehmen können. Sonst besteht die Gefahr, dass Sie nur die Bewegung des vorderen Brustbereichs fühlen, auf dem das Gewicht Ihrer gekreuzten Unterarme ruht. Ihre Arme und Hände liegen jetzt in der Nähe des Zwerchfells am Körper an. Sie können in dieser Position das nach allen Seiten raumgreifende, unmittelbare, horizontale Dehnen und Zusammenziehen der Atmung erleben. Verstärken Sie die Atmung mit der imaginären Lichtatmung. Ziehen Sie das goldene Licht bei der Einatmung durch die Beine, das Becken, in den Brustraum bis in Ihre Hände. Die verbrauchte Energie atmen Sie als graues, trübes Licht aus dem Körper hinaus.

1.7 Der mittlere Brustkorb

Nehmen Sie Ihre verschränkten Arme hinauf zum mittleren Brustbereich. Die Hände befinden sich nun in der Nähe der Achselhöhlen.

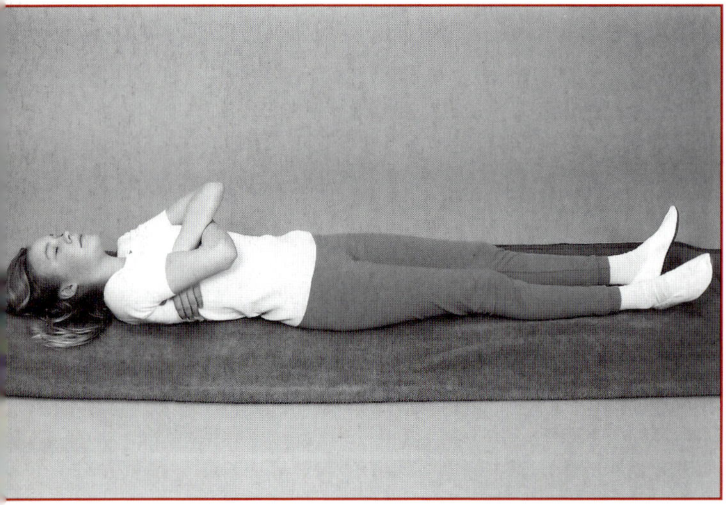

Foto 12: Die Hände liegen unter den Achseln

Lassen Sie Ihre Handflächen wieder deutlichen Kontakt mit den Rippen aufnehmen. Die Rippen ab dem neunten Brustwirbel aufwärts sind am Brustbein angewachsen. Sie werden in dieser Position deshalb eine ganz andere Atembewegung erfahren als bei den freistehenden Rippen. Die feststehenden Rippen können sich seitlich nur begrenzt ausdehnen, so dass der volle Atem rasch in der Wölbung des Brustkorbs nach oben seinen Raum sucht. Widerstehen Sie der Versuchung, die Atmung im Brustbereich willkürlich aktiv herzustellen. Denken Sie an das Löwenmaul und lassen Sie die Einatmung von selbst kommen. Warten Sie lange genug, auch wenn sich einige Atemstopper einstellen, bis Sie ganz sicher sind, dass keine Einatmungsbewegung mehr kommen will. Lassen Sie dann den Atem nicht plötzlich vollständig los, sondern lassen Sie ihn so langsam ausströmen wie er eingeströmt ist. Strahlen Sie den goldenen Lichtatem durch die Beine und den Torso in Ihre Hände und führen Sie das graue Licht den gleichen Weg zurück.

1.8 Der obere Brustkorb

Legen Sie Ihre rechte Hand zum rechten Schlüsselbein und die linke Hand zum linken Schlüsselbein.

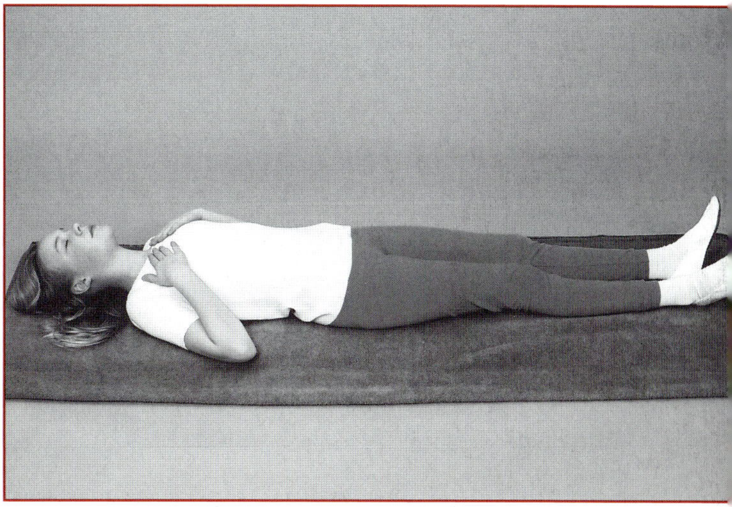

Foto 13: Die Hände liegen auf den Schlüsselbeinen

Denken Sie an den gelösten Unterkiefer? Lassen Sie den Atem besonders achtsam in diesen Raum eintreten. Wenn Sie sich ein paar Minuten auf die Qualität des Atems im oberen Rippenraum einlassen, merken Sie nicht nur, dass die Atembewegung hier kleiner ist, sondern auch, dass sie mindestens genauso intensiv ist wie in den vorigen Positionen. Spüren Sie Ihre feineren und zarten Gefühle und Ihre Verletzlichkeit? Begrüßen Sie diese Qualitäten Ihrer Persönlichkeit. Sie sind genauso wichtig, wie die groberen Gefühle der unteren Atemräume.

1.9 Der Nacken

Umfassen Sie ihren Hals und Ihren Nacken mit gekreuzten Händen. Sie können sich mit Ihren Händen im Nacken einhängen, damit Sie Ihre Arme nicht halten brauchen. Dadurch können Sie sich besser in diesen Bereich hinein entspannen. Die Mittelfinger Ihrer Hände berühren sich auf der Halswirbelsäule.

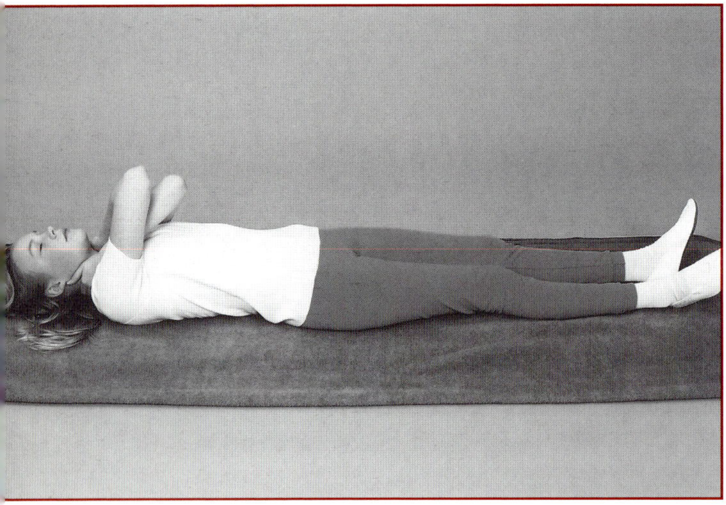

Foto 14 : Die Hände umfassen den Nacken

Haben Sie vor dieser Übung gewusst, dass Sie auch mit Ihrem Hals atmen? Fühlen Sie das feine Dehnen und Zusammenziehen der Halsmuskeln? Genießen Sie diese neue Erfahrung. Intensivieren Sie Ihr Erleben, indem Sie bei der Einatmung goldenes Licht den ganzen Körper hinauf bis zum Hals in Ihre Hände führen. Bei der Ausatmung schicken Sie graues Licht aus Ihren Händen in den Hals durch den ganzen Körper hinunter, bis es aus den Füßen austritt.

1.10 Die Schläfenbeine

Legen Sie Ihre Hände leicht an die Seiten Ihres Kopfes, so dass Ihre Handflächen den Bereich auf den Ohrmuscheln, vor den Ohrmuscheln (zum Gesicht hin) und etwas über den Ohrmuscheln (nach oben zum Scheitel) und etwas unter den Ohrmuscheln (Richtung Unterkiefer) bedecken.

Lösen Sie den Unterkiefer und machen Sie sich innerlich sehr empfänglich. Sitzt Ihr Schläfenbein nicht an den Nachbarknochen fest und schwingt frei, können Sie jetzt unter Ihren Händen ähnlich feine Bewegungen wahrnehmen wie in Übung 1.5 am Hinterhauptbein und am Steißbein/Kreuzbein. Im Idealfall können Sie hier an den Schläfenbeinen spüren, wie sich Ihr Kopf in Zyklen von sechs bis zwölf Sekunden seitlich ausdehnt und sich dann wieder nach innen zusammenzieht.

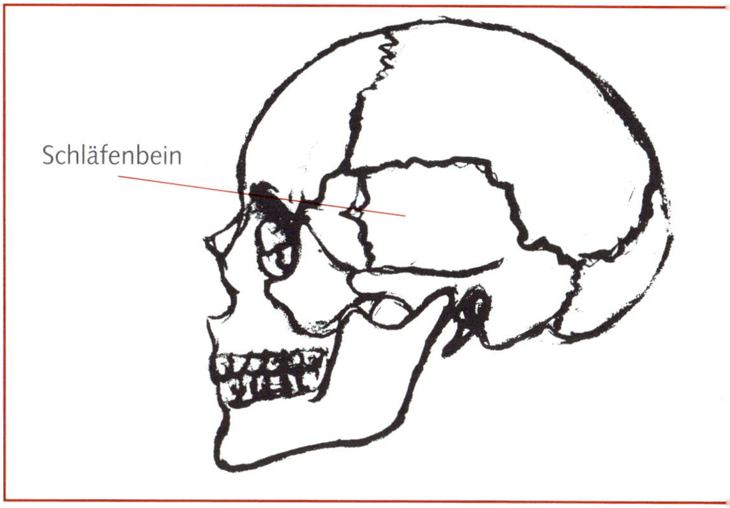

Zeichnung 6: Das linke Schläfenbein

Werden Sie sich jetzt - neben dem Atemrhythmus - des zweiten eigenständigen Rhythmus Ihres Körpers bewusst: dem Kraniosakral-Rhythmus. Gelingt es Ihnen, beide Rhythmen gleichzeitig wahrzunehmen? Aktivieren Sie den Lichtatem und koppeln Sie ihn an ihre Atembewegung. Wenn Sie sich sehr tief entspannen können und

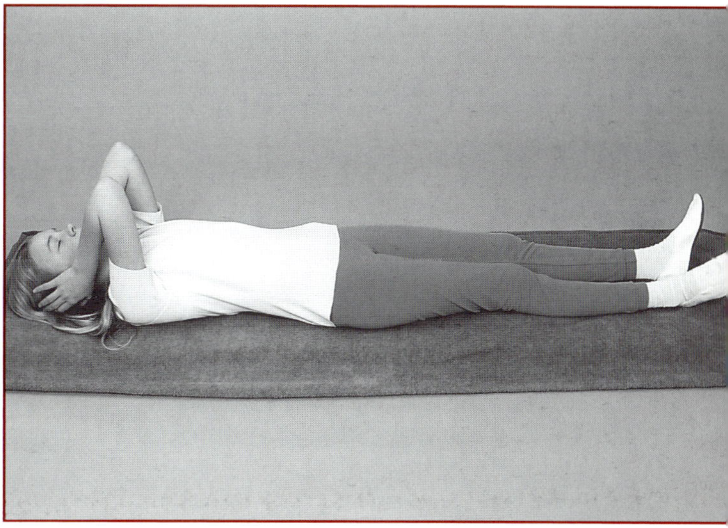

Foto 15: Die Hände an die Schläfenbeinen halten

schon viel Erfahrung mit dem Angebundenen Atem haben, kann es vorkommen, dass Atmung und kraniosakrale Kopfbewegung synchron, im Verhältnis 1:1 verlaufen.

1.11 Die Scheitelbeine

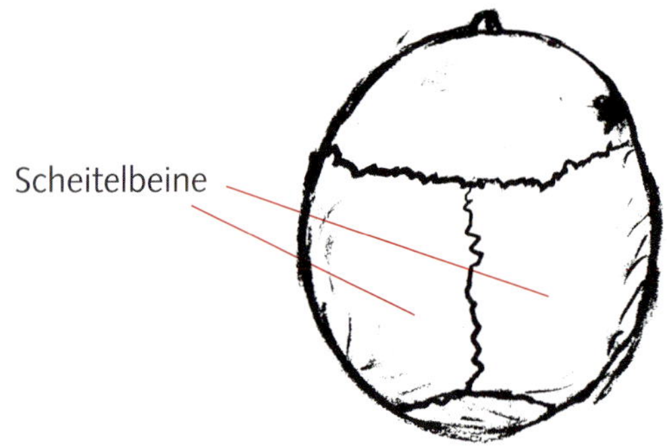

Zeichnung 7: Die paarigen Scheitelbeine von oben gesehen

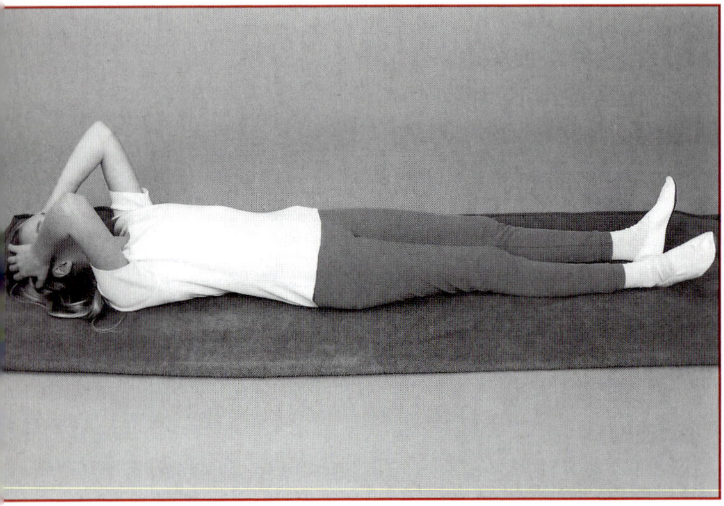

Foto 16: Die Hände an die Scheitelbeine halten

Die Scheitelbeine bilden oberhalb der Schläfenbeine das Dach des Schädels. Wir legen die Hände so hoch zum Scheitel hinauf, dass sich die Finger der Hände fast berühren. Die Ellenbogen zeigen senkrecht zur Decke. Dann lösen wir die Handteller vom Schädel. Nur die Finger haben sehr feinen Kontakt zum Kopf, so leicht, dass sie gerade die Haare auf die Kopfhaut hinunterdrücken.

Achten Sie darauf, dass Ihre Hände sehr weich und entspannt sind. Wenn Sie die Bewegung der Scheitelbeine spüren, lassen Sie Ihre Finger ganz sanft der rhythmischen Bewegung nach außen und wieder zurück nach innen folgen. Dehnen sich die unteren

Teile der Scheitelbeine nach außen, bewegt sich der kleinere obere Teil ins Innere des Kopfes hinein und umgekehrt. Aktivieren Sie nun die Lichtatmung über die volle Länge des Körpers vom Scheitel bis zur Sohle.

1.12 Austausch zwischen der kühleren Energie aus Beinen und Beckenraum mit der heißeren Energie aus Kopf und Brustkorb

Sie haben in Übung 1 bisher die Atemräume Ihres Körpers erschlossen. Legen Sie Ihre Arme nun neben den Körper und spüren Sie nach, wohin Ihr Atem und Ihre Energie von selbst fließen wollen. Lassen Sie mit der Einatmung goldenes Licht die Beine, den Rücken bis zum Kopf einströmen und mit der Ausatmung graues, verbrauchtes Licht über den Hals, die Brust den Bauch und die Beine ausströmen. Bemerken Sie, wie dadurch die kühlere Energie der Beine und des Beckenraums mit der heißeren Energie des Brustbereichs und des Kopfes ausgeglichen wird? Unterstützen Sie diesen Prozess mit Ihren Armen und Händen. Bei der Einatmung führen Sie die ausgestreckten Arme synchron mit dem Atem neben dem Körper nach oben, bis sie sich über dem Kopf treffen. Sie beobachten dabei, wie Sie das kühlere Chi nach oben bringen. Wenn die Ausatmung kommt, streichen Sie mit den geöffneten Handflächen über Gesicht, Hals, Brust und Bauch nach unten und lassen dabei das heißere Chi zum Becken und von dort zu den Füßen hinunterfließen. Sie können bei dieser Bewegung mit den Händen den Körper berühren oder einige Zentimeter über dem Körper den Prozess mit den Händen unterstützen. Wiederholen Sie diesen Ablauf einige Male. Legen Sie dann die Arme wieder neben den Körper und spüren Sie nach.

2. Wirbelsäule und Psoasmuskel

Sie haben Ihren Körper mit der Ganzkörperatmung beruhigt und entspannt. Bei den folgenden grundlegenden Tao Yin Übungen erhöhen wir vor allem die Wahrnehmungsfähigkeit für den unteren Rücken, den Körperschwerpunkt (unser Tan Tien) und den Beckenboden. Ihr Atem wird noch tiefer in den Körper hineingezogen. Bei der Ausatmung führen wir den aktiveren Teil der Übung durch.

Wir gehen aus der Ruheposition in die Übungsposition. Mit der entstehenden Einatmung gleiten wir in die Ausgangsposition zurück.

Schauen Sie sich noch einmal in der Zeichnung 4 den Verlauf des Psoasmuskels an und stellen Sie sich vor, wie er in Ihrem Körper genau verläuft. Vergleichen Sie Lage und Form des Psoasmuskels mit der Ihres Gesäßmuskels.

Ausgangsposition der folgenden Übungen ist die Rückenlage. Ihre Arme und Hände liegen ausgestreckt neben Ihrem Körper.

2.1 Der Fluss fließt ins Tal

Diese Übung ist die Grundübung für den Psoasmuskel. Wir heben Becken und Oberkörper, so dass der Energiefluss ins Tal, in unser Zentrum strömen kann. Ziehen Sie die Beine an. Die Knie stehen aufrecht und Ihre Füße ruhen auf den Fußsohlen.

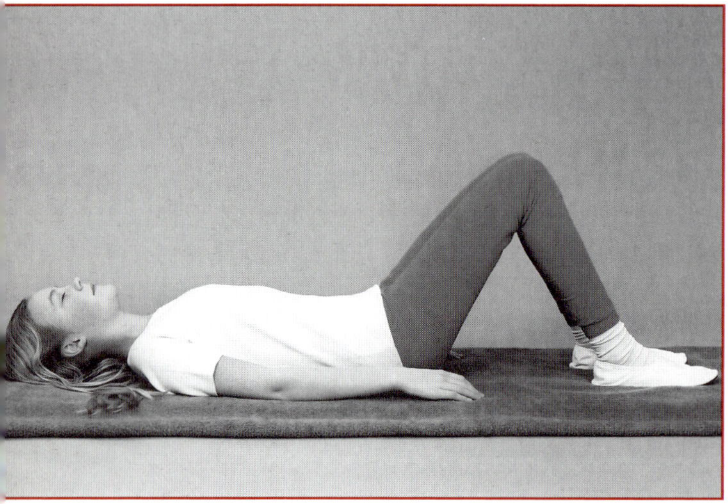

Foto 17: Der Fluss fließt ins Tal: Ausgangsposition

Denken Sie an das Löwenmaul. Atmen Sie ein paar Mal zum Beckenbereich hoch Gold ein und zu den Füßen hinunter Grau aus.

a) Bei der nächsten Ausatmung rollen Sie synchron mit dem langsam aus der Nase ausströmenden Atem zuerst Ihr Steißbein und dann den untersten Teil Ihres Kreuzbeins in einer Kippbewegung des Beckens nach vorne.

Dadurch wird Ihr Hohlkreuz etwas flacher. Die Lendenwirbel senken sich etwas zum Boden hinunter. Hat diese Bewegung ihre natürliche Grenze erreicht, lassen Sie die Roll- in eine Hebebewegung übergehen. Sie heben ganz weich Ihr Kreuzbein und damit das ganze Becken ein paar Zentimeter an, bis Sie Ihre Lendenwirbel deutlich auf der Unterlage aufliegen spüren. Achten Sie darauf, dass die Kraft für diese Bewegung aus der Tiefe Ihres Bauch- und Beckenraumes und dem unteren Rücken kommt. Drängt die Einatmung in den Körper hinein, rollen Sie das Kreuzbein und dann das Steißbein Zentimeter für Zentimeter hinunter auf den Boden zurück.

b) Bei der nächsten Aus- und Einatmung lassen Sie das Becken auf dem Boden liegen. Spüren Sie in den Psoasmuskel und atmen Sie Gold in den Psoasmuskel ein und Grau aus. Bei der nun folgenden Ausatmung rollen Sie Steißbein und Kreuzbein wieder nach vorne. Haben Sie an das Löwenmaul gedacht? Wenn Sie Ihren Unterkiefer locker hängen lassen, hängt auch Ihr Beckenboden und Sie spüren leichter, ob Sie die Gesäßmuskel anspannen. Prüfen Sie mit den Händen, ob Ihr Gesäß ganz locker bleibt. Gesäßmuskel, Oberschenkelmuskel oder Bauchmuskel sind an dieser Bewegung nicht beteiligt. Spannen Sie zur Kontrolle Ihre Gesäßmuskeln kurz an. Sie fühlen dann genau Ihre Lage und die Veränderung des Muskeltonus im gesamten Becken. Beginnen Sie jetzt mit der Hebebewegung des Beckens. Prüfen Sie weiter mit den Händen, ob Ihr Gesäß locker bleibt. Konzentrieren Sie sich genau auf die Muskelarbeit in der tiefen Bauchhöhle. Das Muskelgefühl sollte sich bei der Hebebewegung im Vergleich zur Rollbewegung nicht wesentlich verändern. Lassen Sie sich nicht entmutigen. Arbeiten am Anfang Ihre Gesäßmuskeln zusätzlich mit, ist das auch in Ordnung. Hauptsache, Sie sind sich dessen bewusst. Ruhen Sie wieder mit der nächsten Ein- und Ausatmung.

c) Beim nächsten Atemzyklus arbeiten wir nur an der Bewegung des Oberkörpers. Machen Sie sich zunächst die Lage Ihres zwölften Brustwirbels bewusst. Suchen Sie dazu mit Ihren Händen im Rücken in der Nähe der Wirbelsäule nach der untersten zwölften Rippe und lassen Sie sich von der Rippe zum zwölften Brustwirbel führen. Reiben und drücken Sie ein wenig diesen Wirbel, um etwas Gefühl für ihn zu bekommen. Sind Sie unsicher, den richtigen Wirbel gefunden haben, stellen Sie sich den Bereich im Rücken vor, der genau auf der gleichen Höhe liegt wie Ihr Solar Plexus. Der Solar Plexus liegt in der Mitte zwischen dem unteren Ende des Brustbeins und dem Bauchnabel.

d) Bevor Sie den Oberkörper heben, ziehen Sie Ihr Kinn ein wenig in Richtung Brust. Sie fixieren auf diese Weise die Halswirbelsäule, so dass Kopf, Nacken und oberer Rücken eine Einheit bilden und nicht Ihr Kopf nach hinten überhängt und als letztes nachgezogen wird. Entwickeln Sie die Vorstellung und später das Gefühl dafür, dass der Bewegungsimpuls für das Anheben des Oberkörpers von der Körpermitte aus erfolgt, also wie beim Heben des Beckens durch den Psoasmuskel. Bei der nächsten Ausatmung heben Sie ganz allmählich Ihren Oberkörper bis zum zwölften Wirbel. Fühlen Sie den leichten Druck auf diesem Wirbel. Achten Sie auch darauf, ihren Oberkörper gerade soviel nach oben zu heben, bis Sie den zwölften Brustwirbel noch auf dem Boden spüren. Wenn Sie zu weit mit dem Kopf nach oben kommen, arbeiten Sie mit den Bauchmuskeln anstatt mit dem Psoasmuskel.

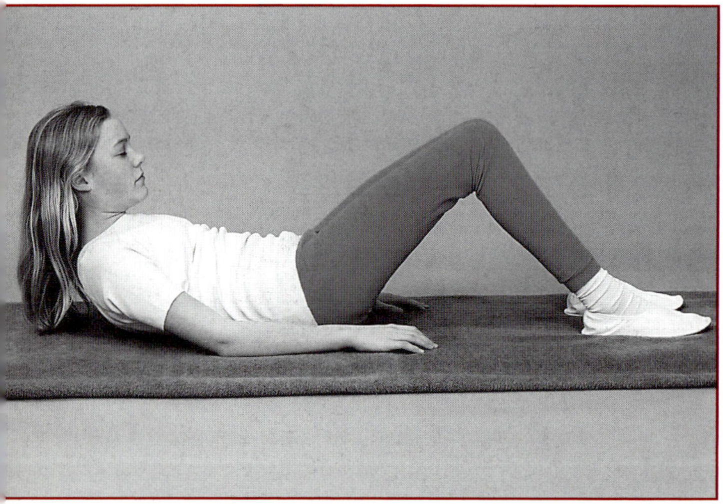

Foto 18: Der Fluss fließt ins Tal: Endposition

e) Wenn Sie den Oberkörper ein oder zweimal angehoben haben, setzen Sie die Beckenbewegung und die Bewegung des Oberkörpers zusammen. Bei der nächsten Ausatmung rollen Sie also behutsam das Steißbein und das untere Kreuzbein nach vorne und ziehen gleichzeitig und genauso sorgfältig geführt das Kinn an. Wenn Sie an dem Punkt angekommen sind, an dem Sie das Becken heben müssen, nutzen Sie den

Bewegungsimpuls des Psoasmuskels und richten gleichzeitig vom Zentrum aus den Oberkörper auf. Verweilen Sie in dieser Position, bis die Einatmung von selbst einsetzt. Hängen Sie sich an die Einatmungsbewegung an, wenn sie beginnt deutlicher zu werden und senken Sie behutsam Oberkörper und Becken. Sie werden bald mit der Übung vertraut sein. Üben Sie mindestens drei oder viermal diesen Ablauf. Denken Sie an die Bewegungspausen in den Zwischenphasen. Danach strecken Sie Ihre Beine wieder bequem auf dem Boden aus. Spüren Sie nach. Driften Sie aber nicht mit Ihren Gedanken weg, sondern führen Sie bei jeder Ein- und Ausatmung goldenes Licht in den Psoasmuskel hinein und bei der Ausatmung graues Licht hinaus.

2.2 Das Krokodil hebt den Kopf

Ziehen Sie bei der Einatmung ein Bein an und umfassen Sie das Knie mit beiden Händen. Wenn es für Sie bequemer ist, ziehen Sie kurzzeitig beide Knie an, um in diese Position zu kommen, und strecken Sie das freie Bein danach wieder aus. Während Sie einatmen, lösen Sie automatisch Ihren Unterkiefer vom Oberkiefer.

Sie arbeiten nun bei der folgenden Aus- und Einatmung wie in Übung 2.1 an der koordinierten Bewegung zwischen Becken und Oberkörper. Mit dem Beginn der Ausatmung ziehen Sie Ihr Kinn wieder etwas Richtung Brust und rollen Ihr Steißbein etwas vor. Sie merken, das durch das ausgestreckte Bein der Bewegungsspielraum für die Kippbewegung des Steiß- und des Kreuzbeins stark reduziert ist.

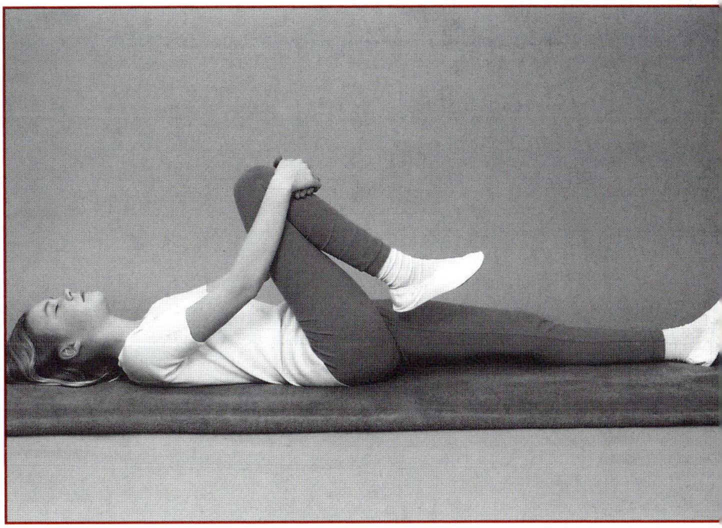

Foto 19: Das Krokodil hebt den Kopf: Ausgangsposition

Sie gehen also fast von Anfang an in die gleichzeitige Hebebewegung von Becken und Oberkörper über. Ihre Lendenwirbel haben jetzt deutlichen Bodenkontakt.

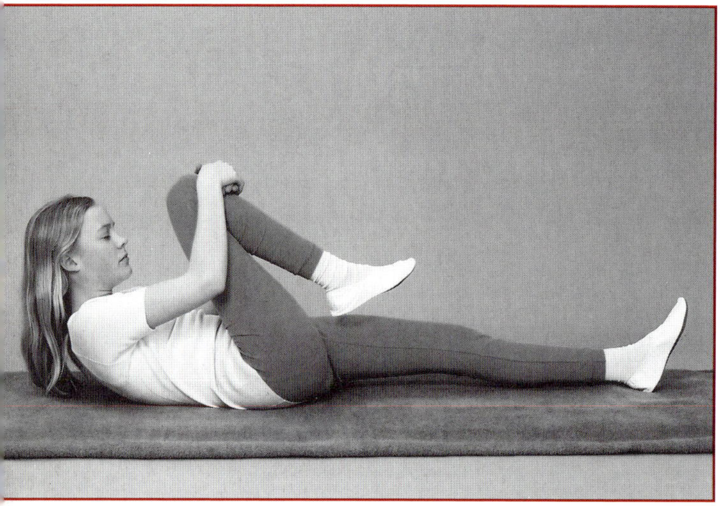

Foto 20 Das Krokodil hebt den Kopf: Endposition

Lassen Sie die Einatmung kommen. Ihr Unterkiefer hängt. Sie gleiten Wirbel für Wirbel auf den Boden zurück. Ruhen Sie die nächste Aus- und Einatmung auf dem Boden. Atmen Sie aus dem Bereich des Psoasmuskels und der Lendenwirbel die Beine hinunter graues Licht aus dem Körper heraus und goldenes Licht in den Beckenbereich und unteren Rücken hinauf ein. Wenn Sie mit der Übung vertrauter sind, können Sie auch manchmal während der aktiven Phase der Übung den Atemprozess mit dem Lichtatem verstärken.

Wenn Sie diesen Zyklus dreimal ausgeführt haben, können Sie zum anderen Knie wechseln. In der nun folgenden Ruhephase atmen Sie mehrmals ein und aus. Denken Sie an den Lichtatem?

2.3 Der Affe ruht mit den Knien in der Luft

Sie liegen auf dem Rücken und ziehen Ihre Beine an. Ihre Arme sind ausgestreckt und Sie umfassen mit Ihren Händen die Innenseiten der Knie. Sie lassen nun die gebeugten Knie an der langen Leine Ihrer Arme nach außen sinken.

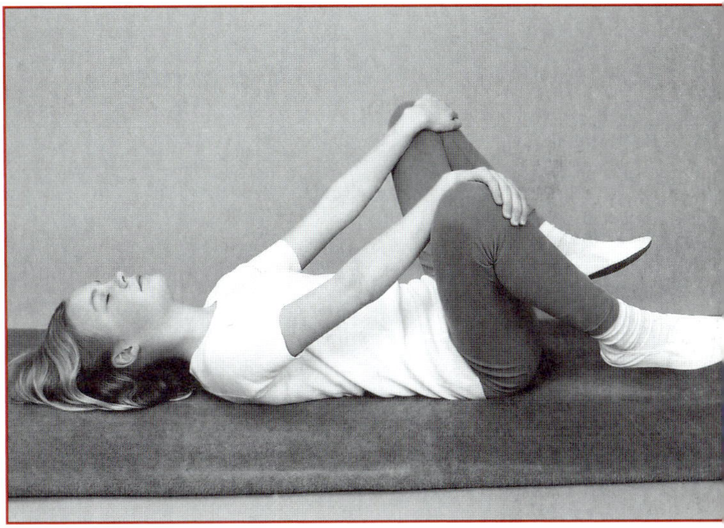

Foto 21: Der Affe ruht mit den Knien in der Luft

a) Sie spüren, wie Ihre Leisten und Ihr Psoasmuskel gedehnt werden. Der Psoasmuskel führt unter den Leisten hindurch zum Oberschenkel. Beobachten Sie die Atembewegung in Ihren Leisten. Atmen Sie in Ihre Leisten. Während Sie einatmen, vergrößert sich die Spannung ein wenig, während Sie ausatmen, lässt sie etwas nach. Schicken Sie beim Einatmen goldenes Licht in die Leisten und führen Sie die verbrauchte Energie als graues Licht heraus. Wird die Spannung in den Leisten zu groß, ziehen Sie die Knie etwas nach innen und oben zum Körper zurück, indem Sie die Ellenbogen ein bisschen beugen. Wenn möglich dehnen Sie mindestens eine Minute auf diese Weise Ihre Leisten und Ihren Psoasmuskel. Gleiten Sie nun mit Ihren Händen an den Unterschenkeln entlang bis zu den Füßen. Umfassen Sie den Fußspann. Erzeugt diese Position zuviel Spannung, bleiben Sie mit den Händen an den Knöcheln.

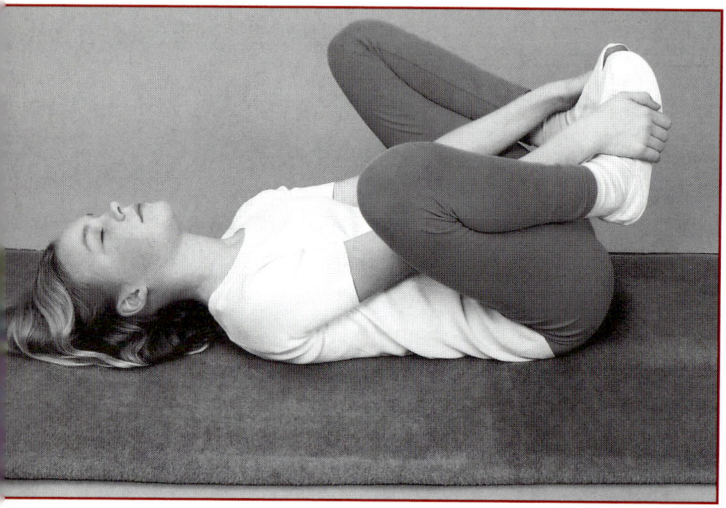

Foto 22: Der Affe umfasst die Fußsohlen

b) Achten Sie sorgfältig darauf, ob sich Ihr Unterkiefer auch wirklich zu einem Löwenmaul geöffnet hat. Überprüfen Sie das mit der Zunge. Wir arbeiten nämlich jetzt an der komplementären Struktur des Unterkiefers im Becken, am Beckenboden. Spüren Sie die Dehnung des Perineums und des ganzen Beckenbodens nach außen beim Einatmen. Verfolgen Sie genau, wie sich der Beckenboden beim Ausatmen in den Körper zurückzieht. Während Sie einatmen, ziehen Sie goldenes Licht in den Beckenboden und während Sie ausatmen, lassen Sie graues Licht austreten.

a) Strecken Sie die Beine auf dem Boden aus und gönnen Sie sich eine Ruhephase. Spüren Sie nach in den Beckenboden und die Leisten. Vergessen Sie auch nicht den Lichtatem?

2.4 Der Affe umklammert die Knie

Ziehen Sie beide Beine an und umgreifen Sie die geschlossenen Knie mit den aufeinander liegenden Händen. Eine Hand fasst die Finger der anderen Hand. Lassen Sie die Einatung kommen und lösen Sie dabei Ihren Unterkiefer.

Bei der Ausatmung ziehen Sie leicht Ihr Kinn an. Da die Füße nicht auf dem Boden stehen, können Sie die Rollbewegung des Kreuzbeins nur noch andeuten. Der anfängliche Übungsablauf setzt fast sofort mit der Hebebewegung von Becken und Oberkörper ein. Bei dieser Übung geht es nicht darum, nur die Endposition bis zur Einatmung zu halten. Sie drücken mit leichter bis mäßiger Kraft des Psoasmuskels die Knie Richtung Füße. Mit den Händen und Armen halten Sie dagegen. Vermeiden Sie möglichst, Ihre Gesäß-, Oberschenkel- oder Bauchmuskel dabei einzusetzen. Kontrahieren Sie aber diese drei Muskelgruppen als Test und zum besseren Kennenlernen. Beobachten Sie genau, wie der Psoasmuskel im Lendenwirbelbereich arbeitet. Die Lendenwirbel fühlen Sie jetzt sehr deutlich auf dem Boden liegen.

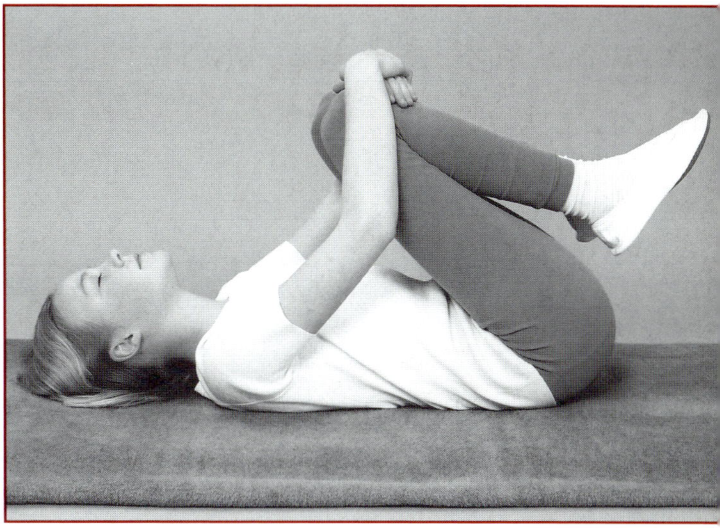

Foto 23: Der Affe umklammert die Knie: Ausgangsposition

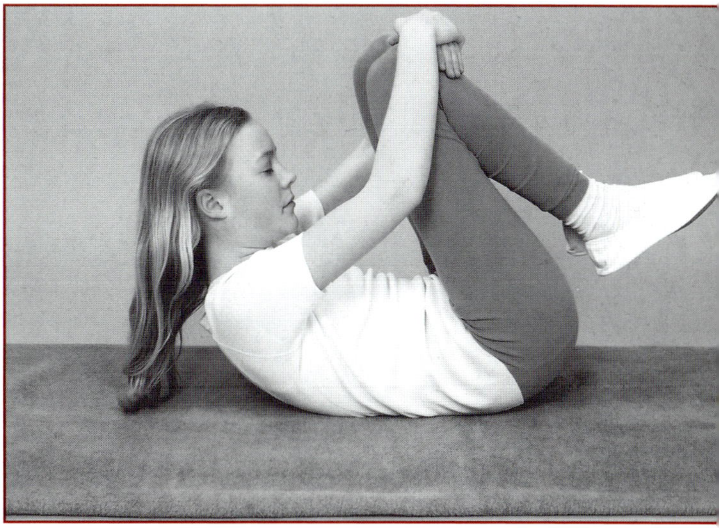

Foto 24: Der Affe umklammert die Knie: Endposition

Überanstrengen Sie den Psoasmuskel vor allem am Anfang nicht. Er darf stark und flexibel werden, aber nicht fest. Haben Sie einen sehr langen Atem, achten Sie darauf, dass Sie den Psoasmuskel nicht länger anspannen als etwa sieben Sekunden. Schicken Sie besonders in den Zwischenphasen und der abschließenden Ruhephase den Lichtatem in den Becken und Psoasbereich. Wenn Sie fortgeschritten sind, können Sie die Tao Yin Übungen mühelos ausführen, haben über längere Zeit Erfahrungen mit dem Kleinen Energiekreislauf gemacht und spüren den Chi-Fluss. Sie können dann Ihren Unterkiefer lösen und zusätzlich die Zunge an den Obergaumen legen. Der Chi-Fluß verstärkt sich jetzt wahrnehmbar im ganzen Körper.

2.5 Der Affe drückt gegen die Knie

a) Vorübung

Bei dieser Übung heben wir zusammen mit dem Becken die Brustwirbelsäule erst ab dem sechsten Brustwirbel aufwärts. Das ist der Bereich zwischen Ihren Schulterblättern in Herzhöhe. Wir werden in der Übung über Knie und Arme mechanischen Druck auf diesen Wirbel ausüben und über die Zunge Chi in und durch diesen Bereich leiten. Wenn Sie vorher schon diesen Wirbel bewegen und etwas dehnen, spüren Sie diesen Bereich körperlich real und haben einen Orientierungspunkt für die Übung. Der dem sechsten Brustwirbel gegenüberliegende Punkt auf dem Brustbein liegt beim Mann in Höhe der Brustwarzen und bei der Frau einige Zentimeter über dem Brustbeinende. Setzen Sie sich bequem auf Ihre Unterlage oder auf einen Stuhl. Atmen sie aus und drücken Sie mit Ihren beiden Mittelfingern, evt. auch gleichzeitig mit Zeige- und Ringfingern, an dieser Stelle gegen das Brustbein. Machen Sie dabei den Bereich um den sechsten Brustwirbel weich und lassen Sie ihn etwas nach außen treten. Dabei wölbt sich Ihr ganzer oberer Rücken etwas nach hinten und der Brustbeinbereich wird zu einem Hohlraum. Gehen Sie bei der Einatmung in die Gegenbewegung und drücken vom sechsten Wirbel aus das Brustbein sehr langsam, so weit es geht, nach vorne. Wiederholen Sie mehrmals diese Bewegungsabfolge, bis Sie die Wirbelsäule in Herzhöhe wirklich fühlen.

b) Legen Sie sich nun auf den Rücken. Ziehen Sie die Beine an und fassen Sie mit Ihren Händen die Knie von vorne oben. Die Füße haben keinen Kontakt mehr zum Boden. Atmen Sie ein und aus.

Bei der nächsten Ausatmung ziehen Sie Ihr Kinn an und heben gleichzeitig Becken und obere Brustwirbelsäule ab dem sechsten Wirbel. Drücken Sie nun mit dem Psoasmuskel Ihre Knie nach vorne oben. Üben Sie vom oberen Rücken, vom Bereich zwischen den Schulterblättern entsprechenden Gegendruck über Arme und Hände auf die Knie aus.

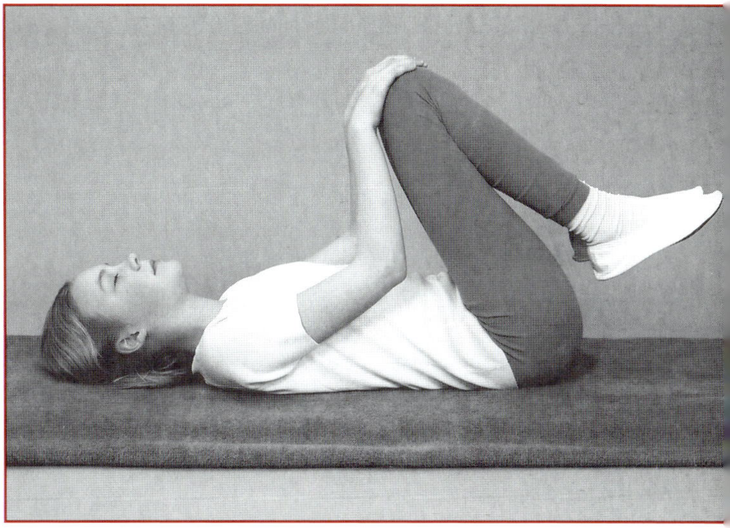

Foto 25: Der Affe drückt gegen die Knie: Ausgangsposition

Pressen Sie gleichzeitig ihre Zunge gegen den Obergaumen. Wenn es für Sie angenehm ist und sie den sechsten Wirbel noch nicht spüren, bleiben Sie etwas länger in dieser Position und verstärken den Druck der gegeneinander gerichteten Kraftzentren. Dabei drücken Sie automatisch die ganze

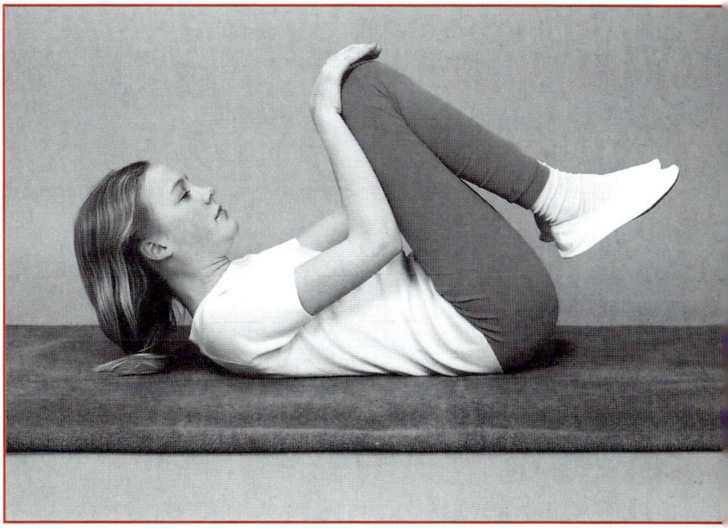

Foto 26: Der Affe drückt gegen die Knie: Endposition

Lendenwirbelsäule und die Brustwirbelsäule vom zwölften bis zum sechsten Brustwirbel in den Boden. Ihre Hauptaufmerksamkeit gilt aber jetzt vor allem dem Bereich zwischen den Schulterblättern. Der sechste Brustwirbel darf sich wie in der Vorübung etwas nach hinten in den Boden hinein wölben. Wiederholen Sie diesen Übungsablauf mit den entsprechenden Ruhephasen so oft, bis Sie den Herzbereich im Rücken wirklich spüren, mindestens drei oder vier Mal.

c) Zusätzlich zur körperlichen Mobilisierung verbinden wir uns mit diesem Bereich auch energetisch. Drücken Sie kraftvoll mit der Zunge gegen den Obergaumen, verengt sich der Oberkiefer.

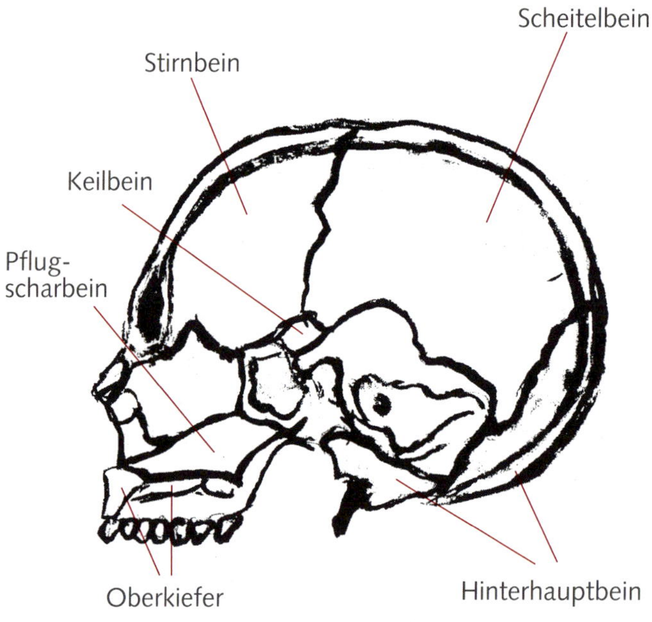

Zeichnung 8: Rechte Schädelhälfte von innen gesehen

Gleichzeitig wird das Pflugscharbein, der hauchdünne Knochen zwischen den beiden Oberkieferhälften, Richtung Keilbein und Scheitelbeine gedrückt. Die Innenkanten der Scheitelbeine wölben sich senkrecht nach oben außen und die Flächen der Scheitelbeine an den beiden Kopfseiten bewegen sich nach innen unten wie bei der Ganzkörper-Atemübung 1.11.

Verbessern oder erhöhen Sie mit der Zunge die Beweglichkeit der Kopfknochen, können sie freier im kraniosakralen Rhythmus schwingen. Dadurch sorgen Sie nicht nur für einen guten

Durchfluss Ihres Chi in diesem Bereich, sondern erleichtern merklich die Aufnahme von Naturkräften und kosmischen elektromagnetischen Energien und Informationen durch den Punkt zwischen den Augenbrauen und durch den Scheitelpunkt.

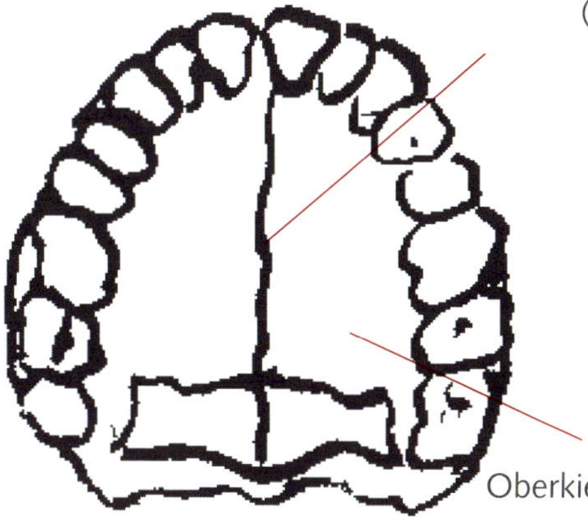

Zeichnung 9: Das innere Dach des Mundraums: Die beiden Oberkieferhälften und dazwischen das hauchdünne Pflugscharbein

Diese befreiende Bewegung der Kopfknochen können Sie leichter initiieren, wenn Sie mit der Zunge nicht zu nah bei den Zähnen sondern eher steil nach oben gegen das Dach des Gaumens pressen. Haben Sie auch damit keinen Erfolg, versuchen Sie mit der Zunge rhythmisch das Gaumendach zu mobilisieren.

Durch die Bewegung der Strukturen im Kopf werden Verspannungen in den Knochen und im Bindegewebe gelöst, Meridiane gedehnt und Chi freigesetzt. Diese konzentrierte Energie schicken Sie nun durch die Zunge die Energieleitbahnen entlang zum Herz und zum sechsten Brustwirbel hinunter. Spüren Sie den Bereich des sechsten Brustwirbels auch energetisch, lassen Sie das Chi weiter zum Psoasmuskel hinunter fließen.

Eine zusätzliche Intensivierung können Sie dadurch erreichen, dass Sie Ober- und Unterkiefer aufeinander pressen. Dadurch ergibt sich natürlich die Gefahr, dass Sie gleichzeitig nicht nur den Psoasmuskel kontrahieren, sondern zusätzlich Bauchmuskeln und vor allem die Gesäßmuskeln. Das ist für eine gewisse Übungsperiode in Ordnung, während der Sie überhaupt erst einmal diese Verbindungen herstellen und fühlen lernen.

d) Gönnen Sie sich eine Ruhephase. Die haben Sie sich verdient. Überprüfen Sie, ob der Unterkiefer vom Oberkiefer gelöst ist. Atmen Sie goldenes Licht in die Strukturen, mit denen Sie gerade gearbeitet haben. Leiten Sie alles Verbrauchte und alle Schlacken mit grauem Licht heraus.

2.6 Der Affe betet mit den Ellenbogen

a) Ausgangsstellung: Stellen Sie Ihre Beine auf und ziehen Sie Ihre Knie hoch zum Oberkörper. Falten Sie die Hände und bringen Sie Ihre ausgestreckten Unterarme an die Innenseiten der Knie.

b) Bei der Ausatmung ziehen Sie Ihr Kinn etwas an und heben Ihren Oberkörper - diesmal wieder vom untersten zwölften Brustwirbel an - aufwärts. Auch wenn Sie real ihre Halswirbel zuerst vom Boden anheben, spüren Sie, wie die Kraft für das Heben des Oberkörpers vom Psoasmuskel im Lendenwirbelbereich ausgeht. Gleichzeitig heben Sie Ihr Becken. Durch diese Hebebewegung schieben sich Ihre Arme soweit nach oben, dass Ihre Ellenbogen an der Innenseite der Knie anliegen. Wenn Sie sehr gelenkig sind, können Sie, ohne sich anzustrengen, von Anfang an ihre Ellenbogen an die Innenseiten der Knie setzen. Üben Sie jetzt mit dem Psoasmuskel eine nach innen gerichtete Kraft auf die Knie aus, die die Ellenbogen zusammendrückt. Die Ellenbogen halten dagegen. Bauen Sie soviel gegenseitigen Druck auf, wie es Ihnen

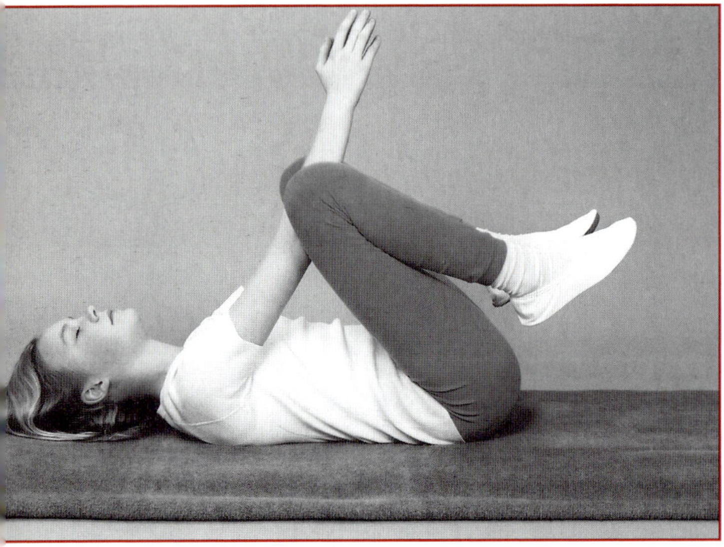

Foto 27: Der Affe betet mit den Ellenbogen: Ausgangsposition

gemäß ist. Der Psoasmuskel soll trainiert werden. Wenn Sie ihn überlasten, verlangsamen Sie seine Entwicklung. Halten Sie die Gesäßmuskeln und Bauchmuskeln möglichst passiv.

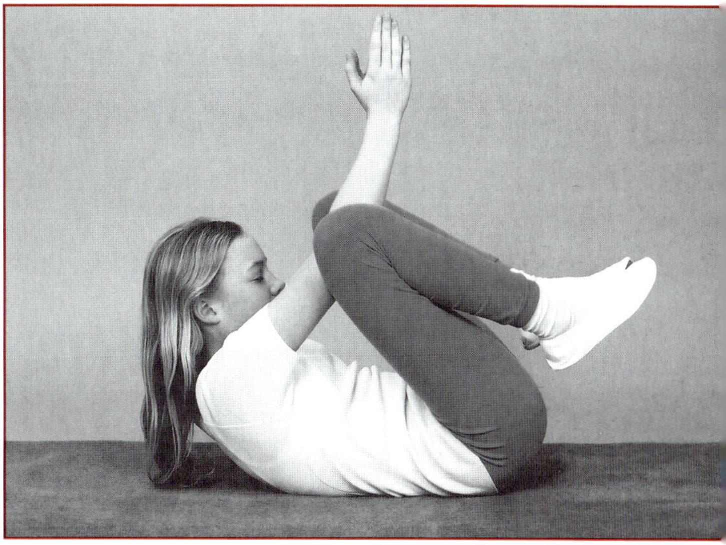

Foto 28: Der Affe betet mit den Ellenbogen: Endposition

Lassen Sie die Einatmung kommen und rollen Sie Wirbel für Wirbel und jedes einzelne Kreuzbeinsegment zum Boden zurück.

Während der nächsten Aus- und Einatmung ruhen Sie. Ihre ausgestreckten Arme liegen locker- wie in der Ausgangsstellung- innen an den Knien.

c) Wenn Sie sich mit der Übung etwas vertraut gemacht haben, pressen Sie in der aktiven Phase wie bei der vorigen Übung Ihre Zunge kräftig gegen den Obergaumen. Sie können auch wieder Ihre Zähne zusammenbeißen. Wenn nötig, mobilisieren Sie das Chi in Ihrem Kopf, indem Sie die Zunge rhythmisch aktivieren. Leiten Sie das Chi so weit wie möglich Richtung Psoasmuskel. Wenn Sie eine Zeit lang üben, können Sie die Verbindung zwischen Kopf, Zunge, 5./6. Brustwirbel und dem Psoasmuskel herstellen.

d) Strecken Sie sich auf dem Boden aus und lassen Sie die Übung nachwirken. Ist Ihr Unterkiefer gelöst? Atmen Sie goldenes Licht in den Psoasmuskel ein und graues Licht aus dem Psoasmuskel aus. Gold ein, Grau aus, Gold ein, Grau aus.

2.7 Die Ringmuskeln des Gesichts und des Beckens

Es ist von entscheidender Bedeutung, gleich von Anfang an den Chi-Fluss im Körper erfahrbar werden zu lassen und zu verstärken. Das gilt besonderes für die anderen Übungssysteme des Tao Yoga wie z.B. den Kleinen Kreislauf. Wenn wir unser Chi spüren, egal ob wir es als Wärme oder als elektrisches Prickeln wahrnehmen, und seinen Fluss durch den Körper steuern können, sind wir motiviert, weiter zu praktizieren. Eine Möglichkeit, den Chi-Fluss im Körper zu verstärken, ist die Kontraktion der Ringmuskeln im Gesicht, von Mund und Augen und der Ringmuskeln des Beckenbodens, von Anus- und Harnschließmuskel bzw. der Öffnungen zu den Sexualorganen. Verstärkend können wir die Kontraktion der Muskeln von Händen und Füßen noch dazu nehmen.

Wenn wir die Muskeln, die den Unterkiefer anheben und das Kiefergelenk schließen, loslassen, entspannen wir den Beckenboden, den Damm und den Afterschließmuskel. Das haben wir schon bei vielen Atemübungen erfahren. Wenn wir den Mund zusammenziehen, ihn rhythmisch zu einer starken Schnute kräuseln, also Saugbewegungen machen, bewegt sich mit der Zeit der Afterschließmuskel von alleine mit. Er fängt ebenfalls an, sich zusammenzuziehen. Es kommt natürlich darauf an, wie entspannt wir in diesem Bereich sind, und wie lange wir die betreffenden Muskeln schon trainiert haben. Wenn Sie sehr fortgeschritten sind, kann sogar Ihr Psoasmuskel bei der Kontraktion der Ringmuskel unwillkürlich anfangen zu zucken. Eine vergleichbare Verbindung besteht zwischen den Augen und den Sexual- bzw. Harnausscheidungsorganen. Wenn wir die Augenmuskeln kräftig kontrahieren, so dass sich das Gewebe und die Haut bis zur Nase merklich zusammenziehen, spüren wir bei entsprechender Übung die Reaktion des Harnschließmuskels und der Muskeln im Bereich der Sexualorgane.

Diese Verbindungen gelten in beide Richtungen. Auch wenn ich die Ringmuskeln im Beckenbereich kontrahiere, werden davon die Ringmuskeln im Gesicht stimuliert. Das können wir uns bei Erkrankungen zu Nutze machen, indem wir geschwächte Ringmuskeln durch stärkere stimulieren und stärken.

In dieser Übung werden wir z.T. die Muskeln einzeln trainieren, um Sie erst einmal genauer fühlen zu lernen. Wenn wir die Muskelgruppen dann gleichzeitig aktivieren, regen sie sich gegenseitig an.

Bei einem Baby können wir noch unverbildet das Zusammenwirken der Ringmuskeln beobachten. Beim Saugen ziehen sich gleichzeitig Augen, Hände und Füße, Anusausgang und Damm und stoßweise die Muskeln des Darms zusammen. Dadurch werden auch die Ringmuskeln des Herzens und der Adern und alle anderen unwillkürlichen Muskeln im Organismus aktiviert. In den Kapiteln „Der Kleine Energiekreislauf" und „Eisenhemd Chi Kung" werden wir noch weitere Möglichkeiten kennen lernen, die Chi-Produktion und den Chi-Fluss zu beeinflussen.

Gönnen Sie sich für die folgende Übung mindestens 15 bis 30 Minuten Zeit. Dosieren Sie die Intensität, mit der Sie die einzelnen Übungsteile ausführen. Wenn Sie mehr Chi spüren wollen, kontrahieren Sie stärker. Sollte sich z.B. im Kopfbereich zu viel Chi ansammeln, nehmen Sie sich etwas zurück oder leiten das Chi über den Rücken und den Psoasmuskel durch die Beine in den Boden ab. Sie können aber auch direkt zu Übung 2.8 übergehen, um das Chi im Körper auszugleichen.

Die Kontraktionsübungen sind in vielen Fällen von ausschlaggebender Bedeutung für das Gelingen vieler Meditationstechniken der einzelnen Übungssysteme des Tao Yoga. Sei es, dass wir vor der Meditation den Energiefluss auf diese Art und Weise anregen, sei es, dass wir uns während der Meditation kurz dieser Techniken bedienen. Wenn Sie den Kleinen Kreislauf zur Verfügung haben - und auch schon vorher - können Sie sich praktisch in jeder Lebenssituation Ihres Alltags dieser Techniken bedienen, um Kraft zu tanken. Natürlich werden Sie in der U-Bahn oder im Büro am Computer nicht auffällig das Gesicht zusammen ziehen. Das ist auch gar nicht nötig. Nach einiger Übung können die Kontraktionsbewegungen sehr klein werden. Sie werden später lernen, die Art und Weise der Kontraktion weiter zu verändern. Der Chi-Fluss wird dadurch noch stärker und verändert seine Qualität.

Nur wenn Sie diese Übung mehrmals 15 bis 30 Minuten wirklich ernsthaft ausprobieren, werden Sie diese einfachen aber sehr effektiven Techniken in den Alltag integrieren können bzw. wollen. Dann steht Ihnen dieses Geschenk für die Meditation zur Verfügung. Gerade mit dieser Technik können Sie aber relativ rasch Fortschritte in allen Übungsbereichen des Tao Yoga machen. Denn so können Sie oft und lange ganz beiläufig meditieren, ohne dass Sie eigens Zeit dafür aufwenden müssen. Und wenn wir das Chi erst einmal auf diese Art und Weise in Gang setzen, stehen uns zusätzliche geistige Verstärkungstechniken zur Verfügung.

Beim Schreiben dieses Buches am Computer fühlte ich mich eine Zeit lang energiearm. Leider hat es ziemlich lange gedauert, bis ich mich endlich selbst daran erinnerte, was ich gelernt hatte und die Arbeitszeit in gleichzeitige Meditationszeit umfunktionierte. Wahrscheinlich verkürzte ich dadurch den Arbeitsprozess erheblich. Mit der erweiterten feinen Nasenatmung (Kapitel „Eisenhemd Chi Kung") kontrahiere ich frei halb bewusst halb unbewusst meine Ringmuskeln bei der Ein- und Ausatmung, so wie es sich gerade ergibt. Dadurch pumpe ich ständig ausreichend Chi in den Kleinen Energiekreislauf. Vor allem mit dem Anus- und Harnschließmuskel kann ich so ununterbrochen Chi durch die Wirbelsäule aufwärts ins Gehirn transportieren, wo es jetzt gebraucht wird.

a) Einfache Kontraktionen:

- Legen Sie sich in Rückenlage auf den Boden. Wir kontrahieren als erstes die Ringmuskeln um Augen und Mund. Lassen Sie den Atem einige Male kommen und gehen. Atmen Sie nun ein und ziehen Sie fünf bis sieben Sekunden gleichzeitig die Augen- und Mundmuskeln zusammen. Stülpen Sie Ihren Mund in einer starken Saugbewegung nach vorne. Wenn Sie vergleichbar stark die Augen zusammen ziehen, legt sich auch die Haut Ihrer Nase in krause Falten.

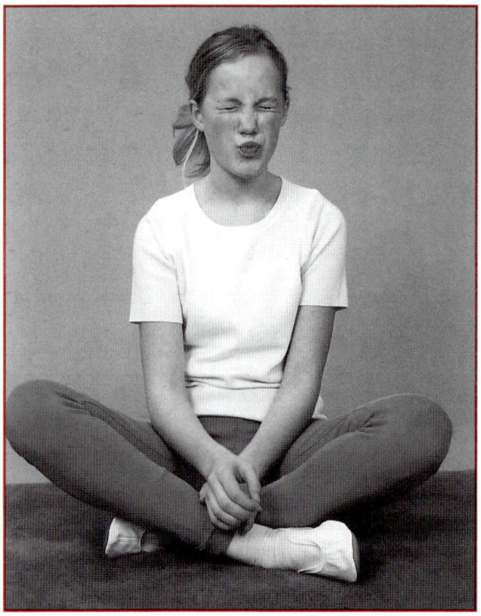

Foto 29: Ringmuskeln um Augen und Mund kontrahieren

Probieren Sie selbst aus, ob Sie während der Kontraktionen den Atem anhalten oder schon während der Kontraktionen ausatmen wollen. Wenn Sie ausgeatmet haben, lassen Sie den Einatem von selbst wieder kommen. Bevor Sie zum zweiten Mal kontrahieren, sollten sich die Muskeln mindestens sieben Sekunden wieder entspannt haben, also mindestens genauso lange wie die Kontraktionsphase dauert. Wiederholen Sie diesen Ablauf mindestens zwei Mal.

- Beim nächsten Übungsteil kontrahieren Sie Hände und Füße, d.h. Sie ballen Ihre Fäuste und ziehen Zehen und Fußsohlen an. Gleichzeitig heben Sie etwas Ihr Becken wie in den Übungen zuvor. Ihre Lendenwirbel haben jetzt guten Kontakt zum Boden. Lassen Sie sich genügend Zeit beim Abspannen. Praktizieren Sie auch hier mindestens drei Durchgänge.

- Nun kontrahieren Sie den Harnschließmuskel. Sie brauchen nur wenig Muskelkraft, um diesen feinen Ringmuskel zusammenzuziehen. Sie bekommen ein Gespür für diesen Muskel, wenn Sie auf der Toilette den Urin zurückhalten. So können Sie testen, wie viel Muskelspannung gerade ausreichend ist. Aktivieren Sie nur ganz gezielt diesen Muskel. Der übrige Beckenboden bleibt entspannt. Entspannen Sie diesen feinen Ringmuskel sorgfältig. Wiederholen Sie diesen Zyklus zwei Mal.

- Als letzten Muskel trainieren Sie jetzt den Anusschließmuskel. Dieser Ringmuskel ist deutlich kräftiger als der vorige. Während Sie den Anusschließmuskel kontrahieren, sind die anderen Muskeln des Beckens, vor allem der Gesäßmuskel entspannt. Kontrollieren Sie mit Ihren Händen Ihr Gesäß. Wenn Sie trotz aller Bemühungen Ihre Gesäßmuskeln mit kontrahieren, lassen Sie sich nicht entmutigen. Achten Sie aber darauf, dass Sie den Anusschließmuskel beim Kontrahieren immer nach oben innen in Richtung Beckeninneres ziehen.

- Nun kontrahieren Sie Harn- und Anusschließmuskel gleichzeitig. Führen Sie wieder drei Zyklen durch. Zum Abschluss fügen Sie alle Übungsteile zusammen. Sie kontrahieren zur gleichen Zeit die Ringmuskeln von Augen, Mund, Harnröhre und Anus und die Muskeln von Händen und Füßen. Sie heben das Becken und pressen die Lendenwirbelsäule auf den Boden.

b) Doppelkontraktionen

Trainieren Sie die Ringmuskeln in der gleichen Reihenfolge und Kombination auch in der abgewandelten Form der Doppelkontraktionen. Sie kontrahieren beim ersten Mal etwa drei bis vier Sekunden. Dann unterbrechen Sie die Kontraktion. Wenn Sie nach etwa zwei bis vier Sekunden fühlen, dass sich die Spannung gelöst hat, kontrahieren Sie ein zweites Mal, diesmal intensiver und kürzer. Wiederholen Sie wie beim Durchgang der einfachen Kontraktionen jeden Übungsteil mindestens zwei Mal. Spüren Sie dem Chi-Fluss im Organismus nach. Praktizieren Sie den Lichtatem.

c) Freie Kontraktionen

Diese Form der Kontraktionen setzt in der Regel voraus, dass Ihr Becken, speziell Ihr Beckenboden, keine größeren Blockaden mehr aufweist. Wenn Sie ohne Vorübungen längere Zeit ununterbrochen schnell und kräftig die Ringmuskeln und den Psoasmuskel kontrahieren, können sich Ihr Beckenboden und Ihr unterer Rücken noch mehr verspannen oder verkrampfen. Wenn Sie dagegen Ihre Muskeln schon etwas geschmeidig gemacht haben, werden Sie aus dieser Übung bald Nutzen ziehen können. Lassen Sie den Muskeln am Anfang auf jeden Fall genug Zeit zum Abspannen, und richten Sie lieber zu lange als zu kurze Zwischenpausen ein.

Wenn wir gesund sind, erfreuen wir uns nicht nur einer engen unwillkürlich pulsierenden Verbindung zwischen den Ringmuskeln des Körpers. Wir können dann (ähnlich wie beim Baby) auch eine harmonische Koordination zwischen den Ringmuskeln und dem Zwerchfell sowie dem Psoasmuskel erwarten. Erkrankungen des Urogenitaltrakts wie etwa Inkontinenz, Erkrankungen des Anusausgangs oder des Atemapparats sind auch im Alter i.d.R. nicht mehr zu befürchten. Wenn der Atem frei fließt, weil Zwerchfell und Psoasmuskel entspannt miteinander und mit dem Ringmuskelsystem harmonieren, bedeutet das automatisch einen Schutz vor allen möglichen Arten von Erkrankungen. Wir finden hier sogar eine wichtige körperliche Basis für unbegrenztes Wachstum auf allen Persönlichkeitsebenen des Menschen.

Wir haben mit den Einfach- und Doppelkontraktionen sowie den freien Kontraktionen das Zusammenspiel der Ringmuskeln untereinander verbessert. Mit fortgeschritteneren Übungsformen der freien Kontraktion, die wir später erlernen, bauen wir darauf auf. Wir können dadurch gezielter die Ringmuskelbewegungen an Zwerchfell und Psoasmuskel anschließen. Wir erleben unseren Körper dann immer mehr als Einheit.

2.8 Verbinden von Nieren und Herz

Sie haben in der Übung 2.7 mit den Kontraktionsübungen Chi mobilisiert, das Sie jetzt gezielt in dieser Übung lenken können. Wenn Sie sich als Anfänger schwer tun, sofort genügend Chi zu erzeugen, ist es hilfreich, beide Übungen miteinander zu kombinieren. Bei Angst und Kälte ziehen sich Nieren und Psoasmuskel zusammen. Unterer Rücken und Becken verspannen sich. Die Energie fließt nicht mehr ungehindert in die Beine. Die Erdung lässt zu wünschen übrig. Vielleicht bleiben die Füße kalt.

In den Nieren ist unsere Filterstation für die Körperflüssigkeiten beherbergt. Die Energie der Nieren ist eher kühl und wir müssen aufpassen, dass sie vor allem im zunehmenden Alter nicht zu kalt wird. Ganz im Gegensatz zu den Nieren finden wir im Herz warme bis heiße Energie vor. Unsere antreibende Pumpe darf sich nicht überhitzen. Beim Baby sind die Körperenergien noch ausgeglichen lauwarm. Je älter wir werden, desto mehr drängt die heiße Energie nach oben Richtung Kopf und die kalte Energie nach unten zum Beckenboden. Auf Dauer können wir es dann kaum mehr vermeiden, dass die heiße Energie aus den oberen Körperöffnungen und die kalte Energie aus den Unteren entweicht. Gehen wir bewusst mit diesen Energien um, schaffen wir den notwendigen Ausgleich. Die überschüssige Hitze des Herzens geben wir an die Nieren ab, um Nieren und Psoasmuskel zu entspannen. Sind die Nieren übermäßig kalt, können wir mit der Nierenenergie das Herz gut herunterkühlen.

Verbinden der Füße zu Damm, Nieren, Herz und zurück zu den Nieren

Sie liegen in Rückenlage und atmen ein und aus. Ihre Arme liegen neben dem Körper. Die Beine berühren sich nicht. Bei der nächsten Einatmung ziehen Sie Ihre Zehen und Fußsohlen nach oben in Richtung Becken. Dadurch dehnen Sie die Sprudelnde Quelle, den ersten Punkt der Nieren-Energieleitbahn und erleichtern den Chi-Fluss nach oben. Die Sprudelnde Quelle liegt in der Mitte der Fußsohle.

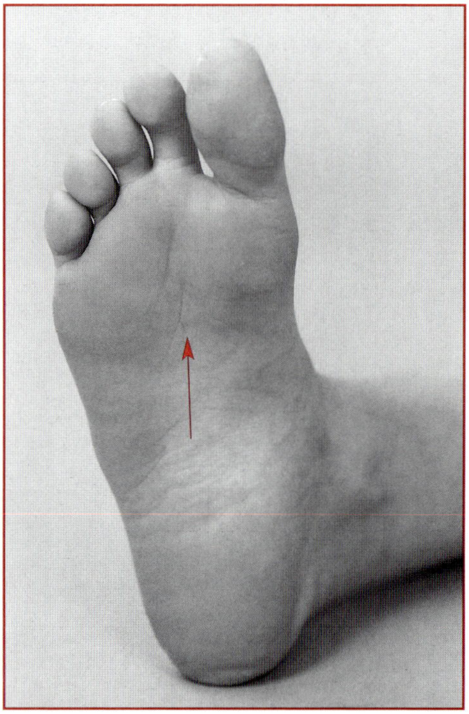

Foto 30: Die Sprudelnde Quelle (Nierenmeridian Punkt 1)

a) Spüren Sie in diese Dehnung hinein. Fühlen Sie, wie sich die Energie hier sammelt und konzentrieren Sie sich gleichzeitig auf die Sprudelnde Quelle und den Damm. Sie atmen nur kurz ein und ziehen etwa zehn Prozent Ihres Atemvolumens in die Lunge. Dann halten Sie den Atem an und nutzen den entstehenden Sog, um das Chi von den Sprudelnden Quellen aus die Beine entlang zum Beckenboden hinaufzuleiten. Sie können Ihr Chi auch durch weitere kurze Atemzüge anregen, in diese Punkte aufzusteigen, bevor sie zu den oberen Punkten weitergehen. Wir unterscheiden die Atemanhaltung mit offener und geschlossener Kehle (Stimmritze). Generell ist die Atemanhaltung mit offener Kehle weicher und weniger provokativ. Sie erkennen diese Atemanhaltung daran, dass Sie sofort sprechen könnten. Die Atemanhaltung mit geschlossener Kehle erzeugt mehr Sog. Wenn Sie eine halbe Schluckbewegung machen, hebt sich der Kehldeckel, senkt sich aber nicht in die Ausgangsposition zurück. Sie brauchen nur in dieser Position zu bleiben. Können Sie den Atem nicht so lange anhalten, lassen Sie kaum merklich kontinuierlich oder von Zeit zu Zeit Luft entweichen ohne die Gesamtspannung zu verlassen. Haben Sie Kreislaufprobleme, hohen Blutdruck, Herzprobleme oder ein Glaukom usw., atmen Sie nur mit ruhigen langen Atemzügen in die einzelnen Punkte ein- und aus.

Beim nächsten Atemzug mit weiteren zehn Prozent Atemvolumen ziehen Sie das Chi den Psoasmuskel entlang zu den Nieren. Warten Sie immer einige

Sekunden, bis sich die Wirkung des Atemzugs entfaltet, bevor Sie weiteratmen. Verbinden Sie mit dem nächsten Atemzug die Nieren mit dem Herz. Stellen Sie sich dazu das Herz direkt an der Wirbelsäule vor. Genau genommen verbinden Sie sich nach oben zum Herzpunkt zwischen dem fünften und sechsten Brustwirbel. Warten Sie so lange Sie können, ohne sich zu sehr anzustrengen und fokussieren Sie ihr Chi im Herzpunkt zwischen den Schulterblättern.

b) Lassen Sie die Füße los und atmen Sie bewusst durch die Nase aus. Halten sie bei der Ausatmung die Einatmungsstellung bei, um den Atem und damit das Chi zu den Nieren und zum Psoasmuskel führen zu können. Sie üben jetzt mit dem Zwerchfell eine Atemsparfunktion aus. Sie können sich auch damit helfen und sich diesen Vorgang bewusst machen, indem Sie mit einem leichten Widerstand, etwa einem leisen Geräusch oder Ton ausatmen. Das andere Extrem wäre, wenn Sie sofort den Mund öffnen, und die ganze Luft mit einem Mal entweichen lassen würden. Dadurch würde Brustkorb und Bauch sofort einfallen.

c) Als Anfänger hilft es Ihnen wahrscheinlich, an dieser Stelle die Ausatmung als Brücke zur Steuerung des Chis zu benutzen. Das ist leichter, als sich nur auf Ihren Geist zu stützen. Gelingt Ihnen die Atemführung nicht, können Sie nach der Ausatmung den Atem anhalten und solange mit der neuen Einatmung warten, bis der entstehende Sog das Chi zu den Nieren und zum Psoasmuskel zieht.

d) Fällt es Ihnen leicht, Ihr Chi in Fluss zu bringen, ziehen Sie mit einem einzigen langen Atemzug das Chi von den Sprudelnden Quellen über den Damm und die Nieren bis oben zum Herz.

Wiederholen Sie den gesamten Ablauf drei bis vier Mal.

Die Heilenden Laute

Es gibt sechs Heilende Laute[1] entsprechend der Anzahl der fünf Vitalorgane des Menschen, Lungen, Nieren, Leber, Herz und Milz und dem Dreifacherwärmer. Aus der Chinesischen Medizin wissen wir, dass die Energieleitbahnen des Dreifacherwärmers den oberen, mittleren und unteren Bereich der Kopf-Rumpf-Einheit miteinander verbinden.

Die Heilenden Laute sind der Schwingung der gesunden Organe nachempfunden. Die Übungen der Heilenden Laute kräftigen energetisch die Organe oder gleichen sie aus, wenn sie durch körperlichen oder seelischen Stress oder Erkrankungen überlastet oder überhitzt sind, zu viel oder zu wenig Energie haben.

Die Übungen der Heilenden Laute bestehen aus jeweils zwei Phasen. In der ersten Phase halten wir unsere Hände vor das betreffende Organ und lächeln in es hinein. Wir versuchen eine möglichst intensive Verbindung zu dem Organ herzustellen und mit allen Sinnesorganen hineinzuspüren. Es kann sein, dass wir Teile des Organs oder das ganze Organ als blinden Fleck wahrnehmen oder als geladen (Energie, Gefühle). Je nach Menschentyp können wir besser in das Organ hinein fühlen, sehen, hören, riechen oder sogar schmecken. In der zweiten Phase dehnen wir die dem Organ zugehörigen Meridiane mit leichten Bewegungen der Arme und des Rumpfes und lassen mit dem Heilenden Laut das verbrauchte Chi des Organs aus dem Mund entweichen. Die Organe und alle Körperstrukturen sind von Faszien (widerstandsfähige und elastische Fasern) umgeben. Durch Stress und Überhitzung kleben diese Faszien an den Organen und verhindern den Chi-Austausch mit frischem Chi. Durch die Heilenden Laute wird dieser Austausch wieder in Gang gesetzt.

Ilse Middendorf arbeitet ebenfalls mit den Organen. Diese großen Alchemisten in unserem Körper, diese selbstständigen, hohen Intelligenzen, spricht sie als Partner an. Sie leisten großartige und komplizierte Arbeit. Der beste Partner neben dem Atem sind für sie die Hände. Entweder bedecken die Hände in direktem körperlichen Kontakt das betreffende Organ oder sie werden im Abstand von 20 bis 30 cm - anderes als bei den Heilenden Lauten - parallel zur Körperwand hin und her geführt. Sie spricht nicht von Chi-Fluss im Organ, sondern von einem wehenden

[1] Chia, Mantak, Tao Yoga des Heilens, Die Kraft des Inneren Lächelns – Die Sechs Heilenden Laute – Die Praxis der Chi Massage. Interlaken Ansata Verlag 1987.

Wind, den wir uns anfangs vorstellen können bis wir ihn wirklich spüren. Es entsteht dann Wohlgefühl, Leichtigkeit und Weite in den Organen.

Ich übte die Heilenden Laute anfangs täglich über mehrere Wochen, bis ich sie ohne im Buch und in den Notizen nachzuschlagen sofort ausführen konnte. Ich hatte zwar gehört, dass die erste Phase die Wichtigere sei. Da ich jedoch nichts spürte und das auch nicht erwartete, erschloss sich der Sinn der ersten Phase für mich nicht. Ich behandelte sie stiefmütterlich, so dass sie eher kurz blieb. Nachdem ich die „popeligen" Heilenden Laute also „beherrschte" legte ich sie beiseite und vergaß sie. Der Kleine Energiekreislauf schien mir eher „etwas Rechtes" zu sein. Aus heutiger Sicht weiß ich, dass die Energiezentren im Kleinen Energiekreislauf zumindest für mich leichter zu spüren waren als meine trägen dichten Organe. Ich verstand nicht, dass ich mir gerade einmal den äußeren Ablauf einer Übung angeeignet hatte. Da ich den Heilenden Lauten gegenüber spontan keine andere innere Haltung entgegen brachte als die einer mechanischen Technik, verwundert mich diese Reaktion jedoch nicht. Ich konnte die Übung nicht mit den inneren Anteilen meiner Persönlichkeit in Verbindung bringen. Das ist um so erstaunlicher, als es bei den Heilenden Lauten darum geht, die Organe sowohl körperlich sensorisch wahrzunehmen als auch die den Organen jeweils zugeordneten Gefühlsqualitäten zu erspüren – wie wir sehen werden. Ich hatte allerdings zu diesem Zeitpunkt noch nicht die Tao Yin Übungen kennen gelernt.

Das folgende einschneidende Ereignis veränderte meine Sichtweise. Ich hatte im Ausland auf einem Cosmic-Healing-Seminar einen Tao Yoga Studierenden aus München kennen gelernt. Ein drei viertel Jahr später erinnerte ich mich an ihn, rief ihn an und lud ihn zu mir ein, um mich mit ihm auszutauschen. Es fiel mir sofort auf, dass er sich stark verändert hatte. Seine deutlichen unterschwelligen Aggressionen waren nicht mehr zu spüren. Es war ausgesprochen angenehm, mit ihm zusammen zu sein. Ich sprach ihn auf seine positive Ausstrahlung an. Er erklärte, dass er seit unserem gemeinsamen Seminar täglich etwa eine Stunde Heilende Laute und einfache Cosmic-Healing-Übungen praktiziert habe. Das war für mich das Startsignal, die Heilenden Laute täglich über einen Zeitraum von zwei Jahren am Abend zu praktizieren. Schon nach kurzer Zeit merkte ich, dass mein Schlaf viel ruhiger und erfrischender wurde. Wenn ich sie gelegentlich einmal vergaß, konnte ich das am anderen Morgen sofort spüren.

Durch das Cosmic-Healing-Seminar war mir klar geworden, dass bei den Heilenden Lauten real Chi aus den Handmittelpunkten in die Organe strahlt. Dieses Phänomen brauchen Sie nicht zu glauben, sondern Sie können sich jetzt selbst davon überzeugen, dass die Energiezentren der Handmittelpunkte wirklich Chi abstrahlen. Halten Sie die Innenflächen Ihrer Hände etwa schulterbreit voneinander entfernt vor Ihren Körper, die Unterarme parallel zum Boden. Stellen Sie sich nun vor, dass Ihre Hände sich wie zwei Scheinwerfer anstrahlen. Verkleinern und vergrößern Sie diesen Abstand und achten Sie darauf, bei welchen Entfernungen sich ein leichtes oder stärkeres Kribbeln in der Hand einstellt.

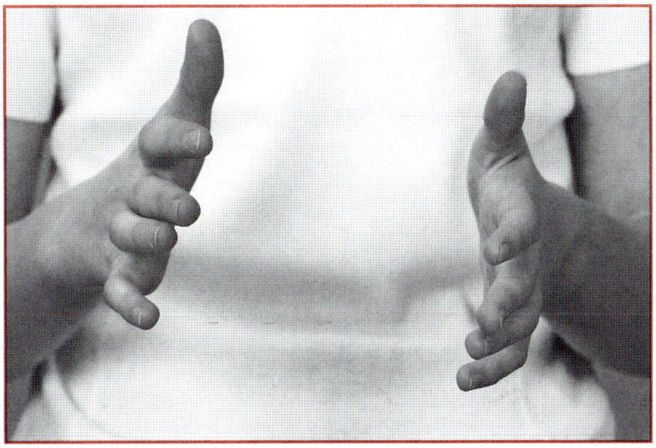

Foto 31: Die Hände strahlen sich an

Erinnern Sie sich an die Übung 5 des ersten Kapitels, die feine Nasenatmung an die Bewegung der Schwimmhäute zwischen den Fingern anzuschließen? Verbinden Sie diese Übung mit der Handstrahlübung. Die Chi-Strahlung der Hände verstärkt sich sofort. Wenn Sie mit einer Partnerin oder einem Partner üben, können sich Ihre Hände über mehrere Meter, vielleicht sogar bis zu zehn Metern anstrahlen. Weitere Entfernung heißt hier übrigens nicht schwächere Sensationen. Sie werden erstaut sein, welche Kräfte Sie in Ihren Händen mit sich führen.

In unserer beginnenden Praxis mit den Heilenden Lauten veränderten wir die erste Phase ein wenig. Wir strahlen seitdem nicht mehr nur statisch mit den Handflächen in die Organe, sondern wir bewegen die Hände bei der Ausatmung auf das Organ zu und bei der Einatmung vom Organ weg. D.h. wir drücken bei der Ausatmung das Chi durch das Organ bis zur anderen Körperseite durch und ziehen das Chi beim Einatmen durch das Organ zur vorderen Körperseite zurück. Das erleichtert uns sehr, überhaupt erst einmal die Präsenz in diesem Organ zu halten. Präsenz, schon die Bewegung an sich, lockt einen tieferen Atem hervor. Ein tieferer Atem verstärkt alle Prozesse des Organismus, also auch den Chi-Fluss.

Damit ist die Chance größer, dass wir im Körper, vielleicht sogar in dem Organ selbst, Wärme, Kribbeln oder optische Erscheinungen und nach längerem Üben wirklich den Durchfluss des Chi wahrnehmen können. Qualität und Quantität dieser Wahrnehmung ist abhängig vom Entwicklungsniveau des Atembewusstseins. Wir können die Bewegung der Hände an eine willkürliche oder an die natürliche Atembewegung (der feinen Nasenatmung) anbinden. Je atemerfahrener wir sind, desto kleiner kann die Bewegung der Hände wieder werden, bis man sie von außen kaum mehr sieht. Wir sind aber dann so durchlässig, dass wir trotzdem einen kräftigen Chi-Fluss durch das Organ spüren. Das entwickelte Atembewusstsein schließt auch das Bewusstsein des Körperschwerpunkts[2] mit ein.

Haltung, Atmung, Spannung. Stand- und Sitzhaltung. Tan Tien.

Was für den Chinesen das Tan Tien ist, ist für den Japaner das Hara. Für den östlichen Menschen ist aus seiner Tradition heraus klar, dass es sich hier um mehr als den physischen Körperschwerpunkt handelt, den er zur Leistungsoptimierung beherrschen lernen kann. In der Körpermitte zu sein bedeutet für ihn immer die Präsenz aller Dimensionen der Persönlichkeit.

Nach den Tao Yin Übungen sind die Heilenden Laute die ersten Übungen in aufrechter Position. Sie werden im Stehen oder im Sitzen praktiziert. Wenn ich stehe, sitze oder gehe, ist sofort die richtige Körperhaltung Thema. Sie bedingt die richtige Atmung und umgekehrt. Einige von uns haben die Erfahrung gemacht, dass sich durch bewegtes Chi Gong oder durch Tai Chi nach längerem Üben automatisch der Atem vertieft und ein gewisses Gefühl der Befriedigung einstellt. Das geschieht jedoch nur, wenn wir nicht nur den Bewegungsablauf korrekt beherrschen, sondern auch und vor allem in jedem Detail des Ablaufs präsent sind. Sonst bleibt die geübte Form leer. Erst wenn die Bewegungen von innen heraus entste-

[2] Im Tao Yoga nennen wir den Körperschwerpunkt Tan Tien. Die Japaner sprechen von Hara. Karlfried Graf Dürckheim beschreibt in seinem gleichnamigen Buch, was die Entwicklung von Hara für unseren Körper, für das in unserer Welt und Gesellschaft lebende Ich und für das transzendente (spirituelle) Wesen des Menschen bedeutet. Nach einer theoretisch – systematischen Grundlegung zeigt er zum Ende des Buches auch praktische Aspekte auf.

hen, können sie auch in den Alltag hineinwachsen. Das können wir als Beobachter von außen leicht erkennen. Die von innen her gelebte und erlebte Form zieht sofort das Auge des Zuschauers in seinen Bann. Dieser Zusammenhang mit den zugrunde liegenden ursächlichen Faktoren bleibt uns aber oft verborgen. Da unsere westliche Mentalität nicht so umerzogen werden kann, dass wir erst einmal zwanzig Jahre diesen Ablauf üben, bis sich die inneren Qualitäten von selbst einstellen, brauchen wir direktere Hilfen, Präsenz zu entwickeln. Hilfreich kann z.B. die genaue anatomische Kenntnis der Bewegung des Schultergelenks bei einer bestimmten Armbewegung sein. Parallel dazu können wir am Atem arbeiten. Nach einer Weile können wir beides zusammenfügen.

Karlfried Graf Dürckheim weist in seinem Buch Hara darauf hin, dass es drei psycho-physisch neutrale Funktionen gibt, mit denen wir Hara üben können: (Körper)Haltung, Atem und (Wohl)Spannung. Es reicht also nicht aus, nur wie oben beschrieben, z.B. die Arme korrekt in eine bestimmte Position zu bringen, sondern diese Position ist mit einer optimal dafür geeigneten Spannung auszuführen und gleichzeitig müssen die Schultern sich lösen. Dieses Lösen ist nicht einfach ein mechanisches Loslassen geschweige ein Hinunterdrücken, sondern der Übergang in einen anderen, angemessenen (Wohl)Spannungszustand. Spannung und Lösung müssen gleichermaßen mit allen Persönlichkeitsanteilen verbunden sein. Dazu bedarf es der Führung vom Körperschwerpunkt her. Der Körperschwerpunkt macht keine Form, sondern sie erwächst aus ihm, sofern ich mit Hingabe und Achtsamkeit in ihm präsent bin. Das gilt auch für das richtige Sitzen oder Stehen. Genau diese Ausrichtung auf das Zentrum üben wir mit den Psoasmuskel-Übungen des Tao Yin. In der aktiven Phase gehen wir im direkten Kontakt mit dem Körperschwerpunkt in die Übungsposition. In der passiven Phase bleibt der direkte Kontakt mit dem Körperzentrum erhalten. Wir gleiten jetzt in die Ausgangsposition zurück. Gleichzeitig binden wir in diesen Ablauf den Atem ein, der sich leicht von selbst anschließt.

Karlfried Graf Dürckheim empfiehlt für das Üben der rechten Körperhaltung und das Üben von Hara, sich eine Zeit lang etwas mehr in die Ausatmung gleiten zu lassen. Die Ausatmung wird dabei im Vergleich zur Einatmung länger. Nach einer Weile lassen wir nun nicht die Schultern los, sondern uns in den Schultern los. Danach, später gleichzeitig, lassen wir uns vertrauensvoll und ohne einzuknicken im Becken nieder. Graf Dürckheim betont nun als drittes die Wichtigkeit, in den gelösten und frei zugelassenen Unterleib etwas Kraft hineinzugeben, die dem ganzen Rumpf eine gewisse Fülle und Kraft gibt und eine wachsende Wärme spüren lässt. Dadurch fühlt sich der Übende mehr und mehr wie eine Birne oder von einem breiten festen Sockel getragen.

Wie Mitte durch die Verbindung des oberen und unteren Atemraums entsteht, haben wir im ersten Kapitel aufgezeigt. Die Einatmung entstand aus dem natürlichen Atemimpuls der feinen Nasenatmung, die Ausatmung an der Grenze von Handeln und nicht Handeln im genauso feinen Aushauchen. Hier kann schon je nach individueller Umsetzung etwas Führung, also erhöhte Spannung beteiligt sein.[3] Graf Dürckheims Hineingeben von Kraft weist aber eher in die Richtung der erweiterten feinen Nasenatmung, die im Kapitel „Eisenhemd Chi Kung" differenziert beschrieben ist.

Deutlicher als im Stehen können wir im Sitzen fühlen, wie wir aus der rechten Mitte, die uns trägt und aus jeder Spannung löst, hervorwachsen, vom Zentrum her in eine Form gebracht und ohne unser Zutun in einer Form gehalten werden. In diesem Zentrum sind wir nicht starr fixiert, sondern schwingen leise wie ein Grashalm oder Bambus, der selbst bei Windstille noch wie um eine geheimnisvolle Mitte vibriert. Um diesem geheimnisvollen Leben, das in der richtigen Sitzhaltung jederzeit gespürt werden kann, auf die Spur zukommen, empfiehlt Graf Dürckheim, uns auf die rechte Mitte einzupendeln. Wir schwingen also nach vorne und hinten und lassen dabei die Bewegung immer kleiner werden, bis wir den Punkt erreichen, auf dem die Bewegung von selbst still steht. Dieser Punkt ist genau richtig, weder zu weit vorne noch zu weit hinten. Haben wir diesen Punkt gefunden, fühlen wir im ganzen Körper eine geheimnisvolle, wohltuende leise Schwingung, ein wundersames Leben. Wenn wir nur minimal diese Position verlassen und entweder in die zusammensackende Fehlhaltung oder ins Gegenteil in die „Brust raus, Bauch rein Haltung" zurückgehen, fühlt es sich sofort wieder leblos an. Wenn wir zusammensacken, das Kreuz hervor tritt, der Bauch einsinkt, Hals und Kinn hervortreten, sind wir der Schwerkraft ausgeliefert und sichtbar abwesend, also nicht präsent im Hier und Jetzt. Graf Dürckheim betont, dass Hara genauso gut auch beim anlehnenden Sitzen erreicht werden kann, wenn wir Hara

[3] Für Ilse Middendorf befänden wir uns hier schon außerhalb der Grenze des natürlichen spontanen Atmens.

beherrschen. Das Bewusstsein des „richtigen inneren Punktes" ist letztlich also nicht an eine äußere Position gebunden. Wir können genauso gut am Steuer sitzen, liegen oder spazieren gehen und diese geheimnisvolle Kraft spüren, die uns körperlich, seelisch und geistig dauernd erfrischt und sammelt. Graf Dürckheim rätselt, ob diese Schwingung mit dem Atem oder dem Pulsschlag zusammenhängt.

Der Leser des ersten Kapitels hat längst erkannt, dass es sich hier um Chi handelt, das wir über die feine Nasenatmung entfacht haben. Wir haben gelernt, dass besonders der Nasenwurzelatem Kreuzbein und Beckenboden öffnet. Durch das richtige Sitzen im Lot und dem Niederlassen im Becken - Graf Dürckheim entwirft hier das Bild einer Birne -, das auch eine winzige Weitung des Kreuzbeins nach hinten bedeutet, wird diese Verbindung von oberem und unterem Atemraum ebenso unterstützt und initiiert. Erinnern Sie sich an Übung 7 und 8 des ersten Kapitels: die Beckenatmung in der Sitzposition und im Stehen? Hier schwingen wir unter Beobachtung des Kreuzbeins vor und zurück, bis die Bewegung von außen nicht mehr wahrnehmbar ist. Ob der Chi-Fluss nun mehr durch den Atem oder die Haltung zustande kommt, ist nicht entscheidend. Ein japanischer Meister der reinen Sitzmeditation antwortete seinen Schülern auf die Frage, was er von der Koan-Meditation halte: „Hervorragende Methode. Es ist sehr klug, den Geist mit unlösbaren Widersprüchen zu beschäftigen." „Aber du bist doch Meister der Sitzmeditation". „Wenn du über ein Koan sinnierst, sitzt du lange und ruhig und darauf kommt es an." Ein Tao Meister würde sagen, die Sitzmeditation und die Koan-Meditation sind hervorragend, denn sie bringen das Chi in Gang und sorgen für dessen freien Fluss. Darauf kommt es an.

Bei den Heilenden Lauten sorgen wir vor allem für einen freien Chi-Fluss in den Organen, indem wir in die Organe mit unseren Händen hineinstrahlen. Wir können die Kraft der Handstrahlung verstärken, wenn wir den Chi-Fluss im Körper insgesamt erhöhen. Dazu können wir die feine Nasenatmung und die Körperhaltung einsetzen. Über Atmung und Haltung können wir die Kreuzbeinbewegung bewusst einbeziehen und uns hier etwas weitend hineinlehnen. Nach Vermögen lassen wir auch bewusst den Beckenboden weitend mitschwingen. Eine weitere Möglichkeit der Intensivierung der Handstrahlung ist der Anschluss des Atems an die Bewegungen des Rumpfes, der Arme, Hände und Finger (Schwimmhäute).

Jede Arbeit mit den Heilenden Lauten kann anders aussehen, je nachdem was wir aktuell im jeweiligen Organ fühlen. Zum einen belastet jeder Tag die Organe unterschiedlich. Die einzelnen Organe können leicht oder auch schwerer erkrankt sein. Von einer leichten Erkältung, leicht angegriffenen Stimmbändern, Bronchien oder Lungen bis zu hohem Blutdruck, Überhitzung im Kopfbereich, chronischen Herz- oder Nierenproblemen gibt es viele Möglichkeiten vorbeugend, lindernd oder selbstheilend die Organe zu reinigen und abzukühlen. Das Gleiche gilt für die den Hauptorganen zugeordneten Nebenorgane. Aus der Psychosomatik wissen wir, dass in bestimmten Bereichen des Körpers bestimmte Gefühle lokalisiert sind. Wenn sich etwa ein Klient traurig fühlt, und wir ihn fragen, wo im Körper er die Trauer spürt, kann er meist auf die Lungenregion verweisen. Wenn umgekehrt jemand Trauer in sich trägt und sie nicht spüren kann, wird die Brust in der Lungenregion meist verspannt sein. Die Tao Meister haben nun schon vor Tausenden von Jahren für jedes Organ ein bestimmtes Gefühlskontinuum entdeckt. Für die Lunge ist z.B. eine Bandbreite von Gefühlen zwischen Trauer und Depression auf der einen Seite und auf der anderen Seite Mut und Rechtschaffenheit charakteristisch.

Den einzelnen Organen ist außerdem eine bestimmte Farbschwingung zugeordnet, die den Schwingungscharakter der Organe optimal unterstützt. Mit dieser Energie strahlen wir in das betreffende Organ hinein. Manche Menschen, die visuell besonders begabt sind, können diese Farben deutlich sehen.

Die Meditation der Heilenden Laute: Die Lunge

Wir begeben uns jetzt gemeinsam in eine Demonstrationssitzung am Beispiel der Lungen. Richten Sie sich in einer geraden aber lockeren Sitzhaltung ein, in der Sie im Moment am leichtesten innerlich loslassen können. Achten Sie darauf, dass Ihr Hinterkopf nicht nach hinten und das Kinn nicht nach vorne gezogen ist, sondern nehmen Sie das Kinn eher ein ganz klein bisschen nach innen Richtung Hals. Dadurch verlagert sich der obere Hinterkopf etwas weiter nach oben. Wenn Sie später die Energie fließen spüren können, werden Sie sofort bemerken, dass das Chi jetzt leichter den Rücken hoch zum Kopf strömt. Halten Sie nun Ihre Hände vor den oberen Brustkorb und lächeln Sie in die Lungen. Sie können dazu die Augen schließen. Legen Sie Ihre Zunge an eine Stelle des Obergaumens, die für

Sie am angenehmsten ist. Dadurch verbinden Sie die aufsteigende Hauptenergieleitbahn, die die Wirbelsäule hinauf bis zum Scheitel und dann hinunter zum Obergaumen führt, mit der abwärtsführenden Hauptenergieleitbahn, die von der Zunge die vordere Mittellinie bis zum Damm (Perineum) hinunter verläuft. Strahlen Sie mit Ihren Händen weiterhin in den oberen Brustkorb und lächeln Sie in die Lungen. Versuchen Sie zunächst einmal Ihre Lungen genauer zu orten. Auf der linken Seite haben wir zwei und auf der Rechten drei Lungenlappen. Spüren Sie die Größe der Lungen? Ihre Beschaffenheit? Fühlen sie sich zusammen gefallen und energielos an oder eher kräftig? Sehen Sie in den Lungen eine klare weiße Farbe oder ist das Weiß trüb oder eher ein Grau? Sehen Sie eine einheitliche Farbe oder Flecken? Fühlen sich Ihre Lungen kalt oder warm an? Können Sie auch in die Lungen hinein hören? Strömt der Atem leicht in die Lungen oder wird er durch Verspannungen behindert? Wenn Sie eine Verbindung zu Ihren Lungen herstellen können, erkennen Sie, wie Ihre Lungen im Moment wirklich sind. Lächeln Sie einfach sanft in die Lungen hinein ohne das, was ihre Sinnesorgane Ihnen melden, zu werten.

Sie führen jetzt den Heilenden Laut aus, mit dem Sie alles aus den Lungen herausbringen können, was Sie aus den Lungen entlassen wollen. Sie öffnen jetzt ihre Augen. Während Sie einatmen, heben Sie nun Ihre Arme so über den Kopf, dass die Ellenbogen noch angewinkelt sind. Dann drehen Sie die Handflächen senkrecht nach oben. Sie spüren die Dehnung der Sehnen im Handgelenksbereich. Ihre Augen sind der Handbewegung gefolgt. Entlassen Sie nun alles Verbrauchte und Kranke der Lungen in Form einer grauen oder schwarzen Wolke aus dem Mund. Sie wählen dazu den Laut „SSSS". Wenn Ihre Lunge sich entleert hat, lassen Sie die Luft wieder einströmen und senken mit der Einatmung ihre Arme, bis die Hände sich wieder vor dem oberen Brustkorb befinden. Sie können Ihre Augen nun wieder schließen und in die Lungen hineinlächeln. Bei der Einatmung haben Sie sich überall im Raum klares weißes Licht vorgestellt oder Sie haben weißes Licht gesehen und drücken nun bei der Ausatmung dieses Licht durch die Lunge durch und mit der nächsten Einatmung ziehen Sie es wieder zur vorderen Seite des Körpers zurück. Durchdrücken zurückziehen, durchdrücken zurückziehen.

Versuchen Sie nun deutlicher, körperliche Sensationen in den Lungen wahrzunehmen. Das zugehörige Sinnesorgan der Lungen ist die Nase. Suchen Sie auch über die Nase Kontakt zu den Lungen zu bekommen. Das ist zum einen über den

Luftstrom möglich, den Sie genau verfolgen können. Wenn Sie schon länger die Heilenden Laute praktiziert haben, gelingt es Ihnen vielleicht, auch eine direkte energetische Verbindung zwischen Nase und Lungen aufzubauen. Vielleicht merken Sie, das die Lungen schon ein ganz klein wenig auf Ihr Lächeln reagieren und das der Bereich etwas weicher wird und freier. Versuchen Sie, sich auf einer noch tieferen Ebene auf die Lungen einzulassen. Welche Gefühlsqualitäten spüren Sie heute in der Lunge? Ist es eher der Mut oder mehr die Traurigkeit, Melancholie oder Depression? Mit welcher der beiden Seiten können oder wollen Sie heute mehr in Kontakt kommen? Vielleicht brauchen Sie ja auch den Mut, um mit der Trauer in Kontakt kommen zu können. Vielleicht müssen Sie noch genauer mit der Trauer Kontakt aufnehmen, um sie dann entlassen zu können.

Wiederholen Sie nun den Heilenden Laut, führen die Arme über den Kopf und entlassen noch mehr verbrauchte Energie und negative Emotionen mit dem Laut „SSSS“ aus dem Mund. Sie holen wieder mit den Händen das weiße Licht ein und strahlen es in die Lungen. Sie fühlen das weiße Licht vielleicht in den Handflächen und an der Körperhaut. Sie lächeln weiter in die Lungen. Während Sie kontinuierlich an der Verbindung zu den Lungen arbeiten, vergegenwärtigen Sie sich gelegentlich, ob sich die Struktur, die Farbe der Lungen oder andere Qualitäten verändert haben. Vielleicht ist das Weiß der Lungen strahlender geworden, vielleicht haben sich die Flecken reduziert? Die Lungen werden vielleicht glatter und kräftiger. Können Sie Mut oder Trauer deutlicher wahrnehmen? Vielleicht können Sie noch mehr Mut fassen und dann bleibt weniger Raum für die Trauer. Wenn Sie Ihr Chi schon gut spüren, können Sie Kontakt zum Nebenorgan der Lunge aufnehmen, zum Dickdarm. Sie können eine Verbindung zwischen Lungen und Dickdarm herstellen oder sogar eine Verbindung von der Nase über die Lungen zum Dickdarm. Wenn Sie schon sehr durchlässig sind, beginnen Sie jetzt vielleicht, die Abstrahlung Ihrer Hände oder die Abstrahlung der Lungen mit den Händen wahrzunehmen. Es kann sein, dass die Lungen so dicht sind, dass sie Ihre Handstrahlung reflektieren, also zurückwerfen. Lassen Sie sich davon nicht beirren, fahren Sie einfach fort, solange es für Sie angenehm ist. Wiederholen Sie noch einmal den Heilenden Laut und reinigen Sie nochmals Ihre Lungen von verbrauchtem Chi. Danach drücken und ziehen Sie das weiße Licht wieder durch die Lungen. Wenn Sie schon sehr erfahren sind, warten Sie, bis Sie wirklich spüren, dass das Chi auf der Rückenseite angekommen ist und ziehen es dann mit dem Einatem zurück zur Vorderseite.

Prüfen Sie noch einmal mit den für Sie passendsten Sinnesorganen, wie sich die Lungen entwickelt haben. Spüren sie noch einmal in das Gegensatzpaar Mut und Trauer. Vielleicht kann der Mut größer und die Trauer kleiner werden.

Die Heilenden Laute in ihrer zyklischen Reihenfolge

Die Chinesen unterscheiden in allen Lebensbereichen fünf verschiedene Energiearten, die sogenannten Elemente[4]. Die Organe werden ebenfalls den Elementen zugeordnet, genauso wie etwa die Jahreszeiten und die Farben. Mit den Heilenden Lauten können wir die Elemente in unserem Körper ausbalancieren. Über die Jahreszeiten können wir uns die richtige Abfolge am besten merken. Je nach Bedürfnis meditieren wir die Heilenden Laute in dieser zyklischen Abfolge. Wir können aber auch ein Organ aus dem Zyklus herausnehmen und einzeln praktizieren.

Die Lungen

Die Lungen liegen im oberen Brustkorb. Den Lungen ist die Farbe Weiß zugeordnet, die wir mit dem Element Metall assoziieren können.

Bewegungsablauf: Führen Sie die Arme hoch über den Kopf. Die Ellenbogen sind noch angewinkelt. Drehen Sie nun die Handflächen nach oben.

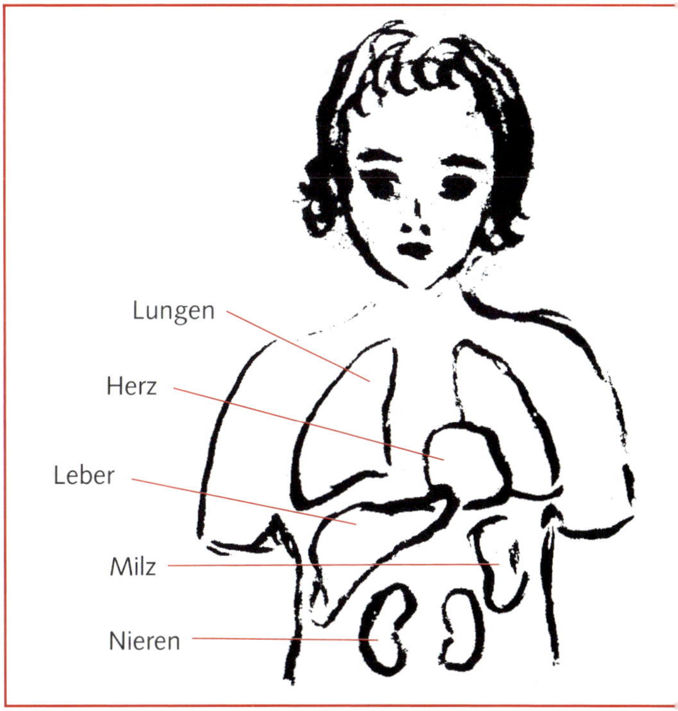

Zeichnung 10: Die Organe der Heilenden Laute

[4] Vor allem im Kapitel „Ausblick auf weiterführende Stufen des Tao Yoga" finden Sie genauere Beschreibungen und Hinweise zu den fünf Elementen.

Die Augen folgen der Bewegung der Hände. Durch diese Bewegung wird der obere Brustbereich gedehnt und die Lungen können sich leichter mit Luft füllen.

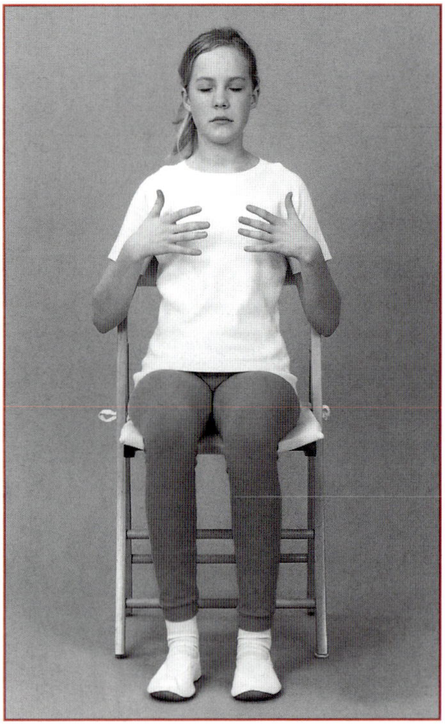

Foto 32: Die Lungen bestrahlen

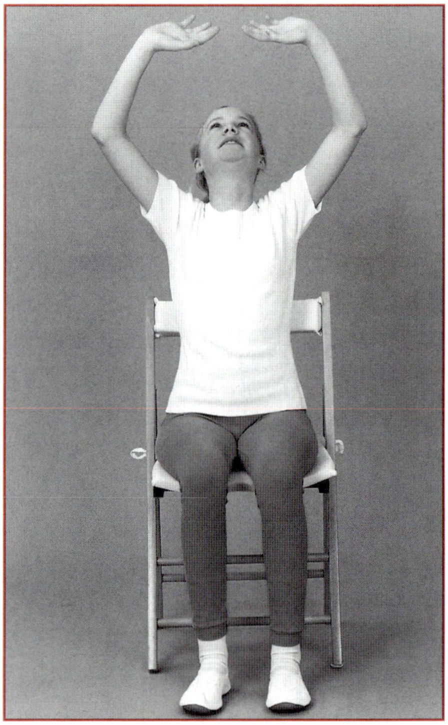

Foto 33: Der Heilende Laut der Lungen

Heilender Laut:	SSSS
Zugehöriges Sinnesorgan:	Nase
Zugeordnetes Organ:	Dickdarm
Negative Emotionen:	Trauer, Depression, Melancholie
Positive Emotionen:	Mut, Rechtschaffenheit
Farbe:	Weiß
Jahreszeit:	Herbst
Element:	Metall

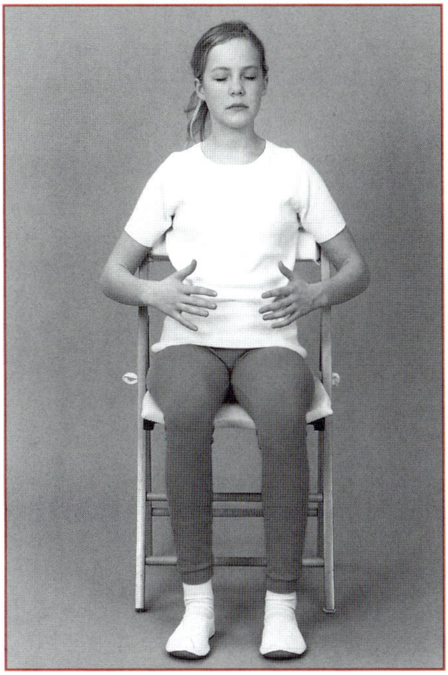

Foto 34: Die Nieren bestrahlen

Die Nieren

Die Nieren befinden sich in Höhe der unteren freistehenden Rippen unterhalb von Leber und Milz, aber ganz zur Rückenseite hin, also hinter der Bauchhöhle. Die Nieren haben eine ähnliche Form wie die Ohren. Bei den Nieren arbeiten wir mit der Farbe Blau. Sie erschließt sich aus dem zugeordneten Element Wasser.

Bewegungsablauf: Strahlen Sie mit den Händen von der Vorderseite des Körpers in die Nieren. Für den heilenden Laut öffnen Sie die Augen und führen mit der Einatmung die Hände

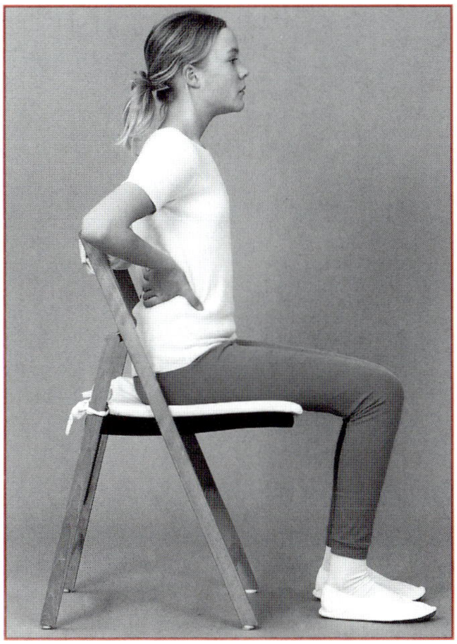

Foto 35 Der Heilende Laut der Nieren: Ausgangsposition

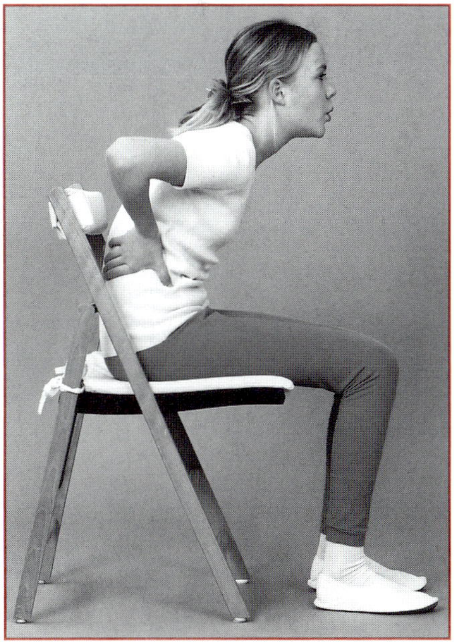

Foto 36 Der Heilende Laut der Nieren: Endposition

zu den Nieren am Rücken. Während Sie den heilenden Laut „HOOO" ausführen, runden Sie den Rücken in die Hände hinein. Sie spüren die Dehnung im Nierenbereich. Sie schauen dabei geradeaus nach vorne, knapp unterhalb des Horizonts. Mit der danach einsetzenden Einatmung lassen Sie von allen Seiten strahlend blaues Licht einströmen. Gleichzeitig führen Sie die Hände in die Ausgangsposition zurück.

Heilender Laut:	HOOO (stimmlos)
Zugehöriges Sinnesorgan:	Ohren
Zugeordnetes Organ:	Blase
Negative Emotionen:	Angst, Existenzangst, Vernichtungsangst
Positive Emotionen:	Sanftheit, Gelassenheit
Farbe:	Blau
Jahreszeit:	Winter
Element:	Wasser

Die Leber

Die Leber liegt unter dem rechten Rippenbogen. Sie ist das größte Körperorgan. Zur Leber gehört die Farbe Grün. Die Farbe Grün wird sinnfällig, wenn wir uns vor Augen halten, dass die Leber die Frühlingsenergie verkörpert.

Bewegungsablauf: Sie öffnen die Augen und führen beide Arme wie beim Lungenlaut hoch über den Kopf, verschränken jetzt aber die Finger ineinander und drehen die Handflächen nach oben. Nun beugen Sie den Oberkörper etwas nach links, um den Leberbereich etwas zu dehnen. Während des Heilenden Lauts „SCH" schauen Sie in Richtung Hände. Die Augen sind das zugehörige Sinnesorgan der Leber. Besonders beim Leberlaut können die verbrauchten Energien auch über die Augen einen Weg nach draußen finden. Sie lassen jetzt klares grünes Licht von überall her einstrahlen und führen mit der Einatmung Ihre Arme in die Ausgangsposition zurück.

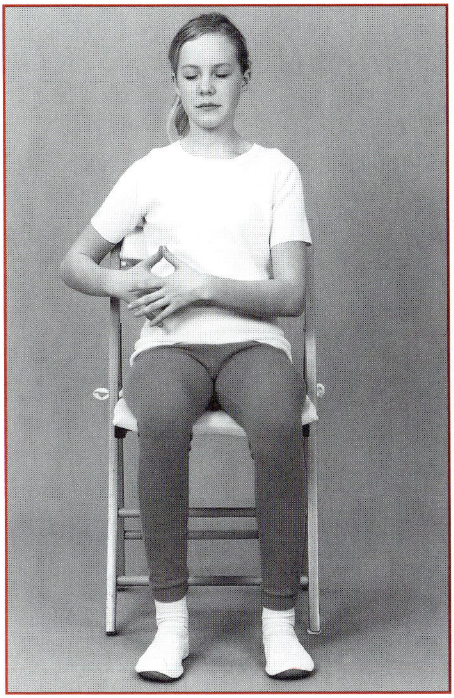

Foto 37: Die Leber bestrahlen

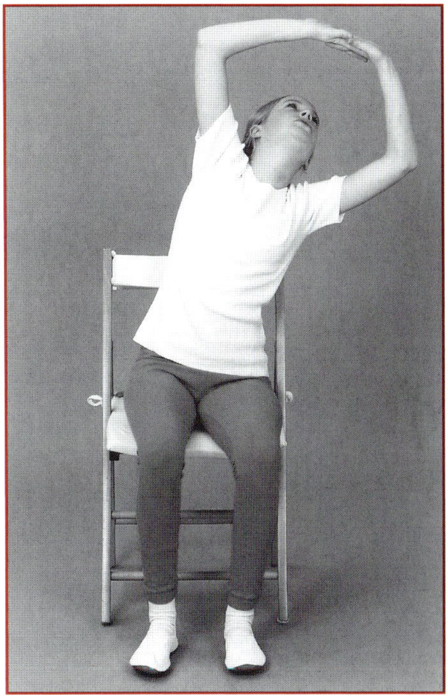

Foto 38: Der Heilende Laut der Leber

Heilender Laut:	SCHSCHSCH
Zugehöriges Sinnesorgan:	Augen
Zugeordnetes Organ:	Galle
Negative Emotionen:	Wut, Ärger
Positive Emotionen:	Freundlichkeit, kreative expansive Kraft
Farbe:	Grün
Jahreszeit:	Frühling
Element:	Holz

Das Herz

Das Herz liegt mittig im oberen Brustraum, aber etwas mehr zur linken Seite. Es überrascht nicht, dass dem Herz die Farbe Rot zugewiesen wird. Das Herz repräsentiert die Feuerenergie.

Bewegungsablauf: Der Bewegungsablauf für den Heilenden Laut des Herzens ist der Gleiche wie bei der Leber. Die Dehnung beim Heilenden Laut „HAAA" selbst ist allerdings spiegelbildlich zum Leberlaut. Es wird jetzt die linke Körperseite gedehnt. Wenn Ihnen die Farbe Rot zu stark ist, nehmen sie Rosa.

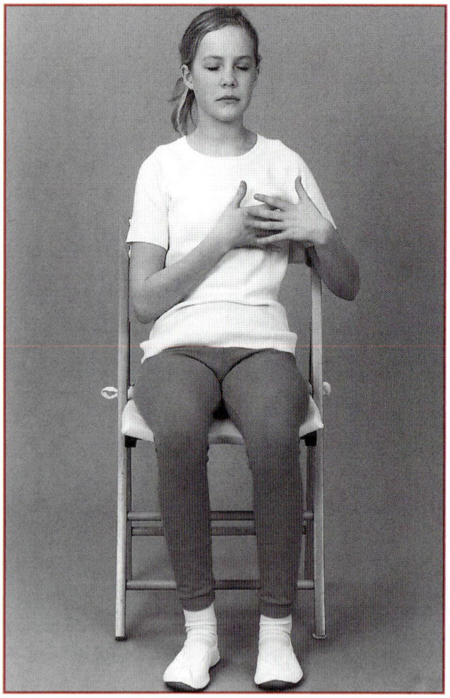

Foto 39: Das Herz bestrahlen

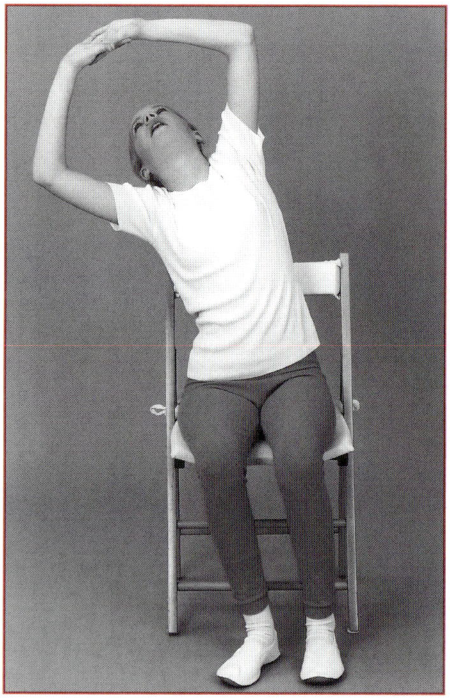

Foto 40: Der Heilende Laut des Herzens

Heilender Laut:	HAAA (stimmlos)
Zugehöriges Sinnesorgan:	Zunge (Sprechen)
Zugeordnetes Organ:	Dünndarm
Negative Emotionen:	Unruhe, Hast, Hastigkeit, Hass, Arroganz
Positive Emotionen:	Freude, liebevolle Gefühle, Liebe, Ekstase
Farbe:	Rot
Jahreszeit:	Sommer
Element:	Feuer

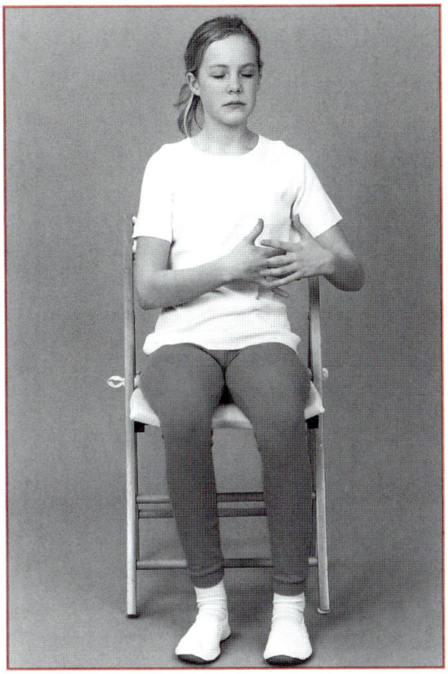

Foto 41: Die Milz bestrahlen

Die Milz

Die Milz liegt unter dem linken Rippenbogen und weiter innen im Körper als die Leber auf der rechten Seite. Sie strahlen mit beiden Händen in die Milz. Bei der Milz arbeiten wir mit der Farbe Gelb, dem Gelb des Spätsommers.

Bewegungsablauf: Während Sie mit geöffneten Augen für den Heilenden Laut der Milz einatmen, öffnen Sie die Arme und führen sie dann wieder zur Mitte zurück. Die Fingerspitzen drücken Sie spürbar unter den linken Rippenbogen in den Magen. Sie

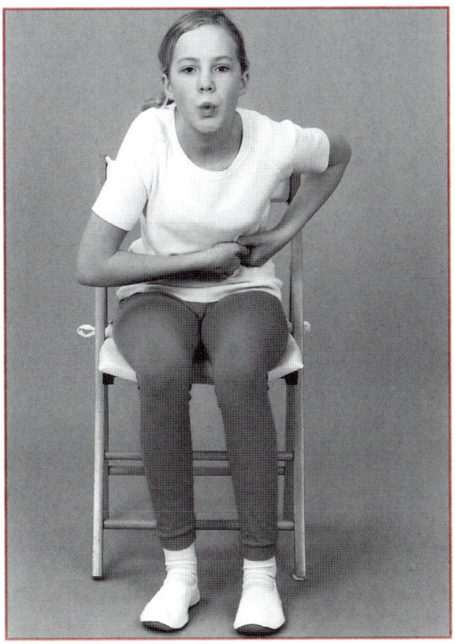

Foto 42 Der Heilende Laut der Milz von vorne

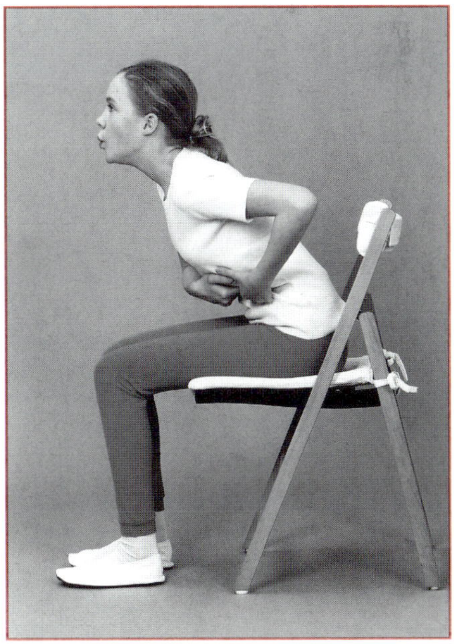

Foto 43: Der Heilende Laut der Milz von der Seite

führen jetzt den Heilenden Laut „HUUU" ohne Stimme aus. Die Bauchdecke tritt durch den Ausatem hervor und drückt Ihre Finger, die unter dem Rippenbogen liegen, heraus. Der Raum um Sie ist jetzt mit klarem, strahlendem gelben Licht gefüllt. Sie atmen dieses Licht ein, holen es mit den Händen ein und strahlen es mit Ihren Händen in die Milz.

Heilender Laut:	HUUU (stimmlos)
Zugehöriges Sinnesorgan:	Mundraum
Zugeordnetes Organ:	Magen, Bauchspeicheldrüse
Negative Emotionen:	Sorgen, Verwirrung, Dezentriertheit
Positive Emotionen:	Erdung, Mitte, Klarheit, Fairness
Farbe:	Gelb
Jahreszeit:	Spätsommer
Element:	Erde

Der Dreifacherwärmer

Der Dreifacherwärmer hat keine Zuordnung wie die Organe der ersten fünf Heilenden Laute. Er gleicht Hitze und Kälte aus. Der heiße Bereich des Körpers liegt oberhalb des Zwerchfells, der Warme zwischen Zwerchfell und Bauchnabel, der Kalte unterhalb des Bauchnabels. Sie können mit dem Heilenden Laut des Dreifacherwärmers Überhitzung im Kopfbereich nach unten in die Füße ableiten. Er hilft auch, Bluthochdruck zu senken. Da es sich beim Dreifacherwärmer nicht um ein einzelnes Organ handelt, sondern um die Verbindung von Körperregionen, fällt hier die gezielte, lokal begrenzte Bestrahlung weg. Mit dem Heilenden Laut „CHIII" ziehen wir regenbogenfarbenes Licht vom Scheitel bis zur Sohle durch den ganzen Körper. Spüren sie einfach nur in diesen Energiestrom. Sie können diesen Laut nicht nur im Stehen oder Sitzen, sondern sogar im Bett liegend ausführen. Sie schlafen dann besser ein. Bewegungsablauf: Sie heben die Arme mit der Einatmung über den Kopf. Mit dem stimmlosen Laut CHIII atmen Sie aus und führen nun die Arme mit den zum Boden zeigenden Handflächen vorne am Kopf vorbei bis zum Becken hinunter. Dabei strahlen Sie die Regenbogenfarben durch den ganzen Körper bis in den Boden hinein. Die geöffneten Augen folgen der Bewegung der Hände. Wiederholen Sie diesen Heilenden Laut mindestens fünf Mal.

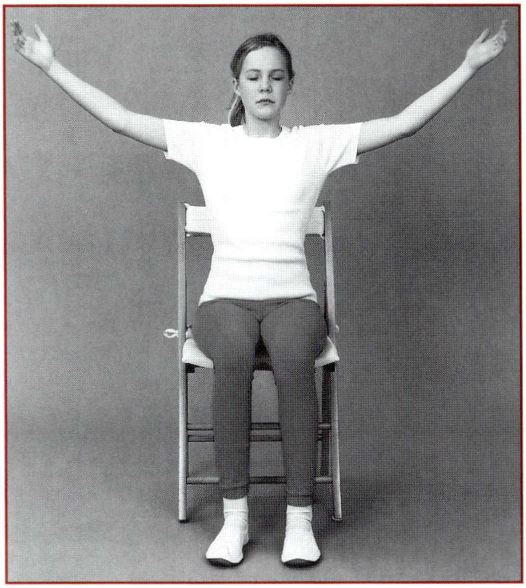

Foto 44: Die Arme zum Laut des Dreifacherwärmers heben

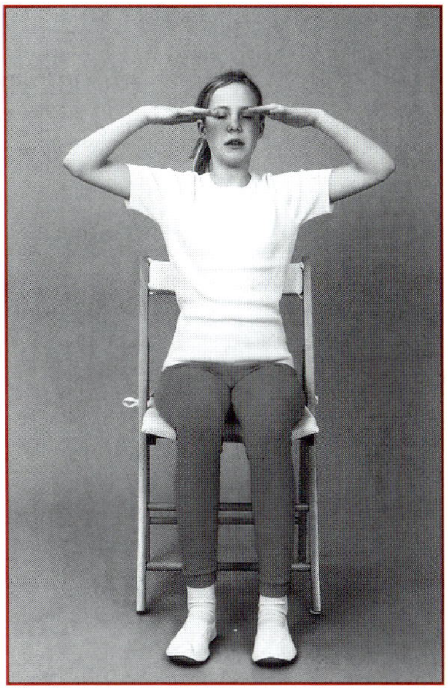

Foto 45: Der Heilende Laut des Dreifacherwärmers

Organ	Lunge	Niere	Leber	Herz	Milz	Dreifach-erwärmer
Heilender Laut	SSSS	HOOO	SchSch	HAAA	HUUU	ChIII
Farbe	weiß	blau	grün	rot	gelb	
Negative Emotionen	Trauer	Angst	Wut, Ärger	Unruhe, Hast,Hass	Verwirrung, Sorgen	
Positive Emotionen	Mut	Sanftheit	Freund-lichkeit	Freude, Liebe	Klarheit	
Zugehöriges Sinnesorgan	Nase	Ohren	Augen	Zunge	Mundraum	
Zugeordne-tes Organ	Dickdarm	Blase	Galle	Dünndarm	Pankreas	
Jahreszeit	Herbst	Winter	Frühling	Sommer	Spätsommer	
Element	Metall	Wasser	Holz	Feuer	Erde	

Tabelle: Die Heilenden Laute

Das Innere Lächeln[1]

Schon das ehrliche und offene Lächeln eines Fremden in der U-Bahn oder auf der Straße wirkt ansteckend und hebt unsere Stimmung. Wir fühlen uns zumindest eine Zeit lang weniger in unserem Alltag und in unseren Gedankengebäuden gefangen und beengt. Vielleicht fühlen wir uns sogar beschwingt und haben mehr Kraft und Lust, unsere Aufgaben zu erfüllen.

Beim Lächeln werden Botenstoffe wie das Hormon Serotonin freigesetzt. Serotonin verbessert unser Immunsystem und entspannt die Muskeln. Es wird manchmal auch Glückshormon oder antidepressives Hormon genannt, denn es hat entscheidenden Einfluss auf unsere positive, psychische Stimmung. Das findet Anwendung bei sogenannten Lachtherapien, die im Rahmen von Klinikaufenthalten und anderen medizinischen Institutionen und Projekten entwickelt wurden. Das Motto lautet: Lachen ist die beste Medizin. Schwieriger als über jemand anderen oder über etwas außerhalb von mir zu lachen, kann sein, mir selbst liebevoll zuzulächeln. Viele Menschen haben Schwierigkeiten ihren Schwachstellen zuzulächeln. Massiver Widerstand kann sich zeigen, wenn sie in ein erkranktes Organ hineinlächeln sollen. Das erkrankte Organ kann aber nur genesen, wenn wir wieder eine Verbindung zwischen dem Gehirn und dem Organ herstellen. Es muss in die Lage versetzt werden, ehrliche Rückmeldung über seinen körperlichen und psychischen Zustand geben zu können. Unser Körper weiß alles und lügt nie. Er reagiert auch auf alles, was wir tun. Wir überhören aber oft seine Signale. Es verwundert nicht, dass sich nur ganz wenige Menschen bewusst selbst zulächeln. Kaum jemand hat diesen stärksten Ausdruck der persönlichen Kraft kultiviert und voll zur Verfügung. Es fehlt an Selbstliebe. Wir ziehen es vor, Leistung zu erbringen, deren Maßstab außerhalb unser selbst liegt. Genauso verlagern wir die Verantwortung für unsere Gesundheit nach außen. Dazu teilen wir uns in einen Körper und eine Psyche auf, die wir haben und nicht sind und die wir folgerichtig nicht spüren, sondern benutzen wollen wie ein Auto. Wir können uns aber beizeiten keinen neuen Körper kaufen oder ihn beliebig reparieren lassen. Begeben wir uns in die Rolle des kranken Opfers, kann es noch schwerer werden, die ursprüngliche körperlich-seelische Erlebenseinheit wiederzuerlangen. Ohne diese ist eine dauerhafte Gesundung nicht möglich. Wenn wir aber selbst die Verbindung zwischen Gehirn und Organen wiederherstellen, können wir den

[1] Chia, Mantak: Tao Yoga des Heilens, Die Kraft des Inneren Lächelns – Die Sechs Heilenden Laute – Die Praxis der Chi Massage. Interlaken Ansata Verlag 1987.

Organen wie ein Chef seinen Mitarbeitern wohlwollende Aufmerksamkeit oder sogar dankbare Anerkennung schenken. Sie werden dann schneller gesund und viel lieber und stressfreier ihre Arbeit verrichten, denn sie haben die Gewissheit, dass sie jederzeit Rückmeldung über ihr Befinden geben dürfen, wenn wir bestimmte Gedanken haben, bestimmte Dinge aussprechen oder bestimmte Handlungen ausführen. D. h. wir bekommen viel eher mit, was uns als Gesamtorganismus gut tut oder schadet. Das kann sich in allen Bereichen auswirken: Lebenseinstellungen und Lebensgewohnheiten, Essen, Schlafen, Sexualität, Beziehungen, Beruf, Selbstverwirklichung.

Sich aufrichtig zulächeln zu können, setzt Hingabe und Achtsamkeit voraus, und diese wiederum ein hohes Maß an Empfindungsvermögen. Aufbauend auf den Grundlagen, die wir in den ersten drei Kapiteln kennen gelernt haben, kann auf einer tieferen Stufe Spontaneität entstehen. Die meisten Meditationen im Tao Yoga beginnen wir mit dem Inneren Lächeln. Mantak Chia hat die vordere, mittlere und hintere Linie des Inneren Lächelns entwickelt. Die vordere Linie umfasst eine erweiterte Reihe der Organe, die wir schon von den Heilenden Lauten her kennen. Die mittlere Linie betrifft den ganzen Verdauungstrakt, die hintere Linie das Nervensystem. Die Tao Meister wissen schon seit Jahrtausenden, dass die Kraft des Lächelns positiven Einfluss auf die Veränderung von Einstellungen und die Umwandlung von Energiequalitäten ausübt. Deshalb ist das Innere Lächeln auch der schnellste und einfachste Weg, Energie zu tanken. Wenn wir Unruhe, Stress, Wut, Trauer und Angst in neutrale Energie umwandeln können, sie also von ihrer bisherigen Bindung lösen, können wir diese Energie unmittelbar für uns nutzbar machen und zielgerichtet verwenden. Es ist dafür zwar schon sehr hilfreich, wenn wir geistig die Information eines liebevollen Lächelns wie einen Strahl in die Organe schicken und sich dort das atmosphärische Gefühl von Weite einstellt. Die Organe dehnen sich aus, werden geschmeidiger und besser durchblutet und damit wieder belastbarer. Wenn wir jedoch später nach längerer Tao Yoga Praxis und Erfahrung zusätzlich den Chi-Fluss in die Organe und in den Organen spüren, können wir den realen energetischen und seelischen Transformationsprozess im jeweiligen Organ direkter und stärker einleiten und begleiten. Die seelischen Gefühlskontinua der einzelnen Organe haben eine deutlich wahrnehmbare Entsprechung auf der Chi-Ebene. Den aggressiv expansiven Charakter der Leber etwa können wir oft als energetische Pfeile oder als ätzende Masse oder Wolke wahrnehmen. Unsere fühlende Hand wird zum Organ hingezogen oder abgestoßen. Wenn sich durch unser Lächeln die Energie der Leber in eine harmonischere Kraft verwandelt, ist das nicht nur bald in der Leber, sondern auch im ganzen Organismus als Gefühl von Integration, von zu Hause ankommen, von einkehrendem Frieden wahrnehmbar. Die stärkste körperlich-energetische und seelische Reaktion auf den ganzen Organismus können wir erreichen, wenn wir mit dem Inneren Lächeln unser Herz-Chi umwandeln. Es entstehen sehr starke Gefühle. Man fühlt ein Schmelzen, fühlt sich empfangen und kann sich selbst empfangen.

Nun werden aber gerade diejenigen, für die es besonders wichtig wäre zu lächeln, wahrscheinlich wenig motiviert sein, sich zuzulächeln. Aber auch diejenigen, die sich leichter tun und sich freier fühlen, werden sich fragen, wie sie es anstellen sollen, sich aufrichtig zuzulächeln, wenn sie gerade wütend, traurig oder ängstlich sind. Wenn wir unsere Gefühle schon deutlich spüren können, ist das ein Geschenk, das wir dankbar annehmen dürfen.

Wenn wir z.B. traurig sind, verbinden wir uns bewusst mit der Trauer und lächeln mit dieser traurigen Einfärbung in die Organe. Wir nehmen also eine liebevoll akzeptierende Distanz zu dem betreffenden Gefühl ein und lassen ihm den Raum, das Lächeln mitzugestalten. So verfährt auch ein Schauspieler, der seine ganz privaten Gefühle hat und eine Rolle mit ganz anderen Gefühlen spielen muss. Wenn er seine privaten Gefühle nicht wahrnehmen würde oder wahrnehmen wollte, könnte er sie auch nicht als Kraftbasis für ein spontanes Rollenspiel nutzen. Er würde unecht wirken. Die Regel ist aber, dass wir erst einmal unser körperliches Empfindungsvermögen trainieren müssen, bevor wir eindeutig und differenziert unsere Gefühle spüren lernen können. In dieser Reihenfolge sind wir auch bei den Heilenden Lauten vorgegangen.

Aber auch gewolltes, aufgesetztes Lächeln kann unsere Gefühlslage positiv verändern.[2] Gefühle sind mit Reizen verknüpft, die aus dem vegetativen Nervensystem kommen, aus Muskeln, Organen oder anderen Körperstrukturen, die von diesem Nervensystem versorgt werden. Das Eintreffen solcher Impulse in den hochentwickelten Zentren des zentralen Nervensystems wird als Gefühl empfunden. Wenn wir Körperbewegungen und –haltungen bewusst verändern, wandeln wir

---

[2] Siehe dazu: Lewis, Dennis: Das Tao des Atems – Atem als Weg zu Gesundheit und innerem Wachstum, Reinbeck bei Hamburg Rowohlt Verlag 1999

Reize und Impulse ab. Dadurch wandeln sich auch unsere Gefühle. Eine Studie über die Auswirkungen verschiedener Arten des Lächelns auf eine regional begrenzte Gehirnaktivität führte sogar zu dem Ergebnis, dass gewolltes Lächeln diese Gehirnaktivität weitgehend genauso beeinflusst wie spontanes Lächeln.

Die Praxis

Wenn wir uns ohne vorbereitende Übungen natürlich und entspannt zulächeln können, bedeutet das, dass wir den Angebundenen Atem zur Verfügung haben. Unser Unterkiefer wird sich unmittelbar lösen, der Atem ruhiger und tiefer werden und Reflexe in der Nasenwurzel auslösen. Dadurch kann sich die Atembewegung auch mit dem Kreuzbein und dem Beckenboden verbinden. Zumindest in der Nasenwurzel, also im Bereich zwischen den Augenbrauen, den wir auch Drittes Auge nennen, werden wir Chi spüren. Vielleicht spüren wir das Chi vom Becken zum Dritten Auge hochsteigen oder es fließt in umgekehrter Richtung.

In der Regel aber werden wir erst einmal vorbereitende Entspannungsübungen vorschalten und Körperbewusstsein schaffen müssen, z.B. durch Tao Yin. Vielleicht reicht es auch aus, wenn wir unseren Lieblingsduft imaginär im Nasengang aufsteigen lassen. Eine andere oder zusätzliche Möglichkeit ist die körperliche und geistige Entspannung der Augen.

Für Mantak Chia beginnt die Übung des Inneren Lächelns mit den Augen, weil die Augen mit dem autonomen Nervensystem verbunden sind, das seinerseits die Funktion der Organe und Drüsen reguliert. Es sind zuerst die Augen, die äußere Signale empfangen und dann Organe und Drüsen veranlassen, z.B. bei Stress und Gefahr ihre Arbeit zu beschleunigen und nach überstandener Krise zurückzuschalten. Mantak Chia verweist darauf, dass die Augen mit allen Organen und den anderen Sinnen verbunden sind. Wenn wir die Augen entspannen, entspannen wir demnach den ganzen Körper und setzen so Energie für unsere jeweiligen Tätigkeiten frei.

Vorbereitende Übungen mit den Augen

Wenn Sie sich angespannt und unruhig fühlen, werden wahrscheinlich auch ihre Augen und der Übergang im Nacken zwischen dem obersten Halswirbel und dem Hinterkopf entsprechend verspannt sein. Solange diese typische „Westler-Barriere“ ihren Kopf vom Rumpf und damit das Denken vom Fühlen trennt, wird es Ihnen kaum gelingen, in die Organe Ihres Körpers hineinzuspüren und hineinzulächeln. Wenn Sie Ihre Augen sehr langsam bewegen und sich an den Augäpfeln nach innen Bleistifte befestigt vorstellen, mit denen sie den unteren Hinterkopf von innen bemalen, werden Sie feststellen, dass Sie über die Augen den Kopf-Nacken-Übergang wirklich erreichen und entspannen können.

Führen Sie Ihre Augen nun im Zeitlupentempo waagerecht von einer Seite zur anderen. Verweilen Sie jeweils am Endpunkt der Bewegung bis zu sieben Sekunden und lehnen Sie sich hier etwas in die Verspannung hinein. In dieser Phase warten Sie auf die Einatmung. Wenn Sie sich lösen und zur anderen Seite wechseln, atmen Sie aus. Die gleiche Bewegungsabfolge wiederholen Sie nun in vertikaler Richtung. Sie führen die Augen jetzt also hinunter und hinauf. Ilse Middendorf schlägt eine ähnliche Übung vor. Sammeln Sie sich in Ihre Augen. Lassen Sie dann Ihr Sehvermögen oder auch Ihre Augen selbst in Ihren Hinterkopf wandern. Währenddessen entsteht meist die Einatmung. Sobald Sie im Hinterkopf angekommen sind, führen Sie die Augen in ihre Ausgangslage zurück. Dabei atmen Sie aus. Nach einer Weile fühlen Sie sich, als hätten sie erfrischend geschlafen.

Der nächste Schritt ist die Rotation der Augen. Sie führen die Augen nun genauso langsam wie vorher eine Weile im Uhrzeigersinn und dann gegen den Uhrzeigersinn im Kreis. Wenn Sie Schwierigkeiten haben, einen Kreis zu formen, führen Sie die Augen über vier Fixpunkte: oben, links, unten, rechts. In der nächsten Stufe der Übung rotieren Sie die Augen etwas schneller. Der nächste Schritt besteht darin, die Augen nur noch imaginär zu drehen. Danach führen Sie die Rotation der beiden Augen zusammen ins Dritte Auge. Vielleicht können Sie jetzt durch die reale und imaginäre Mobilisierung der Augen Chi im Stirnbereich spüren. Drehen Sie dieses Chi im dritten Auge immer schneller und formen Sie aus diesem Wirbel ein Chi-Bällchen. Vielleicht wird das Energiebällchen größer und strahlt über das ganze Gesicht aus, aber auch in den Kopf hinein, ins Gehirn und in den Mundraum hinunter. Spüren oder sehen Sie Ihr Chi nicht real, stellen Sie sich den Chi-Wirbel optisch vor. Spiralisieren Sie Chi mit der Kraft des Geistes und der Augen, können Sie überall im Körper, insbesondere in den Zentren des Energiekreislaufs, Chi anziehen, sammeln und verdichten. Mantak Chia beruft sich bei dieser Technik auf die Natur. Auch Wasserstrudel, Wirbelstürme, die Elektronen im Atom und die Galaxien des Universums bewegen sich in Spiralen. Durch Spiralen entstehen Energiefelder, die wiederum andere Energien anziehen.[3] Je nach Vermögen haben Sie schon während der Augenarbeit Ihren feinen Nasenatem entfacht oder er ist von alleine entstanden. Der feine Nasenatem verstärkt ebenfalls den Chi-Fluss im Nasenwurzelbereich und damit im Dritten Auge.

Warnung: Manche Menschen, die mit dem Meditieren anfangen, sind im Kopf, speziell im Dritten Auge sehr empfindlich. Stimulieren Sie Ihre Augen nur soweit, wie es für Sie hilfreich ist. Bewegen Sie etwa Ihre Augen nur langsam hin und her und spiralisieren Sie im Dritten Auge nur kurz. Sie können ersatzweise ein wirbelndes Energiebällchen im Bauchnabel bilden. In der nachfolgenden Meditation führen wir die lächelnde Kraft immer wieder vom Dritten Auge zu den einzelnen Organen. Für Sie kann es angebracht sein, nur direkt in die betreffenden Organe zu lächeln.

[3] Chia, Mantak & Maneevan, Das Heilende Tao. Chiang Mai, Thailand Healing Tao Books 1996

Die Meditation des Inneren Lächelns. Die vordere Linie.

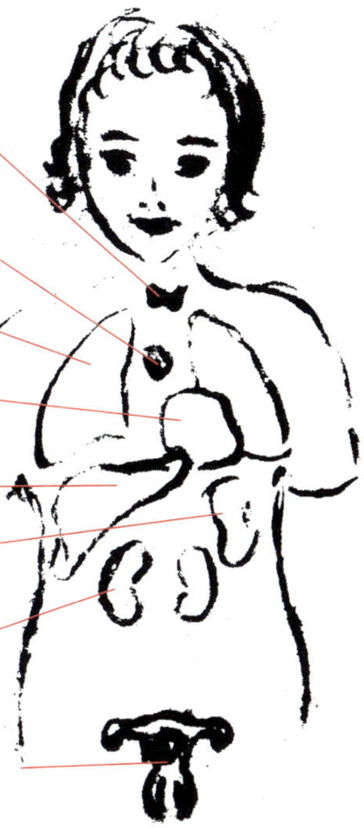

Zeichnung 11: vordere Organlinie

Überprüfen Sie Ihre Sitzhaltung. Sitzen Sie gerade und gelöst? Ihre Hände umfassen einander. Die rechte Hand liegt auf der Linken. Spüren Sie Ihre Sitzhöcker, auf denen Sie sich in die für Sie optimale Sitzhaltung einpendeln? Lassen Sie dabei das Kreuzbein minimal nach hinten frei. Spüren Sie die Auswirkung auf Ihren Atem? Ziehen Sie Ihr Kinn ein ganz klein wenig in Richtung Brust und damit Ihren Hinterkopf etwas nach oben. Die Zunge legen Sie an den Obergaumen. Stellen Sie sich nun in einiger Entfernung vor Ihrem Gesicht eine lächelnde Kraft vor. Probieren Sie aus, ob Sie sich selbst zulächeln können. Wenn Sie das nicht sofort schaffen, erinnern Sie sich an eine Situation, in der Sie sich glücklich gefühlt und gefreut haben. Begeben Sie sich in den Ablauf dieses Ereignisses und lassen Sie allmählich auch wieder die Gefühle von damals entstehen. Wenn das für Sie im Moment zu schwierig ist, stellen Sie sich als lächelnde Kraft einfach eine Naturkraft wie die Sonne vor. Vielleicht bevorzugen Sie den Mond. Sie können sich aber auch das lächelnde Gesicht einer Ihnen bekannten Person aus Ihrem jetzigen oder einem früheren Lebensabschnitt vorstellen oder das Lächeln eines Phantasiewesens. Sie spüren jetzt, dass dieses Lächeln sich entfaltet und stärker wird. Die Wärme des Lächelns erreicht Ihr Gesicht. Die Stirn entspannt sich, die Augen, die Wangen, der ganze Mundraum und die Zunge. Die Lippen liegen weich aufeinander. Das Kinn und Ihr Unterkiefer löst sich und sinkt. Es entsteht ein Gefühl von Wärme und von Schmelzen im ganzen Gesichtsraum. Das Lächeln verdichtet sich nun im Bereich des Dritten Auges zwischen den Augenbrauen. Die erhöhte Präsenz in diesem Bereich lenkt den Atem besonders in die Nasenwurzel und kann die feine Nasenatmung verstärken. Achten Sie wie nebenbei auf das Zusammenspiel mit dem Kreuzbein. Erinnern Sie sich an die Hand im Kreuzbeinbereich aus dem ersten Kapitel? Spüren Sie die imaginäre Nase im Beckenboden? Wenn Sie die Energie im Dritten Auge noch deutlicher spüren wollen, kontrahieren Sie ganz leicht Augen, Mund und Beckenboden und saugen Sie die lächelnde Kraft auf diese Weise an. Sie spüren nun im ganzen Gesicht ein wohliges Gefühl. Vielleicht sind Ihre Lippen jetzt so entspannt, dass sie von selbst anfangen zu lächeln. Wenn nicht, ziehen Sie einfach ganz leicht Ihre Mundwinkel und Wangen nach oben. Es reicht für den Anfang, wenn Sie das Lächeln nur andeuten. Sie haben die lächelnde Kraft im Dritten Auge gesammelt. Lassen Sie sie weiterhin durch das Dritte Auge eintreten und nun zur Zunge weiterfließen. Spüren Sie, wie sich bei der Ein- und Ausatmung Chi im Mundraum sammelt. Der Gaumen wird weicher, Ober- und Unterkiefer lösen sich noch mehr voneinander.

Die lächelnde Energie im Mundraum lassen Sie nun zum Herz weiterfließen. Sobald Sie diese sehen können, strahlen Sie sie optisch zum Herz hinunter. Wenn Sie die lächelnde Energie als Wärme wahrnehmen, strahlen Sie die Wärme hinunter ins Herz hinein. Wenn sich ein elektrisches Fließen in Ihrem Mundraum bemerkbar macht, verlängern Sie die Leitung vom Dritten Auge über die Zunge zum Herz. Wenn Sie einfach nur merken, dass sich der Körper, der Kopf oder speziell der Mundraum entspannt, versuchen Sie, diese Qualität zum Herz hin auszudehnen. Vielleicht gelingt es Ihnen auch, die lächelnde Kraft einfach wie Wasser zum nächsten Organ weiterfließen zu lassen. Seien Sie jetzt voll und ganz präsent im Herz. Wenn Ihnen das schwer fällt, berühren Sie zart mit einer oder beiden Händen Ihr Herz. Spüren Sie die Wärme Ihres Herzens oder die Wärme Ihrer Hände, die sich mit dem Herz verbindet? Spüren Sie die Atembewegung hier? Verändert sich der Atem durch Ihre geistige Präsenz, die Sie mit den Händen verstärken? Sie können versuchsweise ihre Hände auch fünf oder zehn Zentimeter von Ihrer Brust entfernt halten und sich von hier mit dem Herz verbinden. Intensiviert sich dadurch Ihre Präsenz und damit Ihr Atem? Spüren Sie jetzt hier im Herz auf Ihre Weise das lächelnde Chi. Wenn Sie schon atemerfahren sind und die feine Nasenatmung initiieren können, seien Sie einfach gleichzeitig im Herzen wie in der Nasenwurzel präsent. Sie können jetzt durchgehend eine fließende, verstärkende Chi-Verbindung von der Versorgungsstelle Nasenwurzel/Drittes Auge zum Herz hin herstellen und aufrecht erhalten. Wichtig ist aber, dass Sie den Atem nicht künstlich beeinflussen, sondern dass der Atem sich allein durch Ihre körperliche, geistige und seelische Präsenz entfalten kann. Nehmen Sie also den Atem nicht zu wichtig, sondern beobachten Sie nur, wie Sie ihn durch Ihre Präsenz beeinflussen. Erinnern Sie sich an die Ganzkörperatmung im zweiten Kapitel Tao Yin? Spüren Sie außer der großen Bewegung von Ebbe und Flut, also der Aus- und Einatmung, auch noch die kleineren Wellenbewegungen auf dem Meer des Atems? Wenn Sie zusätzlich, aber nicht hauptsächlich auch diese Qualität der Atmung wahrnehmen und vor allem auch zulassen können, können Sie sich leichter der psychischen Seite Ihrer Präsenz, also Ihren spontanen und tieferliegenden Gefühlen nähern.

Lächeln Sie weiter in Ihr Herz hinein. Spüren Sie, dass es im Herz weicher wird und Weite entsteht? Vielleicht blüht Ihr Herz auf wie eine Blume. Wenn Sie das Gefühl von Enge haben oder von Festigkeit, die sich nicht auflösen will, versuchen Sie die lächelnde Kraft im Herz zu kreisen. Das Herz ist bei einigen Menschen empfindlich. Überfordern Sie sich nicht. Falls Sie Unruhe, Hast oder sogar Hass verspüren sollten, gelingt es Ihnen vielleicht, diese Gefühle klarer zu spüren, abzumildern oder sogar in ein liebevolles Gefühl umzuwandeln.

Weiten Sie Ihre Präsenz nun vom Herz Richtung Thymusdrüse aus, die unter der Mitte des Brustbeins liegt. Die Thymusdrüse ist die dem Herzen zugeordnete Drüse. Es bietet sich an, beide miteinander zu verbinden. Die Thymusdrüse unterstützt das Abwehrsystem. Senden Sie die liebevolle Energie, die Sie im Herz entfacht haben, mit Ihrem Lächeln nun zur Thymusdrüse. Antwortet sie? Welche körperlich sensorischen Reaktionen spüren Sie genau? Verstärkt sich das liebevolle Gefühl, das Sie vom Herzen mitbringen? Wenn Sie sich schwer tun, mit der Thymusdrüse in Kontakt zu treten, können Sie wieder Ihre Hände zu Hilfe nehmen oder die Energie dort kreisen lassen. Gehen Sie mit Ihrem Atem. Fühlen Sie noch ein Lächeln auf Ihrem Gesicht? Lächeln Sie sehr zart, liebevoll und achtsam in die Thymusdrüse. Wenn Sie die Thymusdrüse über einen längeren Zeitraum regelmäßig anlächeln, kann es Ihnen gelingen, sehr feine, innige und tiefe Gefühle der Nähe zuzulassen.

Wir gehen jetzt noch einmal zurück zum Dritten Auge und zur lächelnden Kraft vor dem Gesicht. Sammeln Sie Chi im Dritten Auge bzw. in der Nasenwurzel und vermischen und verstärken Sie diese Energie mit dem Lächeln, das Sie von außen anstrahlt. Vielleicht wollen Sie auch nochmals Augen und Mund sanft kontrahieren, um das Energieniveau zu erhöhen. Bringen Sie diese gesammelten Energien zur Zunge und von dort weiter abwärts zum unteren Hals unterhalb Ihres

Adamsapfels. Hier im Bereich der Kehle liegt Ihr Halszentrum, wo auch Schilddrüse und Nebenschilddrüse ihren Sitz haben. Sie bestimmen das allgemeine Stoffwechselniveau des Organismus. Ein frei schwingender Kehlkopf ermöglicht eine freie Stimme. Lächeln Sie durch das Dritte Auge die vordere Linie bis hier in den Kehlkopfbereich hinunter. Können Sie diese Verbindung über die ganze Strecke herstellen? Fokussieren Sie nun das Chi mit Ihrem Lächeln im Halszentrum. Lassen Sie dabei auch Ihren Atem Sie begleiten. Vielleicht gelingt es Ihnen, mehr Raum und Weite im Kehlkopfbereich entstehen zu lassen und sich dort freier zu fühlen. Es kann auch eine kleine Energieaufwallung entstehen, die sich durch den ganzen Körper fortpflanzt.

Vielleicht lächeln Sie so intensiv in Ihren Kehlkopfbereich, dass das Chi hier quasi überläuft und von selbst weiter nach unten zur Thymusdrüse fließt. Schließen Sie den Kreis zwischen der direkten und indirekten Verbindung vom Dritten Auge zur Thymusdrüse. Wenn Sie die vordere Mittellinie über Zunge und Kehlkopf genügend spüren, aktivieren Sie nochmals den Weg über Zunge und Herz zur Thymusdrüse. Versuchen Sie gleichzeitig durch beide Verbindungslinien zur Thymusdrüse zu lächeln. Warten Sie bis die Thymusdrüse noch weiter aufgeht und nach allen Seiten ausstrahlt.

Unterstützen Sie diesen Vorgang, indem Sie von der Thymusdrüse aus in die Lungen lächeln. Lächeln Sie nun direkt in die Lungen. Fühlt sich der Lungenbereich des Brustkorbs beim Atmen frei an oder gibt es Behinderungen der Lungenbeweglichkeit oder gar Verhärtungen? Lächeln Sie in diese Stellen und spiralisieren Sie hier gegebenenfalls solange, bis die Verfestigungen nachgeben und weicher werden. Wird in den Lungen Trauer freigesetzt, wenn es Ihnen gelingt, Weite in sie hineinzulächeln? Oder spüren Sie mehr Mut?

Lächeln Sie nun in Ihre Leber unter dem rechten Rippenbogen. Die Leber ist unser chemisches Labor. Wenn Sie in den Lungen, in der Thymusdrüse oder im Herz Ihr Chi deutlich spüren konnten, lächeln Sie jetzt von dem betreffenden Organ in die Leber. Diese Verbindung wird es Ihnen erleichtern, die Leber durchlässiger zu machen. Drehen Sie lächelnd das Chi in der Leber. Am Anfang wird das wahrscheinlich zäh und mühsam sein, so als würden Sie einen sehr klebrigen Teig nur mit großer Kraftanstrengung in Bewegung bringen können. Wenn es Ihnen aber einmal gelungen ist, das Chi eines anderen Organs oder das Chi vom Dritten Auge bis zur Leber zur führen, wird es Ihnen nach einiger Anstrengung gelingen, damit das Leber-Chi zu kreisen. Auch wenn Sie für eine Umdrehung zehn Sekunden brauchen sollten, ist das schon ein großer Erfolg. Wenn Sie das Kreisen des Chis nicht spüren können, stellen Sie es sich eine Zeit lang einfach nur vor. Nehmen Sie bei Bedarf auch Ihre Hände zu Hilfe, um wirklich Kontakt mit Ihrer Leber aufzunehmen. Wenn die Leber antwortet und Sie Ihr Chi real spüren, fokussieren Sie diese Antwort, bis das Leber-Chi so stark geworden ist, dass Sie diese Körpersensation ausdehnen und in Bewegung setzen können. Haben Sie über eine längere Zeit Erfahrungen mit den individuellen Energie-Charakteren der einzelnen Organe gemacht, werden Sie jetzt in der Leber im Gegensatz zum Herz eine robuste „Kraftfabrik" erleben - zunächst wahrscheinlich noch auf destruktivem Expansionskurs. Wenn das Leber-Chi noch lebendiger wird, beginnt es, den hier sitzenden Ärger und Stress in Freundlichkeit umzuwandeln. Die Leber wird zunehmend weicher und weiter. Sie lächelt zurück. Ihr Expansionscharakter ist nun nicht mehr zerstörerisch sondern schöpferisch und aufbauend. Nach längerer Zeit des Übens können Sie die Leber so weit ausstrahlen lassen, dass sie die Milz auf der gegenüberliegenden linken Seite des Brustkorbs erfasst.

Die Milz ist die Schwester der Leber. Sie übernimmt Abwehrfunktionen und beseitigt Fremdstoffe. Lächeln Sie nun mit Ihrem freundlichen Leber–Chi in die Milz. Wenn Ihnen das nicht gelingt, versuchen Sie vom Herz oder von einem Organ, dessen Chi Sie gut in Bewegung gebracht haben, Verbindung zur Milz herzustellen. Wie reagiert die Milz auf Ihr Lächeln? Wie auf die Wärme Ihrer Hände? Sie fühlt sich ganz anders an als Leber oder Herz. Sie hat eine feinere Energie als die Leber, wenn auch nicht die allumfassende, schmelzende Feinheit des Herzens. Wenn es Ihnen gelungen ist, den Bereich der Milz körperlich sensorisch zu erfassen, versuchen Sie auch zu ergründen, ob Sie hier Chaos, Verwirrung oder Sorgen wahrnehmen können oder ob Ihnen die Milz das Gefühl von Erdung vermittelt. Lächelt die Milz zurück? Fühlen Sie sich zunehmend offener, zentrierter und ausbalancierter? Wenn die Energie in der Milz stark genug geworden ist, senden Sie das Chi in die benachbarte Bauchspeicheldrüse. Sie ist der Milz zugeordnet. Milz und Bauchspeicheldrüse liegen hinter dem Magen, die Milz noch etwas weiter nach außen zur linken Seite. Die Bauchspeicheldrüse produziert Enzyme für die Verdauung und Insulin zur Senkung des Blutzuckers. Wenn Sie die Bauchspeicheldrüse gereinigt und aufgeladen haben, erfassen Sie mit Ihrem Chi Milz und Bauchspeicheldrüse. Schon spüren Sie die Region als Einheit.

Wenn Sie Ihr Chi im Milzbereich und in der Leber gut aktivieren konnten, lenken Sie dieses Chi nun in die Nieren. Die Nieren sind die Filterstation des Organismus. Sie liegen direkt unterhalb von Leber und Milz außerhalb der Bauchhöhle weiter zum Rücken hin. Vielleicht atmen Sie auch noch einmal die lächelnde Kraft vor Ihrem Gesicht ins Dritte Auge ein und verbinden sich von hier mit den Nieren. Liegt Ihre Zunge noch am Obergaumen? Ist Ihre Oberlippe noch zu einem Lächeln leicht nach oben gezogen? Wenn Sie Ihr Chi nicht direkt vom Dritten Auge in die Nieren hinein schicken können, ziehen Sie das Chi vom Dritten Auge über die Zunge zum Herz, von dort zum Herzpunkt zwischen den Schulterblättern, und nun - wie bei der Tao Yin Übung (2.8) - die Wirbelsäule hinunter bis in die Nieren. Denken Sie daran, im Zweifelsfall Ihre Hände direkt auf die Nieren zu legen. Dadurch wird der Flankenatem automatisch verstärkt. Die Energie in den Nieren können Sie auch noch aktiver in Bewegung setzen, indem Sie den unteren Rumpf auf den Sitzhöckern parallel zum Boden spiralisieren. Nach einer Weile beginnen Sie zu ahnen, dass auch das Chi in den Nieren zu kreisen beginnt. Lassen Sie sich auf die tiefere Ebene der Gefühlsqualitäten ein. Schmelzen Sie ängstliche Anteile und transformieren Sie sie in Sanftheit.

Lassen Sie Ihr sanftes Nieren-Chi nun in die Blase und die Sexualorgane weiterfließen, in die Eierstöcke der Frau bzw. in die Prostata und Hoden des Mannes. Die Blase scheidet aus, was die Nieren ausgefiltert haben. Die Sexualorgane sind Ihre stärkste Batterie und Antriebskraft. Lächeln Sie in beide Organe hinein. Kreisen Sie Ihr Chi in Ihrer Blase und Ihren Sexualorganen und spüren Sie, wie diese Energie in den Körper ausstrahlt, ihn leicht und angenehm vitalisiert und kräftigt. Konzentrieren Sie Ihr Lächeln und Ihr Chi abschließend im Damm.

Vom Damm gehen Sie nun einfach wieder zurück zum Ausgangspunkt, Ihrem Dritten Auge. Spüren Sie die lächelnde Kraft vor Ihrem Gesicht, die in das Dritte Auge strahlt. Können Sie Ihr Chi schon lenken, stellen Sie zunächst eine Chi-Verbindung zwischen dem Damm und dem Dritten Auge her. Dadurch wird das Chi in beiden Punkten gleichzeitig verstärkt. Sie folgen nun noch einmal den einzelnen Organen der vorderen Linie des Inneren Lächelns und prüfen, ob hier noch Restverspannungen verblieben sind. Lösen Sie diese so weit wie möglich auf und verbinden zügig die Punkte der vorderen Linie miteinander. Nehmen Sie dazu auch Ihren Atem zu Hilfe. Ihr Gesicht erwärmt sich und wird weicher, das Lächeln tritt in die Haut des Gesichts ein, ins Dritte Auge, den Mundraum, den Gaumen, die

Zähne, die Zunge, die Lippen - Sie lächeln - , den Unterkiefer, den Hals, die Schilddrüse, die Thymusdrüse, das Herz, die Leber, die Milz, die Bauchspeicheldrüse, die Nieren, die Blase, die Sexualorgane und den Damm. Wenn Sie das Innere Lächeln an dieser Stelle beenden wollen, sammeln Sie alle Energien, die Sie entfacht haben, im Bauchnabel. Drehen Sie das Chi hier bis ein Energieböllchen entsteht. Ihr Chi wird hier gespeichert.

Die mittlere Linie des Inneren Lächelns

Der Verdauungstrakt

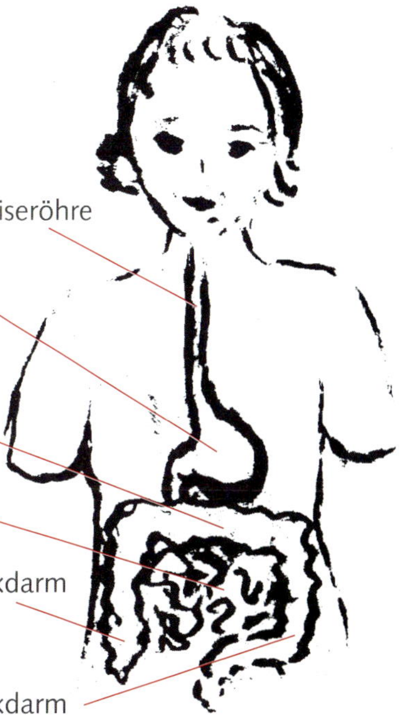

Zeichnung 12: Verdauungstrakt

Sie spüren wieder die lächelnde Energie vor Ihrem Gesicht und lassen Sie ins Dritte Auge eintreten. Atmen Sie nun eine Zeitlang in das Dritte Auge ein und aus, bis Sie Ihr Chi hier spüren. In einem zweiten Schritt atmen Sie ins Dritte Auge ein und in den Mundraum zur Zunge aus. Vielleicht saugen Sie ein wenig mit Mund, Augen und Beckenboden, bis es auch in der Zunge anfängt zu kribbeln. Haben Sie an den Kontakt der Zunge zum Obergaumen gedacht? Lächeln Ihre Mundwinkel und Wangen? Bildet sich verstärkt Speichel, schlucken Sie ihn nicht einfach hinunter, sondern sammeln Sie ihn im Mundraum. Fahren Sie nun mit Ihrer Zunge in und außerhalb der Zahnreihen an den Zähnen selbst und am Ober- und Untergaumen entlang, bis sich genug Speichel gebildet hat, um ihn bewusst hinunterschlucken zu können. Schlucken Sie den Speichel dann kraftvoll hinunter. Spüren Sie, wie der Speichel mehrere Sekunden die Speiseröhre hinuntergleitet, bis er in den Magen eintritt. Wiederholen Sie den Ablauf bis hierhin zwei Mal. Lächeln Sie wieder in Ihr Drittes Auge und die Zunge. Bilden Sie nochmals genügend Speichel und befördern Sie ihn mit Schwung zum Magen hinunter. Lächeln Sie die Speiseröhre abwärts bis in den Magen.

Folgen Sie nun so weit wie möglich dem Weg des Speichels im Magen. Sie lächeln zunächst in den oberen Teil des Magens und dann weiter hinunter bis zur Magenkrümmung nach rechts zum Magenausgang hin. Lächeln Sie in den Magen, bis Sie ein angenehmes Gefühl in dieser Körperregion wahrnehmen können oder bis Ihr Chi hier anfängt zu kreisen. Wir wissen, dass der Magen die Speisen verdaut, die wir zu uns nehmen. Er zerkleinert und verflüssigt sie. Danken Sie dem Magen für seine tägliche Arbeit. Sie stärken dadurch zusätzlich seine Lebenskraft.

Lächeln Sie nun in den Magenausgang, den Übergang zum Zwölffingerdarm, den ersten Teil des Dünndarms. Der Zwölffingerdarm führt hinter dem Magen entlang Richtung Bauchspeicheldrüse und Milz. Es schließen sich nach unten die weiteren Teile des Dünnndarms an. Sie schlängeln sich mit einer Gesamtlänge von über vier Metern durch die gesamte Bauchhöhle. Lächeln Sie in diese nicht enden wollenden Windungen des Dünndarms, bis sich ein wohliges Gefühl im Bauchraum einstellt oder sich Ihre Energie leicht und frei in der Bauchhöhle bewegt. Bedanken Sie sich beim Dünndarm, der die Nahrung, die Nahrungsbestandteile und die Nährstoffe absorbiert und den Organen zuführt.

Konzentrieren Sie Ihr Lächeln nun in den Übergang von Dünndarm und Dickdarm im rechten Unterbauch. Die meisten von uns wissen, dass hier der sogenannte Blinddarm zu finden ist. Lächeln Sie zunächst den aufsteigenden Dickdarm hinauf Richtung Leber, dann den querverlaufenden Dickdarm zur linken Körperseite hinüber und schließlich den absteigenden Dickdarm hinunter Richtung linken Unterbauch. Folgen Sie mit Ihrem Lächeln anschließend noch der Sigmaschleife und dem Mastdarm bis zum Anusausgang. Lassen Sie auch entlang des Dickdarms ein entspanntes Gefühl oder Wärme entstehen oder spiralisieren Sie Ihr Chi durch diesen abschließenden Teil des Verdauungskanals. Bedanken Sie sich beim Dickdarm, dass er unermüdlich die Nahrungsreste eindickt, die Flüssigkeiten absondert und Ihnen ein Gefühl von Frische vermittelt.

Führen Sie jetzt auch entlang der mittleren Linie des Inneren Lächelns einen Check Up durch und lächeln Sie noch einmal den ganzen Verdauungskanal entlang. Atmen Sie wieder die lächelnde Kraft ins Dritte Auge ein und in den Zungenbereich aus. Sammeln Sie Speichel und schlucken Sie ihn hinunter. Folgen Sie dem Speichelfluss den Verdauungstrakt hinunter. Lächeln Sie in die verbliebenen Restverspannungen in Magen, Dünndarm und Dickdarm.

Wenn Sie die Meditation des Inneren Lächelns jetzt beenden wollen, sammeln und speichern Sie alle Energien, die Sie in Umlauf gebracht haben, im Bauchnabelbereich.

Natürlich können Sie auch die mittlere oder die hintere Linie des Inneren Lächelns praktizieren, ohne vorher die anderen Linien meditiert zu haben.

Die hintere Linie des Inneren Lächelns

Das Nervensystem

Aktivieren sie das Lächeln vor Ihrem Gesicht. Lassen Sie das Lächeln goldene Strahlen aussenden. Schicken Sie dieses goldene, lächelnde Licht ins Dritte Auge. Sie können zur Verstärkung des Chis im Dritten Auge noch einmal Ihre Augen eine Zeit lang real oder imaginär im Kreis drehen. Spüren Sie, wie durch die Präsenz im Dritten Auge der Atem in der Nasenwurzel intensiviert wird und ebenfalls Energie erzeugt? Sind Ihre Lippen zu einem Lächeln geformt? Kontrahieren Sie, wenn nötig, Ihre Ringmuskeln im Gesicht und im Beckenboden? Verlängern Sie nun die goldenen Strahlen auf einer waagerechten Geraden Richtung Mittelpunkt des Schädels, bis Sie auf die Hypophyse treffen. Die Hypophyse ist ein hohes

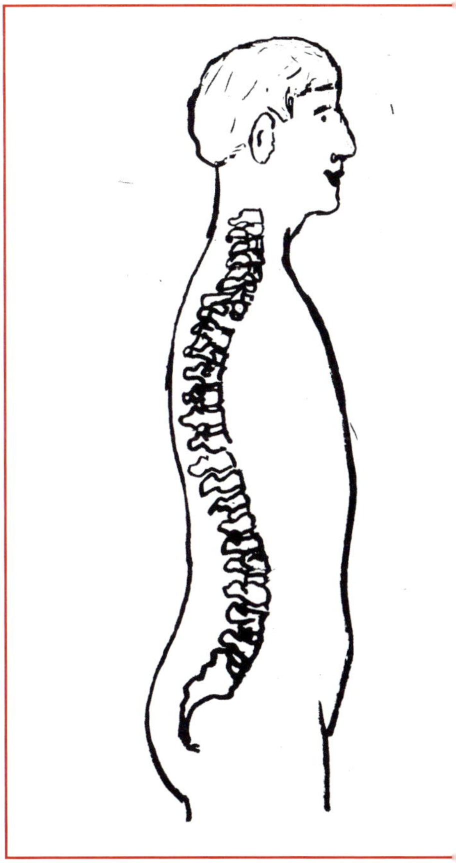

Zeichnung 13a: Hintere Linie des Inneren Lächelns: Gehirn und Wirbelsäule

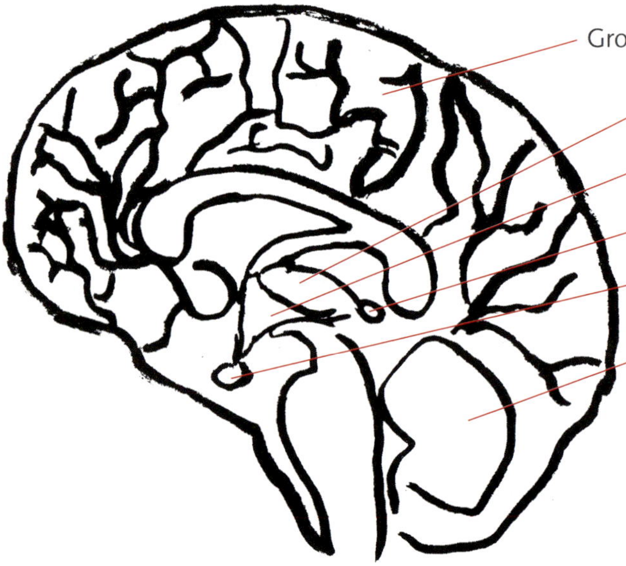

Zeichnung 13b: Längsschnitt durch das Gehirn: (Hypophyse, Hypothalamus, Thalamus, Zirbeldrüse, linke Großhirnhälfte, Kleinhirn

Hormonsteuerungszentrum. Sie liegt etwa sieben bis neun Zentimeter hinter dem Dritten Auge. Versuchen Sie die Hypophyse zu orten und lächeln Sie in sie hinein. Warten Sie, bis Sie in diesem Bereich Wärme und Weite oder zirkulierenden Strom spüren. Lächeln Sie nun in den Thalamus. Der Thalamus ist eine Schaltstelle und ein Assoziationszentrum. Er liegt etwa zwei Zentimeter oberhalb der Hypophyse, aber etwas weiter hinten zum Hinterkopf, auf dem Schnittpunkt zwischen der Geraden durch die Stirnmitte und der Verlängerung der Wirbelsäule. Nehmen Sie sich Zeit, um die richtige Stelle zu finden. Warten Sie, bis er aufgeht wie die Knospe einer Blume. Schenken Sie Ihr Lächeln jetzt der Zirbeldrüse. Die Zirbeldrüse steuert wichtige Rhythmen und Zyklen des Organismus. Sie liegt etwas unterhalb des hinteren Bereichs des Thalamus und damit auch hinter der Hypophyse, aber etwas höher als diese. Lächeln Sie goldenes Licht in die Zirbeldrüse hinein, bis sie aufblüht. Erweitern Sie Ihre Aufmerksamkeit nun auf Hypophyse, Thalamus und Zirbeldrüse gleichzeitig. Fühlen Sie in diesen Bereich hinein oder stellen Sie sich ein Taubenei großes Areal vor, in das Sie die goldenen Stahlen hinein lächeln. Gehen Sie zu Ihrer lächelnden Quelle zurück und strahlen Sie das goldene Licht in die linke Gehirnhälfte (linke Hemisphäre). Die linke Gehirnhälfte ist für das analytische

Denken zuständig. Lassen Sie diesen Bereich immer lebendiger werden bis Sie spüren, dass er immer raumgreifender wird und sich ausdehnen will. Leiten Sie diese goldene Energie hinüber in die rechte Gehirnhälfte. Die rechte Gehirnhälfte steuert die kreativen, ganzheitlichen Denkprozesse. Nach einer Weile wird es auch hier weich und weit. Leiten Sie nun langsam das goldene Chi auf eine Kreisbahn zwischen rechter und linker Gehirnhälfte. Sie gleichen jetzt die unterschiedlichen Energien beider Gehirnhälften aus. Für den westlichen Menschen ist das besonders wichtig. Für ihn besteht die Welt meist nur aus dem, was er mit seiner linken Gehirnhälfte erfassen kann. Um das Chi besser zwischen den beiden Gehirnhälften kreisen zu können, können Sie die Augen zu Hilfe nehmen. Spiralisieren Sie die Augen parallel zum Boden. Sie lenken jetzt den Chi-Fluss mit Ihrem Geist und mit den Augen. Ist das für Sie zu intensiv, drehen Sie die Augen nur imaginär oder beziehen Sie diese nicht in die Übung mit ein. Manche Menschen sind anfangs im Bereich des Dritten Auges und des Scheitels so empfindlich, dass Sie nur zwanzig oder dreißig Sekunden hierhin lächeln können. Wenn Sie die Kreisbewegung gut spüren können, binden Sie auch das Kleinhirn in die Umlaufbahn ein. Das Kleinhirn liegt unterhalb von rechter und linker Gehirnhälfte im Bereich des unteren Hinterkopfes. Lassen Sie nach einer Weile die Energie in der Gegenrichtung kreisen. Wie fühlt es sich an, wenn Sie die Energie etwas schneller drehen? Lächeln Sie nun das goldene Chi Richtung Wirbelsäule in die sogenannte Brücke (Pons) und noch weiter nach unten in die Verlängerung des Rückenmarks.

Holen Sie sich noch einmal Kraft in der Lächelnden Quelle und ziehen Sie mit Hilfe Ihres Atems die goldenen Chi-Strahlen durch das Gehirn bis zum Übergang zwischen Schädel und Wirbelsäule. Die Wirbelsäule besteht aus sieben Halswirbeln, zwölf Brustwirbeln und fünf Lendenwirbeln. Nach unten schließt sich das Kreuzbein mit seinen fünf Segmenten an. Als Abschluss folgt das Steißbein. Lassen Sie das goldene Licht in den Bereich des ersten Halswirbels und der Bandscheibe zwischen dem ersten und zweiten Halswirbel eintreten. Spiralisieren Sie das Chi in und um diesen Bereich. Gehen Sie weiter zum zweiten, dritten, vierten, fünften, sechsten und siebten Halswirbel (dem Witwenhöcker). Sie können das Kreisen des Chi im Wirbelbereich unterstützen, in dem Sie auf den Sitzhöckern den gesamten Rumpf in einer Drehbewegung führen. Lächeln Sie nun in den ersten Brustwirbel, von dem die obersten Rippen ausgehen. Lassen Sie den zweiten, dritten, vierten, fünften und sechsten folgen. Sie befinden sich nun zwischen den Schulterblättern auf Herzhöhe. Wenn Sie schon durchlässiger sind, spüren Sie ihr Herz reagieren, während Sie an ihm vorbei das goldene Chi die Wirbelsäule hinunter spiralisieren. Lächeln Sie weiter hinunter in den siebten, achten und neunten Wirbel. Am neunten Wirbel ist die letzte feststehende Rippe befestigt. Sie ist also noch direkt mit dem unteren Brustbein verbunden. Es folgen der zehnte, elfte und zwölfte Wirbel mit ihren freistehenden Rippen. Leiten Sie Ihr Lächeln nun zum ersten, zweiten und dritten Lendenwirbel. Die Bandscheibe zwischen dem zweiten und dritten Lendenwirbel liegt genau auf der Höhe des Bauchnabels. Lächeln Sie in den vierten und fünften Lendenwirbel. Droht Ihre Chi-Kraft zu versiegen und spüren Sie keine Wärme oder kein Prickeln mehr, verbinden Sie sich zwischendurch immer wieder mit der lächelnden Quelle vor dem Dritten Auge und nehmen Atem, Augen und Ringmuskeln zu Hilfe. Lächeln Sie nun nacheinander in die fünf Segmente des Kreuzbeins. Lächeln Sie abschließend ins Steißbein. Versuchen Sie nun, die goldene Chi-Verbindung vom Dritten Auge über das Gehirn durch die ganze Wirbelsäule bis zum Steißbein zu spüren. Füllen Sie die ganze Wirbelsäule und das Gehirn mit goldener lächelnder Energie.

Gehen Sie noch einmal zum Ausgangspunkt zurück und prüfen Sie die einzelnen Strukturen der hinteren Linie des Inneren Lächelns auf eventuelle Restspannungen. Lassen Sie die goldenen Strahlen der lächelnden Kraft vor Ihrem Gesicht ins Dritte Auge eintreten und Chi entfachen. Lächeln Sie dann in Hypophyse, Thalamus und Zirbeldrüse. Gleichen Sie rechte und linke Gehirnhälfte aus. Beziehen Sie das Kleinhirn mit ein. Lächeln Sie weiter in Brücke (Pons), verlängertes Rückenmark, Hals-, Brust- und Lendenwirbelsäule, Kreuzbein und Steißbein. Sammeln und speichern Sie abschließend die Energien, die in Ihrem Organismus jetzt in Umlauf sind, im Bauchnabelbereich. Lassen Sie hier ein Chi-Bällchen entstehen oder lächeln Sie Wärme in diesen Bereich und versuchen Sie, die Wärme kreisen zu lassen. Wenn Sie das Chi im Bauchnabelbereich etwas fokussieren, können Sie es leichter spüren.

Es folgt nun eine rein rezeptive Meditationsphase, die sogenannte Yin-Phase. Sie können es sich jetzt etwas bequemer machen, wenn Sie das Bedürfnis dazu haben. In dieser Phase beobachten Sie nur, wohin das Chi, die Wärme, das Prickeln oder das (goldene) Licht von selbst wandern wollen. Vielleicht sind damit bestimmte Körpersensationen oder Gefühle verbunden.

Wenn Sie die stille Phase beenden wollen, drehen Sie nochmals mit Hilfe der Hände das Chi im Bauchnabelbereich. Reiben Sie dann die Nieren. Danach geben Sie sich eine kurze Chi-Gesichtsmassage. Zum Schluss klopfen Sie Gliedmassen und Rumpf ab, um sich zu erden.

Der Kleine Energiekreislauf

Vergleichen wir beispielsweise Karotten mit Pfefferminze. Obwohl beide Lebensmittel als feste Materie erscheinen, ist es die Energie, die die Elektronen um ihre Atomkerne bewegt, die uns die Illusion eines festen Körpers vermittelt. Ähnlich bewegen sich die Himmelskörper eines Sonnensystems um ihre Sonne, mit einem vergleichbaren Größenverhältnis zwischen leerem Raum und eigentlicher Materie.

Die Schwingungsfrequenz der Karotte unterscheidet sich allerdings von der der Pfefferminze. D.h., Lebensmittel unterscheiden sich hinsichtlich der Menge und der Höhe ihrer Energie. Mit ihrer je eigenen elektromagnetischen Schwingungskomposition vermitteln sie darüber hinaus auch ganz spezifische inhaltliche Informationen. Diesen Sachverhalt macht sich die Homöopathie für Heilzwecke zu nutze. Aus diesem Zusammenhang heraus wird auch der Begriff Biophotonen verständlich. Er verweist programmatisch darauf, dass die Zellen von Pflanzen, Tieren oder Menschen auf Licht angewiesen sind. Wenn der Organismus zu wenig Energie erhält, wird er schwächer. Daraus resultieren erste kleinere Erkrankungen. Bei gravierender Unterversorgung mit Energie entstehen naturgemäß schwerere Erkrankungen. Wenn die Energie den Körper verlässt, stirbt Mensch, Tier oder Pflanze.[1]

Wilhelm Reich[2] entdeckte diese Energie schon in der ersten Hälfte des vorigen Jahrhunderts im Menschen, in der Atmosphäre und in scheinbar toter Materie. Er

---

[1] Erst wenn die Energie den Körper verlassen hat, ist es sinnvoll, von Tod zu sprechen, nicht schon mit dem Stillstand des Herzens. Manche Yogis können den Herzschlag anhalten und bleiben trotzdem am Leben, weil sie sich auch ohne Herzschlag mit genügend Chi versorgen können. Schon 1912 bemerkte der Nobelpreisträger Alexis Carell, dass unser Herz keine Pumpe mit eigener Motorik ist, sondern eine Art Turbine. Nicht unser Herz ist deshalb die treibende Kraft unseres Kreislaufs, sondern die gravitanten und levitanten Kräfte unserer Körperflüssigkeiten. D.h. energetisch hochwertiges gesundes Wasser fließt biochemisch materiell durch die Gravitationskraft nach unten und gleichzeitig biophysikalisch als Biophotonenenergie nach oben, unterliegt also einer Levitationskraft.

[2] Reich, Wilhelm: Die Entdeckung des Orgons. Der Krebs. Köln Kiepenheuer & Witsch 1971 und 1994. Genau genommen sind Chi, Biophotonen oder Orgon nur zum Teil elektromagnetischer Natur. Über den elektromagnetischen Schwingungsbereich hinausgehende wissenschaftliche Konzepte finden wir z.B. bei Nicola Tessla.

nannte sie Orgon-Energie. Wenn wir unfokussiert in den blauen Himmel schauen, können wir dort winzige Partikel erkennen, die sich rechts und linksdrehend fortbewegen. Wilhelm Reich und später sein Schüler, der Arzt Heiko Lassek, sammelten diese Energie in einem sogenannten Orgon-Akkumulator und heilten damit Menschen auch von schweren Krankheiten bis hin zu Knochenkrebs. Heutzutage gibt es eine Reihe einfacher Produkte, aber auch von Weiterentwicklungen der Orgon-Energietechnik. Damit können störende und schädliche Informationen beispielsweise in Lebensmitteln, vor allem im Wasser, gelöscht bzw. von stärkeren gesundheitsfördernden Frequenzen überlagert werden.[3] Wir können das bei entsprechender Übung auch rein geistig z.B. durch Meditation erreichen.[4]

Tao Yoga, die Mutter der Chinesischen Medizin, weiß schon seit Tausenden von Jahren, dass der Mensch gesund ist, wenn sich die Energie in seinem Körper im Gleichgewicht befindet, und dass er krank wird, wenn die Energie geschwächt oder erschöpft ist. Damit die Energie optimal genutzt wird und richtig funktioniert, müssen alle Elemente des menschlichen Organismus fein aufeinander abgestimmt werden. Die Aufgabe, die Energie regulierend in die verschiedenen Systeme des Körpers zu lenken, übernehmen unsere Drüsen. Im indischen Yoga sind sie den sieben Chakren zugeordnet, wie die Energiezentren hier genannt werden. In diesen Energiezentren drehen sich elektromagnetische Wirbel. Über diese Zentren kann das Chi der Natur oder des Universums in unseren Körper gelangen und den körpereigenen Chi-Fluss verstärken. Es handelt sich um die Geschlechtsdrüsen, die Nebennieren, die Bauchspeicheldrüse, die Thymusdrüse, die Schilddrüse, die Hirnanhangdrüse und die Zirbeldrüse. Im Tao Yoga haben wir mehr Energiezentren, weil nicht nur wie im indischen Yoga die Energie vom Becken den Rücken hoch Richtung Kopf befördert wird, sondern im Kleinen Energiekreislauf

---

[3] Das bedeutet, dass die übergeordnete Ebene der Biophysik die materielle Ebene der Biochemie verändern kann. Prinzipiell ist das nichts Neues. So ist uns etwa der mumifizierende Effekt der Pyramiden, sofern sie eine bestimmte perfekte Form und Ausrichtung haben, schon seit einigen Tausend Jahren bekannt. Bauen Sie selbst eine kleine Cheops Pyramide aus kleinen Kupferrohren und beobachten Sie, wie verderbliche Lebensmittel in der Pyramide austrocknen. Besondere Heilwässer, wie z.B. das Gangeswasser, besitzt mehrere heilende Frequenzen, die wir mit einem Spektrometer auch genau bestimmen können. Deshalb nehmen viele Pilger trotz des hohen Verschmutzungsgrades Vollbäder im Ganges - nicht nur ohne Schaden zu nehmen, sondern sie spüren einen heilenden Effekt. Hier scheint also ebenfalls die biophysikalische Struktur so stark zu sein, dass sie die biochemischen Gifte neutralisiert oder stark reduziert.

auch wieder an der Vorderseite des Körpers nach unten zurück zum Becken. Die sich gegenüberliegenden Energiezentren auf Rücken und Vorderseite stehen in enger Verbindung zueinander.

Nach Meinung des Nobelpreisträgers Dr. Alexis Carrel können bei reibungsfreiem Funktionieren der Drüsen keine Störungen der zellulären Prozesse auftreten.[5] Nach vielen experimentellen Untersuchungen zog er den Schluss, dass jede Zelle ursprünglich unsterblich ist. Sie bliebe auch unsterblich, wenn sie nicht durch Luftverschmutzung, Sauerstoffmangel, von Schadstoffen belasteten Lebensmitteln und durch Säure im Körper vergiftet würde. Der Weg zur Langlebigkeit und zur Gesundung von vielen Krankheiten, auch von Nervenleiden, führt daher über eine Entgiftung des Körpers und über eine Kräftigung und Harmonisierung des Drüsensystems durch innere Yoga Übungen.

---

[4] Emoto, Masuro: The Message from Water. Tokio Hado Kyoikusha 2001. Bisher war bekannt, dass Wasser unterschiedliche Formen und Stufen von Bewusstsein haben kann, indem es in einem eher technischen Sinn bestimmte Frequenzen als Information aufnimmt oder abstrahlt. Dieses Phänomen kennen wir von Heilwässern oder von homöopathischen Produkten, deren Wirksamkeit der Wasserwissenschaftler Masuro Emoto durch seine Versuche nun endgültig bewiesen hat. Seine wissenschaftlichen Experimente, die Wasser als Bewusstseinsträger inhaltlicher Bedeutung im engeren Sinn zeigen, dürfen als sensationell gelten. Er fotografierte erstmals die Kristalle von gefrorenem Wasser. Unter schwierigen Bedingungen - die Eiskristalle schmolzen unter dem Mikroskop in Sekundenschnelle - entstanden atemberaubende Aufnahmen. Er lieferte den ersten wissenschaftlichen Beweis, dass Wasser auf Gedanken, Gefühle, Worte und Musik anspricht, dass Gebete nachweislich bis in die Materie wirken - sichtbar positiver als Flüche. Bei Worten, die Angst erzeugen wie: „Du machst mich krank", „Tu das" bildete das Wasser wie bei dem Wort „Hitler", bei Heavy Metal Musik oder wie bei Leitungswasser von Großstädten, das mit Chlor versetzt, oder aus anderen Gründen verschmutzt war, keine sechseckige Struktur mehr aus wie bei gesundem Wasser üblich, sondern der Kristall zeigte sich als zerfranste Scheibe, zerfranstes Loch, fast wie ein Krebsgeschwür oder wies überhaupt keine klaren Formen mehr auf. Vergleichbare Unterschiede ergaben sich auch bei Regenwasser in den verschiedensten Regionen weltweit. Musikalisch sind die Barocken Strukturen Bachscher Werke, der filigrane Charakter der Wiener Klassik, das beginnende Nebeneinander harmonischer Funktionszusammenhänge des Impressionismus oder einfachere Strukturen von Volksmusik auch für den Laien auf den ersten Blick erkennbar in den Fotos festgehalten.

[5] Chang, Dr. med. Stephen T.: Das Tao der ganzheitlichen Selbstheilung. Kreuzlingen/ München Heyne Verlag 1990/1998

Kräftige Drüsen fördern die Entgiftung. Ihr weiteres Ziel ist, ein möglichst maximales Energieniveau zu erreichen. Dadurch konfrontieren sie uns mit vorhandenen Blockaden, bringen uns aber auch dazu, neue Möglichkeiten zu suchen und aufzugreifen.

Dr. Chang stellt die sieben Drüsen als nebeneinander stehende, mit Chi gefüllte Gefäße dar, die durch Röhren miteinander verbunden sind. D.h. jede Drüse ist hinsichtlich der Energieversorgung von allen anderen Drüsen abhängig. Produziert eine Drüse weniger Chi oder fällt sogar aus, müssen das die anderen ausgleichen. Alle Drüsen bauen aufeinander in aufsteigender Reihenfolge auf. D.h. die Geschlechtsdrüsen bilden die Basis des ganzen Systems. Sind die ersten Gefäße nicht gefüllt, können sich auch die nachfolgenden nicht füllen. Deshalb sind chirurgische Eingriffe in das Drüsensystem außerordentlich problematisch, besonders wenn es sich um die Geschlechtsdrüsen, die Prostata oder die Gebärmutter handelt.[6]

Mantak Chia[7] geht bei folgender Überlegung von kräftigen, gut funktionierenden Drüsen aus. Würde der Energiestrom wie beispielweise beim Kundalini Yoga nur in eine Richtung fließen, könnte die eine oder andere Drüse überfüllt werden. Sie würde überbeansprucht und möglicherweise Schaden nehmen. Weil aber im Kleinen Energiekreislauf eine zusammenhängende Kreisbahn für den Rückfluss durch jedes Gefäß läuft, kann der Überschuss an Energie vom Kreislauf und den mit ihm verbundenen Drüsen aufgenommen werden. Der Druck wird dadurch abgebaut und das ganze Energiesystem harmonisiert.

[6] Das hat nicht nur energetische, sondern auch anatomisch-statische Gründe. Das ganze Gewicht der Organe der Bauchhöhle ruht wie bei einem umgekehrten gotischen Bogen auf der Gebärmutter bzw. der Prostata. Wenn der alles entscheidende Stein in der Mitte des Bogens entfernt wird, bricht der Bogen zusammen. Die Folgen sind häufig vor allem bei Frauen Organsenkungen und nicht nur energetische, sondern reale Inkontinenz.

[7] Chia, Mantak: Tao Yoga, Praktisches Lehrbuch zur Erweckung der heilenden Urkraft Chi. Interlaken Ansata Verlag 1993

Die einzelnen Energiezentren[8]

Der Kleine Energiekreislauf besteht aus zwei Bahnen: der vorderen Energiebahn, dem Dienergefäß, und der hinteren Energiebahn, dem Lenkergefäß. Das Dienergefäß ist Yin, d. h. weiblich und eher kalt. Es erstreckt sich vom Gaumen bis zum Damm. Das Lenkergefäß ist Yang, d.h. männlich und eher heiß. Es verläuft vom Damm die Wirbelsäule aufwärts zum Scheitel und dann hinunter zum Obergaumen. An diese beiden Hauptenergiekanäle sind Nebenkanäle angeschlossen, die alle Körperstrukturen miteinander vernetzen, und damit auch die energetische Verbindung zu den Organen garantieren. Können wir den Chi-Fluss im Kreislauf herstellen, harmonisiert sich die Energie und fließt dorthin, wo sie gebraucht wird - etwa zu einem erkrankten oder überlasteten Organ.

1. Das Nabelzentrum

Der Kleine Energiekreislauf beginnt und endet am Bauchnabelzentrum. D.h. wir meditieren vom Bauchnabel das Dienergefäß abwärts bis zum Damm, dann das Lenkergefäß hinauf und abschließend den oberen Teil des Dienergefäßes abwärts zurück zum Nabel. Der Bauchnabelbereich gilt im Tao Yoga als Reservoir und Speicherplatz der Energie, von dem aus der Körper versorgt werden kann. Meditieren wir hierhin, stimulieren wir keine spezielle Drüse, können aber von hier aus den Kleinen Energiekreislauf in Gang setzen, indem wir das gespeicherte Chi als Generator benutzen. Vom Nabel haben wir direkten Zugang zum Tan Tien, dem Körperschwerpunkt des Menschen. Er liegt hinter dem Bauchnabel. Durch die Konzentration auf Bauchnabel und Tan Tien begünstigen wir die Arbeit von Dünn- und Dickdarm. Als Fötus waren wir über die Nabelschnur mit der Mutter verbunden. Mit dem Tan Tien können wir uns im Tao Yoga nach unten mit der Yin-Kraft der Erde verbinden und nach oben mit der Yang-Kraft des Universums. Ist das Nabelzentrum offen und verbindet sich mit den anderen Energiezentren, können wir über das Nabelzentrum den Organismus harmonisieren. Wenn dieser Bereich Blockaden aufweist, gelingt es uns nur schwer oder gar nicht, in unsere Mitte zu kommen. Darüber hinaus können sich in diesem Bereich auch körperliche Beschwerden zeigen. Dieser Zusammenhang zwischen behindertem Energiefluss und körperlichen Beschwerden gilt natürlich auch für alle anderen Energiezentren des Kleinen Energiekreislaufs.

[8] Chia, Mantak und Maneevan: Das Heilende Tao. Chiang Mai, Thailand Healing Tao Books 1996

2. Das Sexualzentrum

Das Sexualzentrum der Frau liegt etwas über der Gebärmutter, etwa eine Handbreit unter dem Nabel. Es rekrutiert seine Energie aus den Eierstöcken. Das Sexualzentrum des Mannes liegt zwischen der Prostata (Vorsteherdrüse) und dem Schambein. Die Energie stammt aus den in den Hoden, im Samenbläschen und in der Prostata produzierten und gesammelten Samen. Wenn wir das Sexualzentrum öffnen und mit dem Kleinen Kreislauf verbinden können, bekommen wir besseren Zugang zu unseren kreativen und vitalen Kräften.

3. Das Perineum (Der Damm).

Das Perineum liegt zwischen den Sexualorganen und dem Anus. Es wird auch das Tor zu Leben und Tod genannt. Damm und Anus werden zum Todeszentrum, wenn der Tonus in diesem Bereich erschlafft und wir nicht verhindern, dass Energie nach unten aus dem Körper entweicht. Wir haben im zweiten Kapitel die Kontraktionsübungen kennen gelernt, mit denen wir den Beckenboden trainieren und kräftigen können. Schon durch den feinen Nasenatem bringen wir automatisch Bewusstsein in diesen überaus wichtigen Bereich des Körpers und lassen ihn parallel zu allen anderen Atemräumen des Körpers mitschwingen. Der dabei ansteigende und abnehmende Eutonus des Beckenbodens sorgt dafür, dass diese Körperöffnung verschlossen bleibt und zum Tor des Lebens wird. Die Sexualenergie und die von den Beinen aufsteigende Erdenergie wird jetzt in den Kleinen Energiekreislauf geführt. Wenn wir dieses Zentrum zur Verfügung haben, fühlen wir uns geerdet und sicher.

4. Das Steißbein-Kreuzbeinzentrum

Vom hinteren Teil des Anus fließt die Energie in die Steißbeinspitze und von dort in der Wirbelsäule hinauf zum Kreuzbein. Etwa drei Zentimeter oberhalb des Steißbeins tritt das Chi in den Wirbelkanal ein. Das Steißbein-Kreuzbeinzentrum befindet sich gegenüber dem Sexualzentrum. Es wird auch Durchgang zum Tor von Leben und Tod genannt. Entweder können wir hier den Energiestrom in das Rückenmark, unser zentrales Nervensystem weiterleiten, oder Sexual- und Erdenergie müssen zurückfließen und gehen verloren. Wenn wir die Energie durch dieses Zentrum leiten, kann bei den ersten Versuchen eine Art ziehender Schmerz auftreten. Ist das Zentrum frei und offen, verstärkt sich das Gefühl, eine gute Basis zu haben.

5. Das Nierenzentrum - Der Ming Men Punkt

Legen Sie eine Hand genau gegenüber dem Bauchnabel an die Wirbelsäule. Runden Sie in diesem Bereich den Rücken etwas nach hinten, spüren Sie die heraustretenden Wirbelkörper. Verschaffen Sie sich auf diese Weise ein anfängliches Gefühl für dieses Zentrum, können Sie sich bei der Meditation des Kleinen Energiekreislaufs leichter hierhin konzentrieren. Anatomisch gesehen liegt der Ming Men Punkt, bzw. das Nierenzentrum zwischen dem zweiten und dritten Lendenwirbel. Die Nieren liegen beidseitig knapp oberhalb des Ming Men. Er wird aber auch Tor des Lebens genannt. Wir können nämlich von diesem Punkt je nach Bedarf die Energie in Richtung Gehirn aufsteigen lassen oder sie nach unten ableiten. Wenn beispielsweise im Kopf oder im Herz zu viel Energie steckt, können wir diesen Punkt nutzen, um die Energie nach unten zum Damm und von dort zu den Füßen und weiter in den Boden hinunter zu leiten. Erinnern Sie sich an die Tao Yin Übung 2.8 im zweiten Kapitel? Hier haben wir schon mit verschiedenen Hilfsmitteln in beiden Richtungen an der Verbindung Füße, Damm, Nieren, Herzpunkt (am Rücken) gearbeitet. Ist das Nierenzentrum offen, fühlen wir eine kraftvolle Sanftheit. Wenn der Zugang zu diesem Zentrum verwehrt ist, können existenzielle Ängste entstehen.

6. Das Nebennierenzentrum

Das Nebennierenzentrum liegt gegenüber dem Solarplexus zwischen dem elften und zwölften Brustwirbel. Krümmen Sie auch hier die Wirbelsäule nach hinten und machen Sie sich mit Hilfe Ihrer Hände und Ihrer Sinne mit diesem Bereich vertraut. Meditieren wir auf diesen Punkt, stimulieren wir das Adrenalin und das Noradrenalin der Nebennieren, die uns zu Kampf- und Fluchtverhalten befähigen. Die Konzentration auf dieses Zentrum ist also sehr anregend. Fühlen wir uns geschwächt, können wir an diesem Punkt länger verweilen. Wollen wir uns nach dem Abendessen schlafen legen, ist es ratsam, das Zentrum nicht mehr überproportional zu stimulieren. Ein offenes Nebennierenzentrum gibt uns ein Gefühl der Motiviertheit und Kraft.

7. Das Zentrum gegenüber dem Herzzentrum

Dieses Zentrum ist eng mit dem Herz und dem Herzzentrum, d.h. mit der Thymusdrüse verbunden. Es liegt zwischen den Schulterblättern zwischen dem fünften und sechsten Brustwirbel. Da dieser Bereich empfindlich ist und leicht überhitzt werden kann, sollten sich Anfänger auf diesen Punkt entweder nur sehr kurz konzentrieren oder sich gleich mit dem nächsten Energiezentrum des Kleinen Kreislaufs verbinden.

8. Das Energiezentrum am siebten Halswirbel,
C7 - Das Zentrum gegenüber dem Kehlkopf

Der C7-Punkt, d.h. der Punkt am siebten Halswirbel, liegt direkt unter diesem Wirbel. Der siebte Wirbel wird wegen seiner Größe auch Witwenhöcker genannt und ist dementsprechend leicht zu finden und zu spüren. Von hier kann die Energie entweder in die Arme oder weiter nach oben zum Kopf geleitet werden. In diesem Fall können wir auf andere Menschen flexibler reagieren. Ist dieses Zentrum blockiert, neigen wir eher zu Starrköpfigkeit. Körpertherapeuten und generell Menschen, die andere häufig berühren müssen, sind gefährdet, wenn der C7-Punkt geöffnet ist, die darüber liegenden Zentren aber blockiert sind. Der C-7-Punkt leitet die Energie nicht nur weiter nach oben zum Kopf, sondern auch in die Nebenbahnen der Arme und Hände. Wenn die Energie nicht weiter nach oben fließen kann, verstärkt sich dieser Effekt. Diese Menschen verlieren dann schneller als gewöhnlich ihre Lebenskraft. Mantak Chia verweist deshalb eigens darauf, dass Heiler und Masseure sich erst auf den C7 konzentrieren sollen, wenn die oberen Zentren vollständig geöffnet sind.

9. Das Kleinhirnzentrum - Das Jadekissen

Das Jadekissen liegt zwischen dem obersten Halswirbel und dem Hinterhauptbein. Sein gegenüberliegendes Energiezentrum ist das Dritte Auge, der Punkt zwischen den Augenbrauen. Das Jadekissen hat enge Verbindung zum Kleinhirn im unteren Hinterkopf und beeinflusst Atmung und Herzschlag. Ist dieses Energiezentrum blockiert, sind Kopf und Rumpf und damit Denken und Fühlen getrennt. Das Atembewusstsein ist in diesem Zustand eingeschränkt. Es ist sehr wahrscheinlich, dass wir dann im Alltag z.B. öfters die Luft anhalten oder flach atmen ohne es zu merken. Ist das Jadekissen geöffnet, kann sich der Atem flexibel den wechselnden Lebenssituationen anpassen. Innere Ruhe und Ausgeglichenheit kehren ein. Auf dieser Basis können sich Lebendigkeit und Spontaneität entwickeln.

10. Das Scheitelzentrum

Ziehen Sie ihr Kinn ein wenig an und suchen Sie mit zwei oder drei Fingern nach der höchsten Stelle auf der Mittellinie des Schädels. Das ist Ihr Scheitelzentrum. Dieser hintere Scheitelpunkt ist auch als kleine Fontanelle bekannt. Anatomisch sprechen wir von Lamda. Sie können dieses Zentrum auch mit Hilfe Ihrer Vorstellung lokalisieren, indem Sie das Dritte Auge mit dem höchsten Punkt des Schädels verbinden. Gleichzeitig visualisieren Sie eine Linie vom rechtem zum linkem Ohr. Im Schnittpunkt finden Sie das Scheitelzentrum. Ihm ist die Zirbeldrüse zugeordnet. Sie liegt unter dem Scheitelpunkt in der Nähe der Schädelmitte. Die Zirbeldrüse produziert Melatonin, das die Schlaf-und Wachphasen, Wachstum und Alterungsprozess steuert. Sie nimmt ferner Einfluss auf die sexuellen Zyklen und den Verlauf der Pubertät. Melatonin ist altershemmend, weil es die Zellen vor oxidierenden Reaktionsprodukten (freie Radikale) und vor umweltbedingter Zellzerstörung schützt. Ist das Scheitelzentrum offen, können wir bewusst die Kräfte des Universums in den Kleinen Energiekreislauf hineinziehen und zur Steigerung des Energieflusses nutzen. Auf sehr weit fortgeschrittener Stufe können wir mit Hilfe des Scheitelzentrums Weisheit und Glück erlangen. Vorher müssen allerdings mit Hilfe hoher Meditationstechniken alle anderen Energiezentren entwickelt sein. Solange wir noch nicht an das komische Bewusstsein angeschlossen und vollkommen frei sind, können wir Illusionen und Täuschungen erliegen. Zum Vergleich: Bei der Erschließung des Kleinen Energiekreislaufs geht es erst einmal nur darum, die einzelnen Energiezentren miteinander zu verbinden.

11. Das Dritte Auge

Der Punkt zwischen den Augenbrauen wird das Dritte Auge genannt. Es ist mit der Hypophyse (Hirnanhangdrüse) verbunden, die etwa sieben Zentimeter dahinter in der Nähe der Schädelmitte liegt. Die Hypophyse ist die wichtigste endokrine, d.h. Hormone in den Blutkreislauf ausschüttende Kontrolldrüse. Sie reguliert die Funktion der Schilddrüse, Nebennieren, Geschlechtsdrüsen und der Wachstumshormone. Haben wir den Kleinen Energiekreislauf und die verschiedenen Elemente und Hilfsmittel der Meditation im Tao Yoga kennen gelernt und fangen an, mit ihnen zu experimentieren, können wir auch dazu übergehen, über das Dritte Auge den Kleinen Kreislauf zu stimulieren. Für viele ist es relativ leicht, in diesem Bereich das Chi zu spüren. Wir ziehen dann durch das Dritte Auge beispielsweise das Chi bestimmter Naturkräfte in den Energiekreislauf. Auf diese Art und Weise können wir auch das innere Lächeln intensivieren. Sammelt sich durch die Konzentration auf das Dritte Auge mehr Energie im Kopf an, kann sich die Sinneswahrnehmung aller fünf Sinne intensivieren und verfeinern. Das wird möglicherweise als sehr bereichernd und als Steigerung der Lebensqualität empfunden. Bei manchen Menschen treten gelegentlich über einen gewissen Zeitraum hinweg unangenehme Nebenwirkungen auf wie z.B. innere Geräusche, stärkere Geschmacks- oder Geruchssensationen, Müdigkeit, Sinusbeschwerden (Druck oder Schleim in den Nebenhöhlen) usw. Ein geöffnetes Drittes Auge schärft unsere mentalen Fähigkeiten. Wir können uns leichter konzentrieren und werden entscheidungsfreudiger. Das Dritte Auge weist uns darüber hinaus den Weg zu einer klareren mentalen Selbstwahrnehmung. Auf einer fortgeschrittenen Stufe, wenn auch die unteren Energiezentren offen sind, können wir mit Hilfe des Dritten Auges Intuition entwickeln.

12. Der Gaumenpunkt

Legen wir die Zunge an den Gaumenpunkt, wird das Lenkergefäß mit dem Dienergefäß verbunden. Der Gaumenpunkt befindet sich hinter den Schneidezähnen des Oberkiefers in der Mitte des harten Gaumens in einer kleinen Vertiefung. Fahren Sie mit der Zunge langsam hin und her und finden Sie heraus, an welcher Stelle Sie die stärksten Sensationen von Wärme, Kälte, Taubheit, Kribbeln, Vibrieren oder Strom spüren. Ebenso wie beim Dritten Auge können sich bei der Konzentration auf den Gaumenpunkt die Sinneswahrnehmungen verändern.

13. Das Halszentrum

Das Halszentrum liegt in der Kuhle unter dem Kehldeckel. Ihm ist Schilddrüse und Nebenschilddrüse zugeordnet. Die Schilddrüse steuert den Stoffwechsel. Produziert sie zu wenig Hormone, reagiert der Organismus verlangsamt und wird schwerfällig. Bei Schilddrüsenüberfunktion kann sich Nervosität einstellen. In Extremfällen verliert der Betroffene kontinuierlich Gewicht. Ein geöffnetes Halszentrum gleicht Schilddrüsenunterfunktion bzw. -überfunktion aus. Ist das Halszentrum geöffnet, können wir uns sprachlich frei äußern und die Gefühlsimpulse des Körpers adäquat zum Ausdruck bringen. Ist das Zentrum blockiert, unterdrücken wir Gefühlsäußerungen. Es entstehen vor allem starke Stauungen, wenn wir unsere Wut zurückhalten.

14. Das Herzzentrum

Das Herzzentrum liegt beim Mann zwischen den Brustwarzen und bei der Frau etwa zweieinhalb Zentimeter oberhalb der Brustbeinspitze. Dem Herzzentrum ist die Thymusdrüse zugeordnet. Die Thymusdrüse ist von grundlegender Bedeutung für die Funktionsfähigkeit des Immunsystems. Sie produziert T-Lymphozyten, das sind thymusabhängige weiße Blutkörperchen. Nach der Geschlechtsreife wird die Thymusdrüse mit zunehmenden Alter immer kleiner. Da die Öffnung des Herzzentrums sehr klein ist, kann hier anfänglich leicht Energie stecken bleiben. Die Ursachen für Blockaden können energetischer oder emotionaler Natur sein. Konzentrieren Sie sich deshalb nur kurz auf dieses Zentrum. Es kann sonst schnell zu einem Hitzestau im Thymusbereich, aber auch im Herz oder Herzbeutel kommen. Wenn das Herzzentrum geöffnet ist, geht alles wie von selbst. Es entsteht eine Art innerer Freude. Wir strahlen Güte aus. Ist das Herzzentrum blockiert, entsteht leicht innere Hektik, Panik, Angst und Hass.

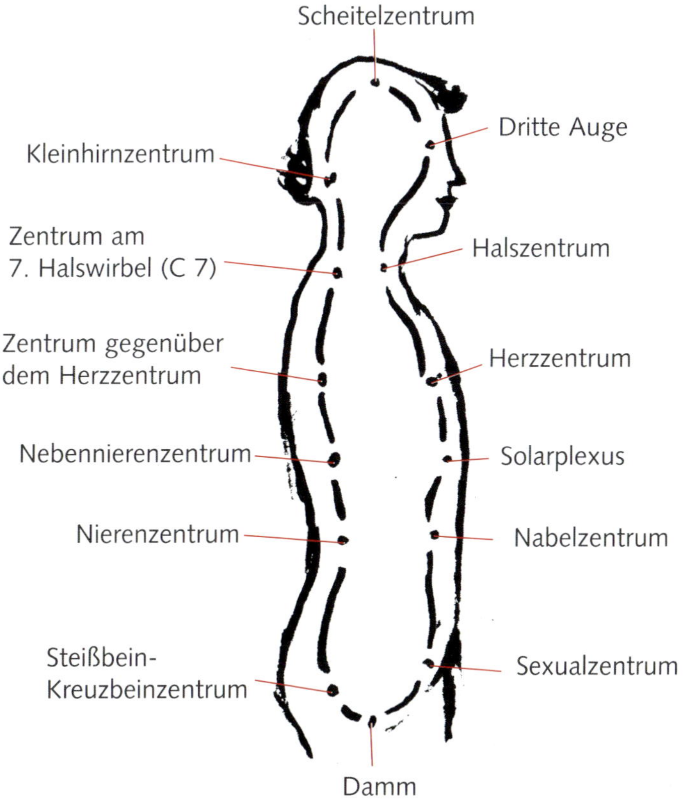

Zeichnung 14: Die Zentren des Kleinen Energiekreislaufs

15. Der Solarplexus

Der Solarplexus liegt in der Mitte zwischen der Brustbeinspitze und dem Bauchnabel. Die zugehörige Drüse ist die Pankreas (Bauchspeicheldrüse), die in enger Beziehung zu Milz und Magen steht. Auch die Leber liegt im Einzugsgebiet des Solarplexus. Die Bauchspeicheldrüse ist für die Senkung des Blutzuckers verantwortlich und produziert Enzyme für die Verdauung. Der Solarplexus kontrolliert auch die Aura. Alle Körper-, Gefühls- und Denkprozesse haben eine elektromagnetische Ladung und machen sich deshalb in der Aura bemerkbar. Mantak Chia betont deshalb, dass der Solarplexus zwar energetisch offen sein sollte - ist er jedoch zu weit offen, besteht die Gefahr, dass wir gegenüber Gedanken, Gefühlen und Meinungen anderer Menschen zu empfänglich sind. In Extremfällen sind wir mentalen und emotionalen Störungen anderer hilflos ausgeliefert. Wir müssen deshalb beizeiten lernen, entsprechend Schutz aufzubauen, damit wir selbst entscheiden können, wie viel Nähe wir zulassen können und wollen. Mit einem geöffneten Solarplexus fühlen wir, wer wir sind. Wir haben eine starke Identität und fühlen uns machtvoll. Ist der Solarplexus blockiert, bildet sich dort gerne ein Gefühlsknäuel. Das kann soweit gehen, dass wir gar kein Gefühl mehr wahrnehmen können und depressiv werden.

Die Praxis

Im Tao Yoga meditieren wir meistens auf einem Stuhl. Sie können sich aber auch in einer für Sie bequemen Position etwa mit überkreuzten Beinen auf den Boden setzen. Entscheidend ist, dass Sie Ihren Rücken gerade halten. Vor allem wenn Sie auf dem Stuhl meditieren und sich anlehnen, besteht die Gefahr, dass Sie durch Ihr Körpergewicht Ihr Steißbein blockieren. Das Steißbein schwingt im Kraniosakral-Rhythmus (siehe. Anm. 2, Kap. 2). Verhindern Sie seine rhythmische Bewegung, stoppen Sie die Zirkulation der Gehirn- und Rückenmarksflüssigkeit. Dadurch können Sie rasch ermüden. Achten Sie also darauf, dass Sie auch, wenn Sie sich anlehnen, möglichst auf den Sitzhöckern sitzen und zumindest subtil Steißbein und Kreuzbein im natürlichen Atemrhythmus mitschwingen lassen (s.o. Kap. 1 und 3). Für den Mann kann es noch vorteilhafter sein als für die Frau, auf dem vorderen Bereich des Stuhls zu sitzen. Seine Hoden können dann frei hängen und besser Energie aufnehmen und zum Sexualzentrum leiten. Es ist für den Mann deshalb auch ratsam, nicht zu enge Hosen zu tragen. Denken Sie zu Beginn der Meditation und gelegentlich während der Meditation daran, Ihre Haltung zu überprüfen. Die Fußsohlen haben Bodenkontakt, wenn Sie auf einem Stuhl sitzen. Ihre rechte Hand liegt in der Linken, Ihr Kinn ist etwas angezogen, so dass Ihre hintere Fontanelle zum höchsten Punkt des Kopfes wird. Ihre Zunge liegt am Obergaumen.

Um für die eigentliche Meditation des Kleinen Energiekreislaufs genügend Chi zur Verfügung zu haben, regen wir das Chi erst einmal an. Dazu lockern wir den Körper, vor allem die Gelenke und die Wirbelsäule. In einem zweiten Schritt aktivieren wir das Dritte Auge, bzw. die Nasenwurzel mit der feinen Nasenatmung, mit der lächelnden Kraft vor unserem Gesicht (Inneres Lächeln) und bei Bedarf mit der Rotation und Kontraktion der Augen. Auch die Kontraktion von Mund und ergänzend Beckenboden können hinzu kommen. Danach schließen wir die vordere Linie des Inneren Lächelns an. Lassen Sie im Dritten Auge und bei Bedarf auch in den Organen der vorderen Linie ein Energiebällchen entstehen. Sie können die Energie dort solange wirbeln, bis sie von selbst weiterfließen will. Auch in der Vorstellung können Sie auf diese Art und Weise Ihr Lächeln unterstützen und verstärken. Durch das Innere Lächeln reinigen wir unsere Energie von emotionalen Belastungen und fördern die Entstehung von positiven, liebevollen Gefühlen. Mit dieser emotionalen Öffnung geht automatisch auch eine körperliche Öffnung einher. Besagte innere Haltung behalten wir bei, wenn wir die Punkte des Kleinen Energiekreislaufs anmeditieren. Nachdem wir mit dem Inneren Lächeln bei den Nieren angekommen sind, gehen wir dazu über, unseren sogenannten Ofen zu entfachen. Unser Ofen ist der Bereich zwischen Ming Men, Bauchnabel und Sexualzentrum. Im Ofen aktivieren wir jetzt die Energie, die wir hier gespeichert haben. Theoretisch könnten wir auch mit der Stimulierung des Ofens beginnen und danach das obere Energiezentrum folgen lassen. Gehen wir von der Logik der feinen Nasenatmung aus, brauchen wir aber als erstes die Präsenz im Dritten Auge, um die Reflexe für das parallele Mitschwingen von Kreuzbein und Beckenboden anzuregen.

Haben Sie hohen Blutdruck oder damit zusammenhängende Probleme, sollten Sie nicht extra das Dritte Auge stimulieren. Die Energie in diesem Bereich ist für Sie zu anregend. Konzentrieren Sie sich stattdessen auf den Bauchnabel. Sollte von hier die Energie zum Herzzentrum unkontrolliert hochsteigen, verlagern Sie Ihre Aufmerksamkeit auf den Ming Men Punkt und die Fußsohlen. Die feine

Nasenatmung wird durch Ihre Präsenz in den Nasengängen bis hin zur Nasenwurzel initiiert. Sie wirkt sowohl anregend als auch beruhigend. Vielleicht können Sie Ihre Aufmerksamkeit ganz sanft zumindest in die unteren Nasengänge bringen, um obere und untere Atemräume miteinander zu verbinden. Bei niedrigem Blutdruck gilt genau das Gegenteil. Sie brauchen jetzt gerade die Konzentration auf das Dritte Auge, um besser „in die Gänge" zu kommen.

Wir wärmen jetzt den Ofen, d.h. wir aktivieren die Energie im unteren Tan Tien. Dazu laden wir uns als erstes mit der Blasebalg-Atmung auf. Der Name Blasebalg deutet darauf hin, dass Aus- und Einatmung rasch aufeinander folgen. Bei der Ausatmung wird die Luft bei höchstens halb gefüllter Lunge ausgestoßen, indem wir die Bauchwand mit einem kleinen aber möglichst lockeren, federnden Ruck nach innen ziehen. Danach lassen wir die Bauchdecke und damit auch das Zwerchfell vollständig los, und warten bis der Bauch, die Eingeweide und das Zwerchfell von selbst, ohne unser willentliches Zutun wieder in ihre Ausgangsstellung zurückgekommen sind. Das ist gleichzeitig die Einatmung, bei der die Lunge automatisch das entstandene Vakuum wieder füllt. Anfangs können Sie sich für eine Ein- und Ausatmung zwei bis drei Sekunden Zeit lassen. Später steigern Sie das Tempo auf eine Sekunde pro Zyklus. Eine weitere Möglichkeit, die Energie in diesem Bereich zu mobilisieren, ist die Massage von Dünndarm und Dickdarm. Runden Sie Ihren Rücken, atmen Sie etwas aus und massieren Sie mit kleinen Drehbewegungen der Fingerkuppen beider Hände um den Bauchnabel herum und dann den aufsteigenden, querverlaufenden und absteigenden Dickdarm entlang. Es ist wirklich erstaunlich, wie viel Energie durch eine solch einfache Massage in Gang kommen kann.

Gehen Sie nun wieder in die Meditationshaltung und aktivieren Sie mit dem feinen Nasenatem die Verbindung zum Kreuzbein und zu den Flanken. Wenn Sie jetzt zusätzlich die Hände in die Nierengegend legen, die Finger an den Rücken und die Daumen in die Flanken, verstärkt sich automatisch die Atembewegung in diesem Bereich, aber auch das gesamte Atemvolumen.

Sie können nun mit der entfachten Energie ein Energiebällchen im Tan Tien oder im Bauchnabel bilden und dann auf die einzelnen Punkte des Kleinen Energiekreislaufs meditieren. Sie können aber auch noch einmal in die Nieren lächeln und die Energie hier kreisen lassen. Spüren Sie deutlich die Energie oder

Wärme in den Nieren, denken Sie an den Ming Men und lassen hier ebenfalls ein Energiebällchen entstehen, in das Sie die Energie einleiten. Haben Sie die Energiekonzentration hier etabliert, denken Sie an den Bauchnabel, lassen hier wiederum ein Energiebällchen entstehen und verbinden dann den Ming Men mit dem Bauchnabel.

Fokussieren Sie nun alle Energie im Bauchnabel, in dem Sie dorthin lächeln und die Energie spiralisieren. Sie können diese Spiralbewegung physisch durch eine Drehbewegung des Rumpfes auf den Sitzhöckern unterstützen. Verstärken Sie kontinuierlich den Energiefluss mit der feinen Nasenatmung. Wenn Sie die Bewegung des Beckenbodens im Atemrhythmus noch nicht spüren, kontrahieren Sie öfters leicht den Beckenboden, um das Gefühl für diese Körperregion zu erhöhen und zu verhindern, dass hier Energie austritt. Sie erhöhen durch diese Kontraktionen gleichzeitig das Energieniveau.

Es gibt noch weitere Möglichkeiten, den Energiefluss zu intensivieren. Sie können wie bei der Übung 2.8. im Kapitel Tao Yin mehrmals kurz (etwa zehn Prozent des Atemvolumens) in die betreffenden Punkte bzw. Energiezentren hinein atmen und fokussierend in sie ausatmen. In den Atempausen entsteht ein Sog, der das Chi in das Energiezentrum führt, auf das Sie sich gerade konzentrieren. Diese Form der Atmung wirkt stimulierend. Herzkranke und Bluthochdruckpatienten sollten nur mit langen Atemzügen in Punkte hineinfokussieren. Lange Atemzüge können auch verdichtend wirken, sind aber gleichzeitig beruhigend.

Sie beginnen nun mit der eigentlichen Meditation des Energiekreislaufs und folgen mit ihrer Konzentration den einzelnen Energiezentren in der Reihenfolge, wie sie im theoretischen Teil dieses Kapitels aufgeführt sind. Um die Energiezentren besser zu spüren, können Sie sie mit Ihren Fingern berühren oder einen leichten Druck in diesem Bereich ausüben. Legen Sie also die Finger beider Hände in den Bauchnabelbereich. Stellen Sie sich vor oder nehmen Sie wahr, wie durch die Energiezentren der Fingerkuppen Energie in den Bauchnabel fließt. Wollen Sie die Energie, die Sie hier gesammelt haben, zum nächsten Zentrum weiterleiten, führen Sie die linke Hand zum nächsten Energiezentrum innerhalb des Kleinen Energiekreislaufs, also zum Sexualzentrum. Die rechte Hand sendet weiterhin Energie in den Bauchnabel, die linke Hand empfängt sie im Sexualzentrum.

Haben Sie den Kleinen Energiekreislauf ein oder mehrmals auf diese Art meditiert, können Sie in einer der nächsten Sitzungen noch eine andere Variante ausprobieren, den Energiefluss mit den Händen zu unterstützen. Strahlen Sie diesmal mit den beiden Energiezentren der Handmittelpunkte auf der Innenseite der Hände aus einer Entfernung von etwa zehn bis fünfzehn Zentimetern in jede Position des Kleinen Kreislaufs. Anders als beim ersten Durchgang verbinden Sie jetzt jeweils die Energiezentren auf der Körpervorderseite mit den zugehörigen Energiezentren auf dem Rücken, also z.B. den Bauchnabel mit dem Ming-Men. Wenn Sie den Rücken hoch meditieren, strahlen Sie weiterhin von vorne durch die parallelen Zentren. Sie verbinden dann etwa statt das Sexualzentrum mit dem Kreuzbein, umgekehrt das Kreuzbein mit dem Sexualzentrum. In der Regel liegen die zugehörigen Zentren auf gleicher Höhe. Nur das Dritte Auge liegt etwas höher als das Jadekissen. Das zugehörige Energiezentrum zum Perineum ist der Scheitelpunkt. Konzentrieren Sie sich einfach auf das jeweilige Ausgangszentrum. Wenn Sie den Energiestrom, einen Energiewirbel, Wärme oder ein neues Gefühl von Wohlsein in diesem Punkt spüren, denken Sie einfach an den nächsten Punkt im Kleinen Kreislauf bzw. an den gegenüberliegenden Punkt und schon folgt die Energie Ihren Gedanken. Sie fühlen dann entweder den neuen Punkt oder die Verbindung zwischen beiden Punkten.

Sie führen also jetzt als erstes die Energie, die Sie im Bauchnabel gesammelt haben, zum Sexualzentrum. Ist die Energie hier etabliert, verbinden Sie das Sexualzentrum mit dem Kreuzbein. Haben Sie Probleme, die Energie ins Sexualzentrum zu leiten, kann es sein, dass Sie besseren Kontakt mit diesem Zentrum bekommen, wenn Sie es von Anfang an mit dem gegenüberliegenden Kreuzbein verbinden. Es kann sein, dass der Strom zwischen zwei Punkten besser fließt und zu spüren ist, als der Strom in einem Punkt. Mit der Zeit finden Sie heraus, mit welchen Hilfestellungen Sie am besten ihre Energie mobilisieren und führen können. Sie können natürlich auch ohne die Hilfestellung der Hände den Kleinen Energiekreislauf meditieren. Für manche Menschen ist die Strahlung der Hände zumindest in einigen Punkten zu stark. Andere sind durch die Hände abgelenkt und können sich dadurch nicht so gut konzentrieren.

Sammeln Sie alle Energie, die Sie in Gang gebracht haben, im Nabelzentrum. Drehen Sie hier Ihr Energiebällchen.

Zum Abschluss der Meditation fügen Sie jetzt die Yin-Phase an. Sie lenken Ihr Chi nun nicht mehr, sondern schauen nur zu, wohin es von selbst fließen will. Lassen Sie sich genügend Zeit und ernten Sie die Früchte des aktiven Teils der Meditation.

Beenden Sie die Meditation, indem Sie aktiv mit den Händen helfen, Ihr Chi im Bauchnabelbereich zu speichern. Legen Sie die Hände übereinander und reiben Sie mit den Händen um den Bauchnabel herum. Frauen reiben zuerst 36-mal gegen den Uhrzeigersinn und dann 24-mal in die Gegenrichtung - Männer umgekehrt.

Eisenhemd Chi Kung

Die sechs Übungen des Eisenhemds[1] werden im Stehen ausgeführt. Mantak Chia betont die Effektivität dieser Übungen. Er verweist darauf, dass sie die Essenz von 49 Chi Kung Stellungen sind. Sie führen zu einer persönlich idealen inneren Struktur und Haltung, um anatomisch situationsgerecht mit einem Minimum an Kraftaufwand agieren zu können. Schwache Körperstrukturen werden gestärkt. Es gilt die Ausgangsposition einer entspannten Körperhaltung zu entwickeln, die den für uns freiesten Energiefluss ermöglicht. Eine solche Haltung strengt nicht (mehr) an, wenn wir sie beherrschen. Es bedarf aber vor allem am Anfang kontinuierlicher Bemühungen, um die den Übungen zugrunde liegenden Prinzipien in der Übung selbst und später im Alltag anwenden zu können. Die Eisenhemd-Übungen sind deshalb die Voraussetzung, um sinnvoll etwa Tai Chi praktizieren zu können. Die notwendigen Haltungsprinzipien gleich in Bewegung umsetzen zu wollen, ist für viele eine Überforderung. Mindestens genauso wichtig wie die ideale Struktur für den optimalen Energiefluss, ist die ausreichende Beschaffung von Energie. Dafür ist vor allem die Eisenhemd-Atmung zuständig. Wenn wir Energie im Überfluss haben, strengen uns natürlich auch Positionen weniger an, die wir anfangs als ermüdend erleben. Aber selbst, wenn es uns längere Zeit nicht gelingt, größere Mengen Chi in Umlauf zu bringen, bekommen wir allein dadurch, dass wir anatomisch korrekt in den einzelnen Positionen stehen, nach kurzer Zeit deutlich mehr Energie und fühlen uns frischer. Die Eisenhemd-Atmung sorgt für die Erhöhung des Chi-Drucks. Der erhöhte Chi-Druck fördert den Chi-Fluss und zieht Chi von innerhalb und außerhalb des Körpers zunächst zum Tan Tien. Insbesondere die Erdenergie, die elektromagnetische Kraft der Erde, wird verstärkt in den Körper gezogen. Beherrschen wir diese inneren Vorgänge im Stehen, können wir sie in die Bewegung übertragen, z.B. in eine gelernte Form wie im Tai Chi oder in Bewegungen des Alltagslebens. Eisenhemd ist eine sehr erdende Disziplin. Wir lernen, aus unserer Mitte heraus in die Erde zu sinken und mit ihr zu verwurzeln. Sind wir in der richtigen Statik mit der Erde verbunden, können wir den Druck eines Gegners, der unseren Körper wegschieben will, in den Boden ableiten. In Zeiten, in denen es noch keine Schusswaffen gab, sondern Mann gegen Mann kämpfte, war das sehr wichtig. Bei den Eisenhemd-Übungen benutzen wir dieses Können als Test für unsere Verwurzelung. Ebenso wichtig für den Nahkampf ist die Beherrschung der Eisenhemd-Atmung. Sie ermöglicht, den Chi-Druck im Körper

[1] Chia, Mantak: Eisenhemd Chi Kung. Schutz und Stärkung der Organe. Neue Ausrichtung der Körperstruktur. Verwurzelung mit der Erde. Interlaken Ansata Verlag 1994

so stark zu erhöhen, dass er, einem aufgepumpten Reifen gleich, von Stößen und Schlägen nicht verletzt werden kann. Erst nachdem die Chi Kung Kämpfer in früheren Zeiten diese innere Kraft entwickelt hatten, durften sie die eigentlichen Kampftechniken erlernen. Zunächst wird das innere Fasziensystem, die Faszien um die inneren Organe, mit Chi aufgeladen. Hat sich hier genügend Chi-Druck aufgebaut, fließt das Chi in die großen Körperhöhlungen, in die Bauchhöhle und das Lungenfell. Danach füllen sich die drei äußeren Faszienschichten unter der Haut mit Chi. Dadurch werden die Fettpolster in diesem Bereich verbrannt. Das erhöhte Chi-Niveau unterstützt auch Sehnen und Knochen. Die drei mit Chi aufgepumpten Faszienschichten unter der Haut bilden ein dreifaches Polster gegen Schläge und Erschütterungen für die Organe. Sie verhindern auch, dass die Organe vom äußeren atmosphärischen Druck der Luft zusammengedrückt werden. Das genau ist das Problem bei Krankheit und in der Regel bei zunehmendem Alter. Ein weiteres Problem ist die energetische und später oft die physische Inkontinenz. Die Organe sinken nach unten. Während bei einem Baby das Chi im Körper noch sehr ausgeglichen temperiert ist, von selbst problemlos im Energiekreislauf fließt und die Körperstrukturen versorgt, kommt es spätestens mit der Hormonumstellung zu einer zunehmenden Trennung zwischen kaltem und heißem Chi. Während das kalte Chi aus den unteren Körperöffnungen entweicht, steigt das heiße Chi nach oben und verlässt den Körper durch die Kopföffnungen. Dadurch beschleunigt sich der Abfall des Chi-Drucks. Geringerer Chi-Druck bedeutet auch langsameren Chi-, Blut- und Lymphefluss. So wird das Herz stärker belastet.

Die Atmung im Eisenhemd Chi Kung

Der Hauptfaktor für einen optimalen Chi-Fluss und eine optimale Chi-Versorgung ist die Atmung. Je mehr die Atmung alle Atemräume anspricht, ohne dabei viel Energie zu verbrauchen, desto mehr Energie verbleibt für den Organismus. Ein besonderes Negativbeispiel ist die reine Hochatmung in den Brustkorb, die sicherlich mehr Energie verbraucht als sie produziert. Ein positives Gegenbeispiel ist die feine Nasenatmung. Die ungehindert fließende Atmung eines Kindes verwandelt sich nicht von selbst in die feine Nasenatmung. Sie zu beherrschen bedeutet Atembewusstsein erworben zu haben. Bewusstsein setzt Entwicklung voraus, die gewollt sein muss. Die ersten beiden Kapitel geben Hilfestellungen, diese umfassende und natürliche Atmung zu erlernen. Durch die Anregung der Reflexzonen in den Nasengängen werden automatisch alle Atemräume bis hin zum Beckenboden mit einbezogen. Der Beckenbereich wird besonders durch die Mobilisierung des Kreuzbeins angeregt. In diesem Bereich des Körpers sitzen große Energiereserven, die durch die Atmung aktiviert werden. Mantak Chia unterscheidet zwischen der Blasebalg-Atmung, der Nieren-/Flankenatmung, der Unterleibsatmung, der Umkehratmung und der Kompressions-Atmung.

Die Unterleibsatmung und die feine Nasenatmung

Die Unterleibsatmung ist in der feinen Nasenatmung integriert, sogar ohne willentliche Beeinflussung. Während der Einatmung weiten sich die Bauchdecke, der Beckenboden und die Flanken nach außen, die äußeren Sexualorgane des Beckenbodens werden etwas nach oben gezogen. Die Muskel-Sehnenplatte des Zwerchfells spannt sich tiefer in den Bauchraum und massiert die Organe. Bei der Ausatmung ziehen sich Bauchdecke, Beckenboden und Flanken wieder in den Körper zurück, die äußeren Sexualorgane senken sich wieder und das Zwerchfell entspannt sich zurück in den Brustraum. Beherrschen wir die feine Nasenatmung, fällt es uns leicht, ausreichend Chi im Tan Tien zu sammeln. Durch das andauernde bewusste Mitschwingen des Beckenbodens verhindern wir auch, dass Chi aus den unteren Körperöffnungen entweicht. Wir können diesen Effekt verstärken, indem wir das Chi einfach mental zum Steißbein weiterleiten, damit es von hier die Wirbelsäule aufwärts zum Kopf fließen kann.

Die erweiterte feine Nasenatmung

Aus der feinen Nasenatmung entwickeln wir die erweiterte feine Nasenatmung. Wir schließen dazu physiologisch unnatürliche Anteile der erweiterten feinen Nasenatmung an die feine Nasenatmung an. Wie wir Bewegungen von Körperteilen mit der Atmung verbinden können, haben wir in Kapitel I.5 kennen gelernt (Schwimmhäute-Übung). Hier haben wir eine aktive, willentliche, nicht durch das vegetative Nervensystem gesteuerte Bewegung an den natürlichen Atem angebunden.

Die Umkehratmung

Die Umkehratmung erhöht deutlich den Chi-Druck im Bereich von Tan Tien und unterem Beckenraum. Bei der Einatmung ziehen wir - wie der Name schon sagt - umgekehrt zur natürlichen Atmung die Bauchdecke und den Beckenboden etwas nach innen. Dadurch werden die Organe nach oben gegen das Zwerchfell gedrückt. Das Zwerchfell senken wir aber genauso weit nach unten wie sonst. Es wird jetzt zwar einer Einatmung gemäß physiologisch in der korrekten Richtung geführt, aber der Kraftaufwand, den es dazu aufbringen muss, ist größer als bei einem unbewussten oder natürlichen Atemvorgang. Das Zwerchfell ist der primäre Atemmuskel, der vom vegetativen Nervensystem gesteuert wird, aber auch willentlich durch andere Muskeln beeinflusst werden kann. Bei der Umkehratmung brauchen wir die Gegenkraft der Bauchmuskeln, damit das Zwerchfell diese erhöhte Kraft überhaupt erst entwickeln bzw. ansetzen kann. Damit die Umkehratmung halten kann, was sie verspricht, müssen wir dabei entspannt bleiben. Das ist normalerweise leichter gesagt als getan. Wenn wir sie aus der erweiterten feinen Nasenatmung entwickeln, kommen wir leichter zum Ziel.

Die Kompressions-Atmung

Die Kompressions-Atmung ist eine Steigerung der Umkehratmung. Um den Chi-Sog zu erhöhen, atmen wir anfangs ein oder zweimal aus, so dass die Bauchdecke Richtung Wirbelsäule gezogen wird. Wir atmen noch einmal aus und senken dabei das Zwerchfell - eine zusätzliche physiologisch unnatürliche Komponente der Atmung im Vergleich zur Umkehratmung (zur Erinnerung: normalerweise zieht sich das Zwerchfell beim Ausatmen Richtung Brustraum zurück). Hierzu ist eine ähnliche Gegenkraftführung zwischen Zwerchfell und Bauchmuskeln erforderlich wie bei der Einatmung der Umkehratmung. Erst jetzt folgen kurze Einatmer vom Bauchnabelbereich und Beckenboden nach innen wie bei der Umkehratmung. Wir lassen aus dem Kraftspiel zwischen Zwerchfell und Bauchmuskeln eine Kraftbalance zwischen Zwerchfell, Bauchmuskeln und Beckenboden werden. Nach dieser anfänglichen, generellen Chi-Mobilisierung bereiten wir das Hauptanliegen der Eisenhemd-Atmung vor: die Verbindung mit der Erdenergie, der elektromagnetischen Kraft der Erde. Dazu müssen die Beinmeridiane, im Besonderen der Nierenmeridian von den Fußsohlen über den Beckenboden zu den Nieren geöffnet werden. Der nächste konkrete Schritt ist die Verbindung vom Beckenboden zu den Nieren, vom linken Anus zur linken Niere und vom rechten Anus zur rechten Niere. Danach verändern wir den Fokus der weiterhin Chi anregenden Kraftbalance. Wir betonen nun das Zusammenspiel zwischen Beckenboden, insbesondere des vorderen Beckenbodens im Bereich der äußeren Sexualorgane und dem unteren Unterbauch im Bereich der inneren Sexualorgane. Während der vordere Beckenboden nach oben zieht, drücken wir den unteren Unterleib nach vorne unten. Durch diese Gegenkraft werden direkt die Beinmeridiane, also die Verbindungen von den Füßen zum Beckenboden geöffnet. Die Mobilisierung der Sexualenergie erhöht das Energieniveau noch einmal spürbar, verändert aber auch seine Qualität.

Die Praxis

Noch mehr als in den anderen Disziplinen sind Studierende des Tao Yoga bei den Eisenhemd-Übungen auf die Korrektur eines Lehrers angewiesen. Dieses Kapitel ist deshalb als Erinnerungshilfe für die erste und wichtigste Eisenhemdposition, die Ausgangsposition „Den Baum umarmen" gedacht. Es liefert außerdem eine systematisierte Anleitung für die Entwicklung der Atmung des Eisenhemd Chi Kung.

Die Atempraxis

Nähern Sie sich der Eisenhemd-Atmung mit Bedacht. Lassen Sie sich aber auch nicht entmutigen. Da die Übungsabfolgen sprachlich möglichst korrekt wiedergegeben werden müssen, erscheint die Materie komplizierter als sie ist. Gleichwohl ist es sinnvoll, darauf zu achten, dass Sie nicht mehr Energie entfachen als Ihr Kleiner Energiekreislauf aufnehmen kann. Besonders bei Männern kann es sonst anfangs passieren, dass Energie im Kopf oder im Herz und Herzzentrum stecken bleibt. Die meisten werden aber eher Schwierigkeiten haben, überhaupt Energie in Gang zu setzen, weil sie sich verkrampfen und dann gar nichts mehr spüren. Deswegen ist es angebracht, die Übungsabfolgen der weiter unten vorgestellten Atmungsversionen in mehrere Schritte aufzuteilen und diese Teile dann aufeinander aufbauend, jeweils ohne Zeit- und Leistungsdruck, mehrere Wochen oder Monate einige Male täglich zu üben. Hilfreich ist es in jedem Fall, wenn Sie zumindest ansatzweise die feine Nasenatmung hervorrufen oder die Auf- und Abwärtsbewegung des Beckenbodens beim Atmen wahrnehmen können. Ein Beckenboden, den Sie nicht spüren, deutet darauf hin, dass hier Spannungen zu suchen sind. Komprimieren Sie einen gespannten Beckenboden oder andere gespannte Körperteile, könnte das noch zusätzliche Spannungen erzeugen. Es sei denn, Sie fühlen die Spannungen vor und während der Kompression und können Sie dadurch etwas lösen.

Die meisten Menschen bringen keine spezielle Atmerfahrung mit. Besonders während der Monate zu Beginn ihrer Praxis benötigen sie eine einfachere und trotzdem effektive Methode, um das Chi zu mobilisieren und im Körper führen zu können. Bei den Tao Yin Übungen (Übung 2.8.) und im Kleinen Energiekreislauf sind Sie mit der Sip-Atmung vertraut geworden. In den Pausen zwischen den kurzen Einatmern floss durch die Sogwirkung des Atemstops Chi in die Punkte, auf die Sie sich gerade konzentrierten. Ich verweise noch einmal darauf, das Patienten mit hohem Blutdruck oder Herzbeschwerden usw. nur beruhigende langgezogene Atemzüge verwenden dürfen. Auf die abgeschwächte Form, den Atem mit offener Kehle (Stimmritze) anzuhalten, habe ich ebenfalls schon hingewiesen.

Ich stelle im Folgenden eine dreiteilige Übungsabfolge der Eisenhemd-Atmung vor, die Sie zunächst mit der einfacheren Sip-Atmungstechnik praktizieren. Erst danach beschäftige ich mich eingehend mit der Anwendung des erweiterten feinen Nasenatems sowie der Umkehr- und Kompressions-Atmung auf diese drei Abläufe. Im Stehen ist es schwieriger zu entspannen als im Liegen oder Sitzen. Im Liegen könnte die Energie leichter stecken bleiben. Sie wird hier nicht nur wie im Tao Yin auf der Rückseite des Körpers hinauf und hinab geführt. Es ist deshalb sinnvoll, erst einmal die Atmung im Sitzen zu üben. Später können Sie das Gelernte in die Eisenhemdposition, die ja noch zusätzliche Aufmerksamkeit erfordert, übertragen.

Version I: Die Sip-Atmung

1. Teil der Sip-Atmung

1. Aktivieren Sie als erstes Ihre Energie im Tan Tien Bereich mit der Blasebalg-Atmung. Können Sie sich an diese Aufladeatmung aus dem Kapitel „Der Kleine Energiekreislauf" erinnern? Die aktive Phase der Blasebalg-Atmung ist die kurze Ausatmung. Die Einatmung kommt von alleine.

2. Atmen Sie nun einen Sip-Atemzug (10 Prozent Ihres Atemvolumens) in den Bauchnabelbereich ein. Lassen Sie dabei den Bauch nicht nach außen vortreten, sondern halten Sie ihn flach. Dadurch erhöht sich etwas der Chi-Druck in der Bauchhöhle und Sie haben schneller mehr Chi zur Verfügung. Mit dem Sip-Atemzug werden automatisch die Sexualorgane ein wenig nach oben gezogen.

Nehmen Sie das nur zur Kenntnis. Verschließen Sie gleichzeitig leicht Ihren Beckenboden, so dass hier kein Chi entweichen kann. Strengt Sie das an und verkrampfen sie gar dabei, beobachten Sie nur kurz diesen Bereich. Konzentrieren Sie sich in der Atempause auf den Bauchnabel. Warten Sie solange mit dem nächsten Sip-Atemzug, bis sich Chi im Bauchnabel sammelt. Wenn es Ihnen hilft, können Sie das Chi auch spiralisieren. Vielleicht brauchen Sie am Anfang mehrere Sip-Atemzüge in Folge, bis Sie Ihr Chi hier spüren können.

3. Genauso verfahren Sie mit dem Sexualzentrum und dem Basiszentrum im Beckenboden.

4. Danach atmen Sie durch die Nase aus. Sie können Atem und Chi besser und gezielter führen, wenn Sie nicht durch den Mund, sondern durch die Nase ausatmen. Lenken Sie Ihr Chi nun durch die Beine zu den Füßen hinunter. Halten Sie dabei vor allem ihren unteren Unterbauch in der Einatmungsstellung, d.h. denken Sie diesen Bereich des Unterbauchs nach vorne unten oder üben Sie in diese Richtung eine sehr kleine Kraft aus. Dadurch entsteht automatisch eine kleine Hebelwirkung vor allem des vorderen Beckenbodens nach oben. Der Beckenboden wird außerdem so noch mehr geschlossen. Üben Sie diesen Mechanismus vorsichtig einige Male gesondert. Können Sie das sensible Zusammenspiel der Muskeln entdecken? Wenn Sie zusätzlich bei der Ausatmung leicht Ihren Kehldeckel schließen, entsteht ein leises Atemgeräusch. Sie atmen jetzt gegen einen Widerstand aus. Sie spüren mehr Chi und können es leichter lenken. Mit dieser bewussten Atemführung wird es Ihnen leichter fallen, auf Dauer eine Verbindung zu den Füßen herzustellen.

Sie werden während der aufeinander folgenden Sip-Atemzüge vielleicht sehr bald an den Punkt kommen, dass Sie Ihren Atem nicht länger halten können und ausatmen wollen. Sie haben zwei Möglichkeiten, diesem Problem zu begegnen. Sie können zum einen zwischendurch mit einem ähnlich kurzen Ausatmer Luft abgeben, wie Sie mit einem Sip-Atemzug einatmen. Zum anderen können Sie kontinuierlich oder periodisch minimal Luft abgeben, so, als hätten Sie eine winzige undichte Stelle. Wichtig ist nur, dass Sie insgesamt die Struktur und die Spannung halten. Bei der zweiten Methode vermindert sich natürlich der Chi-Druck etwas, so dass Sie dementsprechend etwas weniger Chi spüren werden. Wiederholen Sie den ersten Teil zwei Mal. Können Sie nach dem dritten Durchgang schon ein wenig spüren, wie Ihr Chi in den Füßen ankommt?

5. Bevor Sie den ersten Teil wiederholen bzw. zum zweiten Teil übergehen, führen Sie die Flankenatmung aus. Sie ist einerseits energetisierend, andererseits löst sie die leichten Spannungen auf, die durch das wiederholte Anhalten des Atems entstanden sein könnten. Im Gegensatz zur Blasebalg-Atmung ist bei der Flankenatmung sowohl die Einatmung wie die Ausatmung geführt. Atmen Sie etwa neun Mal jeweils zwei bis vier Sekunden sowohl ein wie aus. Legen Sie zur Kontrolle Ihre Hände in die Taille, den Daumen nach vorne und die anderen Finger nach hinten. Spüren Sie, wie sich die Flanken und die Bauchdecke zur Seite bzw. nach vorne weiten und wieder schmaler werden? Schwingt auch der Beckenboden mit?

2. Teil der Sip-Atmung

Beginnen Sie mit der Blasebalg-Atmung. Ziehen Sie mit einem oder mehreren Sip-Atemzügen Chi in die Fußsohlen. Danach führen Sie die Energie zu den Knien und schließlich zum Perineum. Atmen Sie wieder in der Einatmungsstellung zurück in die Füße aus. Praktizieren Sie wiederum die Flankenatmung. Benötigen Sie nach einiger Zeit nicht mehr die volle Aufmerksamkeit für die Atembewegung selbst, können Sie bei der Einatmung das Chi von den Füßen zum Beckenboden leiten und es bei der Ausatmung wieder zu den Füßen zurückbringen. Wenn Sie zusätzlich wie bei der ersten Ausatmung in Teil I leicht Ihren Kehldeckel schließen und mit einem leisen Geräusch ein- und ausatmen, fließt mehr Chi. Sie können es dann leichter führen.

3. Teil der Sip-Atmung

Beginnen Sie wieder mit der Blasebalg-Atmung. Danach atmen Sie wie im ersten Teil mit einem oder mehreren Sip-Atemzügen in den Bauchnabel. Es folgt das Sexualzentrum und das Perineum. Atmen Sie nun in die linke Seite des Anus. Kontrahieren Sie sensibel die Muskeln in diesem Bereich. Dadurch erhöht sich das Bewusstsein für die Strukturen und Organe oberhalb des linken Anus. Wenn es Ihnen durch Ihre Erfahrungen bei den Tao Yin Übungen außerdem gelingt, den linken Psoasmuskel jetzt minimal zu tonisieren, haben Sie es leichter, das Chi zur linken Niere weiterzuleiten. Das gleiche wiederholen Sie rechts.

Atmen Sie wieder ein und verbinden Sie beide Nieren. Bilden Sie einen Nierengürtel um den ganzen Rumpf. Atmen Sie in den Oberbauch. Können Sie sich von hier mit dem Dritten Auge verbinden? Atmen Sie in den Unterbauch. Drängt das Chi jetzt vielleicht schon von selbst weiter nach unten Richtung Füße? Atmen Sie in der Einatmungsstellung aus wie im ersten Teil. Denken Sie an die Flankenatmung?

Version II: Die erweiterte feine Nasenatmung

1. Aktivieren Sie die feine Nasenatmung. Beobachten Sie insbesondere, wie Kreuzbein und Beckenboden mit dem Atem schwingen. Unterstützen Sie mit Ihrer Körperhaltung die Weitung des Kreuzbeins bei der Einatmung. Spüren Sie, wie dadurch der Atem tiefer in alle Atemräume eindringt? Sind Sie in einem Atemraum präsent, wird der Atem betont diesen Raum einnehmen.

2. Richten Sie Ihre Aufmerksamkeit nun vor allem auf die Atembewegung der Bauchdecke. Unterstützen und verstärken Sie die Atmung hier mit der Schwimmhäute-Übung (1. Kap., Übung 5).

3. Beginnen Sie nun bei der Einatmung, die Bauchdecke etwas zurückzuhalten und bei der Ausatmung den leicht erhöhten Muskeltonus allmählich wieder loszulassen und eventuell mit sehr leichter Gegenkraft die Bauchmuskeln nach außen zu führen. Spüren Sie, wie sich im Tan Tien Bereich mehr Chi sammelt als vorher? Wenn Sie keine Veränderung wahrnehmen können, spielen Sie mit der Stärke und der Dynamik der Muskelanspannung. Probieren Sie vor allem eine Zeit lang aus, so wenig wie möglich Kraft aufzuwenden.

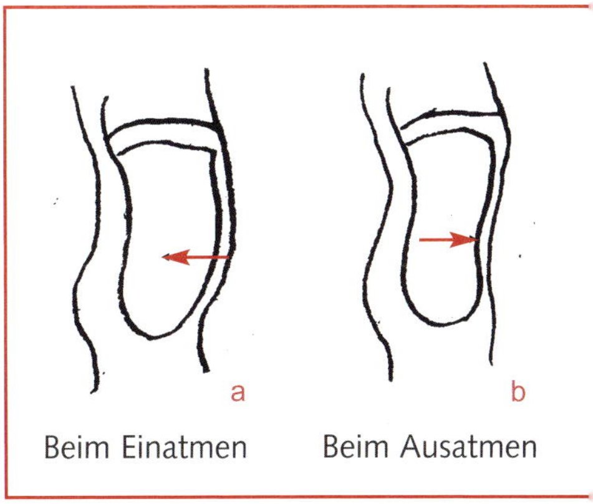

Zeichnung 15a: Beim Einatmen: Leichte Gegenkraft der Bauchmuskeln nach innen

Zeichnung 15b: Beim Ausatmen: Den leicht erhöhten Muskeltonus allmählich wieder loslassen, ev. sehr leichte Gegenkraft der Bauchmuskeln nach außen

4. Erweitern Sie das leichte Zurückhalten der Atembewegung auf den Beckenboden. Erhöht sich dadurch noch einmal der Chi-Druck im Bauchraum? Achten Sie vor allem hier im Beckenboden darauf, dass auch noch nach der Ausatmung ein Eutonus erhalten bleibt.

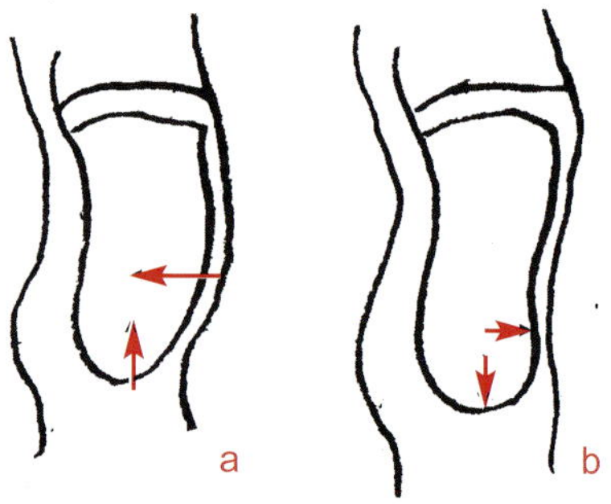

Zeichnung 16a: Beim Einatmen: Leichte Gegenkraft der Beckenbodenmuskeln (und der Bauchmuskeln) nach innen

Zeichnung 16b: Beim Ausatmen: Sehr leichte Gegenkraft des Bauchs und des Beckenbodens nach außen (Beckenboden gleichzeitig verschlossen halten)

5. Bevor wir auch das Zwerchfell in diese leichte Kompression einbeziehen können, müssen wir uns erst der Ausatmung widmen. In Übung 3.2 des ersten Kapitels haben wir den Atem aus dem Mund und aus der Nase ausgehaucht und dabei mit verschiedenen Geschwindigkeiten experimentiert. Versuchen Sie noch einmal, das Aushauchen aus der Nase ein wenig zu beschleunigen, ohne die Grenze von Entstehen-Lassen und Beeinflussen zu verlassen. Spüren Sie jetzt auch bei der Ausatmung Chi in der Nase, im Bauchraum oder die Wirbelsäule hinauf oder hinunter fließen?

6.a. Hauchen Sie weiter exakt genauso wie bisher durch die Nase aus. Verlagern Sie Ihre Aufmerksamkeit aber auf die Bauchdecke und beobachten Sie hier den Muskeltonus, ohne ihn zu verändern. Möglicherweise entdecken Sie jetzt erst, dass Sie Ihre Bauchmuskeln benutzen, um Einfluss auf das Zwerchfell, den primären und eigentlichen Atemmuskel nehmen zu können.

6.b. Legen Sie Ihre Hände bis zum Ende dieser Übungsabfolge an die Taille, die Daumen nach vorne und die anderen Finger nach hinten. In dieser Position können Sie die Bewegungen des Zwerchfells gut verfolgen. Fahren Sie fort, durch die Nase auszuhauchen und verlagern Sie Ihre Aufmerksamkeit auf das Zwerchfell.

6.c. Beobachten Sie, während Sie durch die Nase aushauchen, gleichzeitig Zwerchfell und Bauchmuskeln.

7. Machen Sie nun einen Brummton mit dem Konsonanten „m". Imitieren Sie ein in der Ferne anfahrendes Motorrad, das seine Geschwindigkeit laufend erhöht und nacheinander vom ersten bis in den vierten Gang schaltet. Beobachten Sie dabei das Zusammenspiel von Bauchmuskeln und Zwerchfell.[2] Spüren Sie, wie sich der Tonus gleichermaßen in beiden Muskelgruppen erhöht und wieder abspannt? Es entsteht eine Pumpbewegung.

8. Experimentieren Sie jetzt wieder mit dem feinen Aushauchen. Imitieren Sie stimmlos, also nur mit dem Atem, das anfahrende Motorrad.

9. Verbinden Sie die gewonnene Erfahrung mit dem gesamten Atemvorgang. Bauen Sie zwischen Zwerchfell und Bauchmuskeln bei der Ausatmung eine Gegenspannung auf und lösen Sie allmählich diese Spannung bei der Einatmung.

10. Übertragen Sie nach einer Weile diese sensible Zusammenarbeit von Zwerchfell und Bauchmuskeln auf die Einatmung. D.h., Sie erhöhen jetzt vorsichtig die Gegenspannung zwischen Zwerchfell und Bauchmuskeln beim Einatmen und spannen Sie allmählich beim Ausatmen wieder ab.

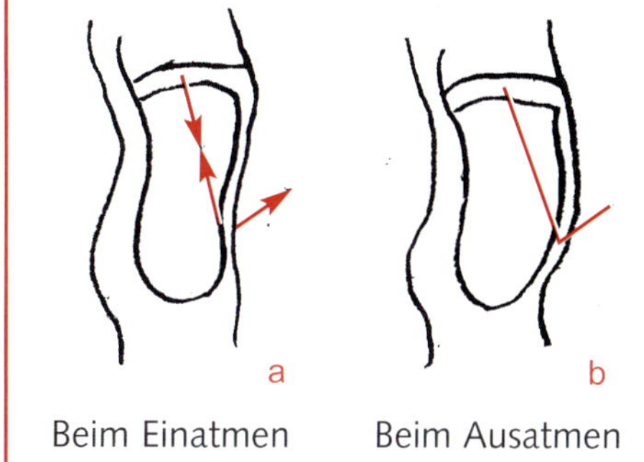

Zeichnung 17a: Beim Ausatmen: Gegenkraft zwischen Bauchdecke und Zwerchfell aufbauen (verstärkt den Chi-Strom)

Zeichnung 17b: Beim Einatmen: Allmähliches Lösen der Spannung

2 Manche Gesangsschulen arbeiten mit einer sogenannten Stütze. Damit ist je nach Schule eine bestimmte Art des Zusammenspiels von Bauchmuskeln und Zwerchfell gemeint.

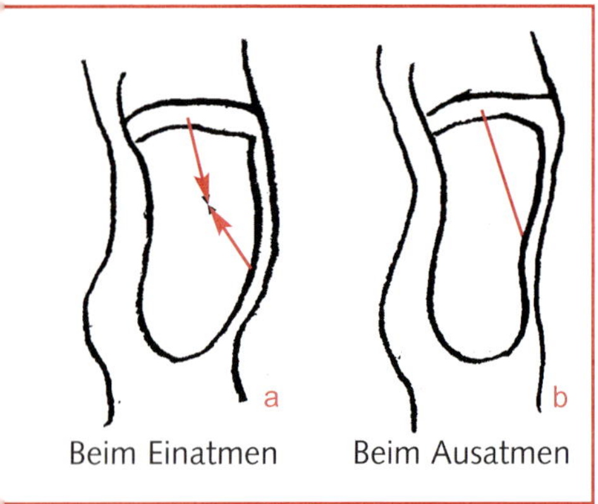

Zeichnung 18a: Beim Einatmen: Gegenkraft zwischen der Bauchdecke und dem Zwerchfell allmählich aufbauen

Zeichnung 18b: Beim Ausatmen: Allmähliches Lösen der Gegenspannung

Sie können sogar einatmend das anfahrende Motorrad imitieren oder ohne diese visuelle Hilfe eine an- und abspannende Pumpbewegung herstellen. Spüren Sie, wie sich dadurch mehr Chi komprimieren lässt als durch das Zurückhalten von Bauchmuskeln und Beckenboden?

Fügen Sie nun alle drei Komponenten, Zwerchfell, Bauch- und Beckenbodenmuskeln zusammen.

Normalerweise dauert es mindestens mehrere Monate bis Sie lernen, eine Balance zwischen den drei Muskelgruppen zu finden. Die Zwerchfellkomprimierung ist die schwierigste. Vielleicht kommt es Ihnen entgegen, wenn Sie längere Perioden nur mit den Bauchmuskeln und dem Beckenboden arbeiten. Manche Menschen können ohnehin allein durch die leichte Kompression von Bauch- und Beckenbodenmuskeln genügend Chi mobilisieren. Oder Sie experimentieren zeitweise nur mit dem besonders engen Zusammenspiel von Zwerchfell und Bauchmuskeln. Sobald Sie das Zwerchfell hinzunehmen, produzieren Sie zwar mehr Chi, aber es wird merklich schwieriger, den natürlichen Atemimpulsen zu folgen. Beziehen Sie deshalb vor allem anfangs nur ansatzweise das Zwerchfell mit ein. Je geübter Sie sind, desto leichter können Sie trotz dieser leichten Kompressionen auch die natürlichen Atemimpulse zulassen, die aus der Präsenz im Körper und aus den Gefühlen resultieren. Sie setzen die leichten Kompressionen dann dynamisch variierend mit dem Atemfluss, lassen sie aus ihm ent-

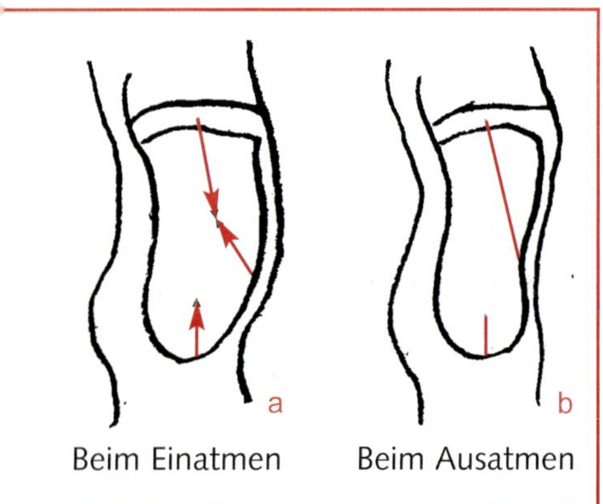

Zeichnung 19a: Beim Einatmen: Der Gegenkraft zwischen Bauchdecke und Zwerchfell die Gegenkraft des Beckenbodens nach innen hinzufügen

Zeichnung 19b: Beim Ausatmen: Alle drei Muskelgruppen lösen. Bei Bedarf Bauchdecke und Beckenboden nach außen und Zwerchfell weiterhin sehr leicht nach unten gegenhalten

stehen. Diese flexible leichte Komprimierung belebt den Organismus, ohne dass Sie seelisch starr werden. Achten Sie besonders darauf, dass Sie die Atmung nicht durchgehend in alltäglichen Situationen überdehnen. D.h. verlängern Sie die Ein- und Ausatmung nicht über den Punkt hinaus, an dem sie von selbst zurückschwingen will. Können Sie spontan die körperliche Disposition für den körpereigenen Atemreflex schaffen, sind Sie möglicherweise gefährdet, die Atmung beliebig lange „von selbst" kommen zu lassen. Brauchen Sie mehr Kraft, weil Sie vielleicht den ganzen Tag am Computer sitzen oder anderen belastenden Situationen ausgesetzt sind, erhöhen Sie zwischendurch einfach für eine Weile die Kompression oder wechseln Sie kurz zu Version III oder IV der Eisenhemd-Atmung.

Version III: Die Umkehratmung

Praktizieren Sie die Umkehratmung erst, wenn Sie die Sip-Atmungstechnik (Version I) beherrschen und die erweiterte feine Nasenatmung (Versions II) zumindest eine Zeit lang ausprobiert haben.

Teil 1 der Umkehratmung

1. Führen Sie die Blasebalg-Atmung aus.

2. Sie warten nicht wie bei der erweiterten feinen Nasenatmung, bis der Einatem eingesetzt hat, um dann die Bewegung der Bauchdecke nach außen etwas zurückzuhalten, sondern Sie atmen nach der letzten Ausatmung sofort in die Gegenrichtung nach innen Richtung Wirbelsäule ein. Sie können jetzt kaum mehr natürliche Atemimpulse berücksichtigen. Was Sie aber aus der feinen Nasenatmung retten können, ist das harmonische Zusammenspiel der Muskelgruppen, unabhängig davon, ob Sie ein- oder ausatmen oder ob gerade Atempause herrscht. Außerdem haben Sie gelernt, die Atemmuskeln nur allmählich an- und abzuspannen.

3. Atmen Sie Ihre Bauchdecke ähnlich wie bei der feinen Nasenatmung mit Gefühl ein paar Mal in die umgekehrte Richtung ein und lösen Sie bei der Ausatmung die Bauchdecke.

4. Dann lassen Sie aus dieser langgezogenen Umkehratmung einen kurzen Sip-Atemzug werden. Achten Sie aber darauf, dass Sie nur behutsam den Bauch einziehen und nicht verkrampfen. Vergleichen Sie die Wirkung der umgekehrt geatmeten Sip-Atemzüge mit der von Version I. Durch die Atempause entsteht ein Chi-Sog, hier wird aber zusätzlich der Chi-Druck erhöht.

5. Mit dem zweiten Sip-Atemzug ziehen Sie nun den Beckenboden nach oben Richtung Beckenhöhle. Fühlen Sie, wie der Chi-Druck im Tan Tien noch einmal steigt?

6. Die stärkste Komprimierung des Chi-Drucks erreichen Sie, wenn Sie auch noch das Zwerchfell einbeziehen. Wie Sie schon wissen, ist das der schwierigste Teil.

7. Üben Sie deshalb das Zusammenspiel von Zwerchfell und umgekehrt einatmenden Bauchmuskeln erst einmal für sich. Spannen Sie Zwerchfell und Bauchmuskeln bei langen Einatmern vorsichtig und kontinuierlich an und lösen Sie die Spannung langsam beim Ausatmen. Verkürzen Sie die Atemzüge bis zu zehn Prozent Ihres Atemvolumens und halten Sie dann den Atem an. Die Atemzüge sind etwas länger und weicher als die Sip-Atemzüge in Version I, damit Sie nicht zuviel Kraft oder gar Gewalt aufwenden (müssen), um mit der Bauchdecke und den anderen Muskelgruppen tiefer in die Bauch- und Beckenhöhle eindringen zu können.

8. Fügen Sie einen weiteren Sip-Atemzug hinzu und ziehen Sie dabei wieder Sexualorgane und Perineum nach oben. Spielen sie in der Atempause mit dem Kräftedreieck Bauchmuskeln, Beckenbodenmuskeln und Zwerchfell, indem Sie mal die eine und mal die andere Muskelgruppe etwas stärker anspannen und die Reaktionen beobachten und steuern.

9. Können oder wollen Sie die aufgebaute Struktur nicht länger halten, atmen Sie mit dieser Einatmungsstellung genauso wie in Version I nach unten zu den Füßen aus. Sie haben jetzt allerdings mehr Chi zur Verfügung. Kommt Ihr Chi jetzt deutlicher in den Füßen an als nach Version I?

10. Führen Sie zum Abschluss die Flankenatmung durch.

Zusammenfassung Teil 1 (nachdem Sie die grundlegenden Prinzipien kennen gelernt haben):

1. Blasebalg-Atmung

2. Atmen Sie normal aus. Dann atmen Sie mit einem weichen kürzeren Atemzug im Bauchnabelbereich nach innen Richtung Wirbelsäule ein.

3. Ziehen Sie mit einem weiteren kürzeren Atemzug den Beckenboden nach oben.

4. Bauen Sie mit dem nächsten Atemzug - zu den schon etwas gespannten Bauchmuskeln - eine Gegenspannung mit dem Zwerchfell auf. Das Zwerchfell wird dadurch stärker gesenkt als gewöhnlich.

5. Atmen sie noch einmal kürzer in den Beckenboden und ziehen Sie ihn dabei noch weiter nach oben. Spielen Sie in der letzten Atempause vor der Ausatmung mit dem Kräftedreieck Zwerchfell, Bauch- und Beckenmuskeln.

6. Atmen Sie in der Einatmungsstellung das Chi zu den Füßen hinunter aus.

7. Flankenatmung

Teil 2 der Umkehratmung

1. Wiederholen Sie die Punkte 1. – 5. von Teil I.

2. Atmen Sie mit einem weiteren kürzeren Atemzug das Erd-Chi in die Fußsohlen. Achten Sie dabei besonders auf das Spannungsverhältnis zwischen Bauchmuskeln und Zwerchfell. Erhöhen Sie entweder die Gegenspannung der beiden Muskelgruppen ein wenig oder geben Sie direkt vor dem Atemzug etwas in der Spannung nach, um mit dem neuen Atemzug wieder mehr Gegenspannung aufzubauen.

3. Wiederholen Sie die gleiche Technik, und leiten Sie das Chi zu den Knien hoch.

4. Führen Sie das Chi ebenso zum Perineum.

5. Atmen Sie in der Einatmungsstellung das Chi zu den Füßen hinunter aus.

6. Flankenatmung

Teil 3 der Umkehratmung

1. Bauen Sie Chi-Druck auf über die Punkte 1 bis 5 des 1. Teils.

2. Führen Sie das Chi dann mit der in Teil 2 erprobten Technik so wie in Version I Teil 3: vom leicht angespannten linken After zur linken Niere, vom leicht angespannten rechten After zur rechten Niere. Es folgen: Nierengürtel, Oberbauch, Unterbauch, in Einatmungsstellung zu den Füßen ausatmen, Flankenatmung.

Üben Sie den Gesamtablauf der Umkehratmung mit seinen drei Teilen in den ersten Wochen höchstens einmal pro Tag. Prüfen Sie, wie viel von diesen starken Energien Sie integrieren können. Das Gleiche gilt erst recht für Version IV, die Kompressions-Atmung.

Weniger durch die erweiterte feine Nasenatmung, aber schon durch die Umkehratmung, kann es vor allem bei Männern passieren, dass das Chi im Kopf oder im Herz stecken bleibt. Wechseln Sie dann sofort zu langen, weichen Atemzügen. Reiben oder pulsen Sie sehr sensibel den Herzbereich mit der rechten Hand. Strecken Sie gleichzeitig Ihren linken Arm aus und atmen Sie mit dem Herzlaut „HAAA" das überschüssige Chi aus dem kleinen Finger hinaus (Herzmeridian). Es kann geboten sein, diese Eigenbehandlung fünfzehn bis dreißig Minuten durchzuführen. Haben Sie einen körpertherapeutisch bewanderten Freund oder eine Freundin, der bzw. die das Chi mit den Händen fühlen kann, lassen Sie sich von dieser Person Ihr Herz pulsen.

Manche Menschen brauchen einen starken Chi-Fluss, damit sie ihr Chi überhaupt wahrnehmen und lenken können. Diese Personen benötigen dann recht bald die Umkehratmung und empfinden sie auch nicht als zu stark. Das gilt nicht nur für die Eisenhemd-Übungen sondern auch für die Meditation des Kleinen Energiekreislaufs oder anderer Meditationen.

Version IV: Die Kompressions-Atmung

Teil 1 der Kompressions-Atmung

1. Beginnen Sie mit der Blasebalg-Atmung.

2. Atmen Sie etwas stärker und länger aus als gewöhnlich. Beobachten Sie dabei die Arbeit Ihrer Bauchmuskeln. Ihre Bauchdecke hat sich jetzt weiter Richtung Wirbelsäule in die Bauchhöhle zurückgezogen als nach einer natürlichen Ausatmung.

3. Bei der nächsten Ausatmung koppeln Sie an die Bewegung der Bauchmuskeln vorsichtig die sich allmählich aufbauende Gegenkraft des Zwerchfells. D.h. Sie senken das Zwerchfell, bzw. verlangsamen oder verkleinern seine Tendenz, bei der Ausatmung in Richtung Brustraum zurück zu schwingen. Das ist derselbe Vorgang wie beim Chi-Aushauchen bei der erweiterten feinen Nasenatmung, nur deutlich stärker. Halten Sie den Atem an und spielen Sie dezent mit der Gegenspannung von Zwerchfell und Bauchmuskeln. Beobachten Sie, wie sich zunehmend mehr Chi im Tan Tien sammelt.

4. Atmen Sie nun einen gefühlvollen Sip-Atemzug noch weiter nach innen Richtung Wirbelsäule ein. Achten Sie darauf, dass Sie dabei das Zwerchfell nicht loslassen. Dazu müssen Sie während der Einatmung die Gegenspannung zwischen Zwerchfell und Bauchmuskeln allmählich etwas erhöhen.

5. Ziehen Sie mit dem nächsten Sip-Atemzug den Beckenboden nach oben. Gestalten Sie wie bei der Umkehratmung in Version III die Sip-Atemzüge weich und etwas länger als in Version I. Gelingt es Ihnen, während der Atempause mit den antagonistischen Kräften von Zwerchfell, Bauch- und Beckenboden zu spielen?

Bis hierhin haben wir mit einer verstärkten Umkehratmung das Chi im Tan Tien komprimiert.

Jetzt folgt die Anwendung:

6. Atmen Sie beim nächsten Sip-Atemzug in den linken After, den Sie dabei leicht kontrahieren. Ziehen Sie nun das Chi zur linken Niere. Versuchen Sie, die

Nieren mit Hilfe der Rückenmuskeln und der Bauchmuskeln in Höhe des Magens zu packen, zu drücken und anzuregen. Erwarten Sie nicht, dass Sie sofort präzise anatomisch die Nieren „in die Hand nehmen" können. Es reicht hier aus, wenn Sie ungefähr diese Körperregion anregen.

7. Wiederholen Sie rechts den gleichen Ablauf. Das Blut fließt schneller durch die Nieren, wenn der Chi-Druck steigt. Urin und Gifte können dann effektiver ausgefiltert werden.

8. Mit dem nächsten Sip-Atemzug ziehen Sie den vorderen Beckenboden mit den äußeren Sexualorganen nach oben. Sie verstärken und modifizieren also den schon vorhandenen Zug des Beckenbodens in die Beckenhöhle.

9. Drücken Sie beim folgenden Sip-Atemzug den unteren Unterleib im Bereich der inneren Sexualorgane nach vorne unten, also im Gegensatz zu den bisherigen kurzen Einatmern nicht nach innen, sondern nach außen. Bei der Ausatmung am Ende von Version I haben Sie mit dieser Position schon ansatzweise den Effekt kennen gelernt, der das Chi die Beinmeridiane besser hinunterführen lässt. Durch die Betonung der nach oben gerichteten Kraft des vorderen Beckenbodens müssen Sie jetzt natürlich entsprechend stärker nach vorne unten dagegenhalten. Dadurch verlagert sich zu diesem Zeitpunkt jetzt der Fokus der Chi erzeugenden Gegenkräfte (zwischen Bauchmuskeln und Zwerchfell) vom Oberbauch und Tan Tien in den Bereich der inneren und äußeren Sexualorgane im vorderen Unterbauch. Sie können sich in diesem Bereich auch einen Ball vorstellen, den Sie nach vorne drehen (im Uhrzeigersinn). Es kann auch hilfreich sein, wenn Sie gleichzeitig Ihre Hände, die ja ohnehin in Meditationshaltung vor dem Unterbauch aufeinander liegen, gegeneinander drücken. Je mehr das Zwerchfell trotz dieser Verlagerung bei der Komprimierung beteiligt bleibt oder neu beteiligt wird, desto stärker ist die Chi-Komprimierung und der Chi-Fluss.

10. Haben Sie noch Raum für weitere Sip-Atemzüge, können Sie z.B. noch einmal in den Beckenboden und die Nieren atmen oder mehrmals hintereinander in eine Position, nach der Sie ein Bedürfnis verspüren.

11. Halten Sie den Atem solange wie Sie können und es Ihnen angenehm ist. Atmen Sie dann von der erreichten Einatmungsstruktur aus zu den Füßen hinunter aus.

12. Führen Sie die Flankenatmung durch. Gelingt es Ihnen, Ihr Chi bei der Einatmung von den Füßen die Beine innen hoch zum Perineum zu führen und das Chi bei der Ausatmung die Beine außen hinunter zurückzuleiten? Haben Sie genügend Chi-Kraft zur Verfügung, können Sie bei der Einatmung das Chi über das Perineum hinaus hinauf zu den Nieren ziehen und bei der Ausatmung dieselbe Strecke wieder zurückbringen.

Teil 2 der Kompressions-Atmung

Wenn Sie die Kompressions-Atmung wirklich beherrschen, fließen so starke Chi-Ströme, dass Sie die Stationen von Teil I sofort spüren und sehr schnell durchlaufen können. Deshalb ist es realistisch, dass Sie mit Hilfe des Ablaufs von Teil 1 Ihr Chi aufbauen und dies dann auf Teil 2 anwenden. Sobald Sie die Kompressions-Atmung perfekt beherrschen, können Sie sogar aus dem Stand alle beteiligten Muskeln in den Kompressionszustand bringen und unabhängig von Einatmung, Ausatmung oder Atempause den Chi-Druck verändern und seinen Fokus verlagern.

Im Folgenden wiederhole ich knapp die Punkte von Teil 1: In den Atempausen nach den Sip-Atemzügen warten Sie jeweils solange, bis das Chi den Punkt erreicht, auf den Sie sich konzentrieren, oder atmen Sie noch einmal in denselben Punkt ein.

1. Blasebalg-Atmung

2. Atmen Sie ein- oder zweimal aus.

3. Atmen Sie noch einmal aus und komprimieren Sie Bauchmuskeln und Zwerchfell miteinander.

4. Atmen Sie kurz in umgekehrter Richtung also noch weiter Richtung Wirbelsäule ein. Erhöhen Sie dabei noch etwas die Gegenkräfte zwischen Bauchmuskeln und Zwerchfell.

5. Ziehen Sie mit dem nächsten Sip-Atemzug den Beckenboden nach oben. Spüren Sie das Zusammenspiel von Zwerchfell, Bauch- und Beckenmuskeln.

6. Kontrahieren Sie den linken After (evt. auch den linken Psoasmuskel) und atmen Sie das Chi zur linken Niere.

7. Kontrahieren Sie den rechten After (evt. auch den rechten Psoasmuskel) und atmen Sie das Chi zur rechten Niere. „Packen und drücken" Sie die Nieren mit den Bauch- und Rückenmuskeln.

8. Atmen Sie kurz ein und ziehen Sie den vorderen Beckenboden nach oben.

9. Drücken Sie beim nächsten kurzen Einatmer den unteren Unterleib nach vorne unten. Stellen Sie sich im Bereich der äußeren und inneren Sexualorgane einen Ball vor, den Sie etwas vom Beckenboden nach vorne zum Unterbauch drehen (im Uhrzeigersinn). Diese Bewegung können Sie pumpartig wiederholen.

10. Atmen Sie kurz die Erdenergie in die Mitte der Fußsohlen und drehen Sie dabei gleichzeitig den Ball im Sexualbereich, nachdem Sie die Spannung kurz vorher etwas losgelassen haben. Wiederholen Sie diese Bewegung einige Male hintereinander in der Atempause. Sie können so sehr effektiv das Erd-Chi in die Fußsohlen pumpen.

11. Leiten Sie mit einem Sip-Atemzug das Chi zu den Knien. Sie können auch hier die Pumptechnik anwenden, um in der Atempause das Erd-Chi noch stärker nach oben zu ziehen.

12. Atmen sie nun kurz hinauf zum Perineum. Wiederholen Sie bei Bedarf die Pumpbewegungen mit dem Ball im Sexualbereich.

13. Atmen Sie in der Einatmungsstellung das Chi die Beine abwärts in die Füße aus.

14. Flankenatmung

Teil 3 der Kompressions-Atmung

1. Wiederholen Sie die Punkte 1. – 9. der Zusammenfassung von Teil 1.

2. Führen Sie das gesammelte Chi dann mit der in Teil 2 erprobten Ball-Dreh-Technik vom leicht tonisierten linken After zur linken Niere, vom leicht tonisierten rechten After zur rechten Niere. Bilden Sie den Nierengürtel. Schicken Sie das Chi zum Oberbauch und dann zum Unterbauch. Atmen Sie in Einatemstellung zu den Füßen aus. Flankenatmung.

3. Alternativ zu Punkt 2. können Sie das Chi auch die Energiezentren des Kleinen Energiekreislaufs entlang führen. Es ist auch sinnvoll, das Chi einige Minuten von selbst im Kleinen Kreislauf fließen zu lassen, nachdem Sie eine der vier Versionen der Eisenhemd-Atmung auf die Position „Den Baum umarmen" angewendet haben. Sie können auch eine Zeit lang das Erd-Chi in das gesamte Skelett ziehen.

Die Anwendung der Eisenhemd-Atmung

Die vier Versionen der Eisenhemd-Atmung können Sie nicht nur in den verschiedenen Positionen des Eisenhemd Chi Kung anwenden, sondern in jeder Meditation und Übungsdisziplin des Tao Yoga und im Alltag. Wollen Sie über eine längere Zeitspanne das Energieniveau kontinuierlich anregen, werden Sie eher die feine Nasenatmung oder die erweiterte feine Nasenatmung zu Hilfe nehmen. Wenn Sie das Energieniveau zwischendurch an bestimmten Punkten oder periodisch besonders stark anheben wollen, werden Sie auf die Umkehratmung und die Kompressions-Atmung zurückgreifen.

Die Position „Den Baum umarmen"

1. Stellen Sie Ihre Füße etwa schulterbreit auseinander. Das Gewicht ruht gleichmäßig auf dem Mittelpunkt des Fußes, der sprudelnden Quelle, auf den Fersen

und den großen und kleinen Zehen. Stehen Ihre Füße parallel, im Zweifelsfall mit den Zehen eher ein ganz klein bisschen nach innen?

2. Lassen Sie das Becken etwas sinken. Das Becken hängt locker nach unten, das Steißbein senkrecht zum Boden. Dadurch wird Ihre Wirbelsäule etwas gestreckt.

3. Richten Sie Ihre Knie an den kleinen Zehen aus. Sorgen Sie dafür, dass Sie die Knie nicht über die Zehen hinaus nach vorne beugen. Die Unterschenkel stehen jetzt fast senkrecht. Wenn diese Haltung zu viel Spannung in den Beinen oder im Becken erzeugt, stellen Sie die Füße enger zusammen.

4. Das Kinn ist wie gewohnt etwas eingezogen. Dadurch zieht der Hinterkopf die Wirbelsäule nach oben und streckt sie. Legen Sie die Zunge an den Obergaumen.

5. Nehmen Sie die Arme so weit nach vorne vor die Brust, dass die Schulterblätter gerundet werden und nicht mehr aus dem Rücken hervorschauen. Die Brust ist weich und etwas eingesunken. Ziehen Sie nun ein paar Mal abwechselnd den rechten und linken Arm nach vorne und spüren Sie die Verbindung der Arme zu den Schulterblättern.

6. Drehen Sie nun die Unterarme nach außen, ebenso die Daumen. Die kleinen Finger drehen Sie nach innen. Sie spüren jetzt eine Verbindung zwischen den Fingern und den Schulterblättern. Senken Sie die Ellenbogen etwas und drücken Sie sie gegen die nach außen drehenden Unterarme. Damit verstärkt sich etwas die Spannung in den Armen und ihre Verbindung zu den Schulterblättern. Diese werden so gänzlich in den Rücken integriert. Außerdem können Sie jetzt besser das Chi die Arme aufwärts zum Nacken und Kopf fließen spüren. Je tiefer Sie Ihre Ellenbogen im Verhältnis zu Händen und Schultern halten, desto leichter werden Sie den Chi-Fluss vom Hals abwärts über den Brustbereich Richtung Bauchnabel wahrnehmen. Diese Haltung ist auch deshalb für Anfänger geeigneter, weil sie in der Regel weniger anstrengend ist.

7. Schrauben Sie Ihre Unterschenkel wie eine Spirale in den Boden. Durch diese Verwurzelung hängt auch Ihr Becken freier. Ihre Leisten entspannen automatisch und Sie können das Kreuzbein leichter ins Lot bringen. Dadurch verbinden sich Wirbelsäule und Schultern besser mit dem Kreuzbein. Ausgehend von Beinen und Becken spannen Sie Ihre Wirbelsäule andeutungsweise wie einen Bogen. Dadurch erreichen Sie eine in sich gefestigte Statik und erleichtern der Erdenergie im Kleinen Kreislauf zu zirkulieren.

In dieser Position wenden Sie nun jeweils eine der vier verschiedenen Versionen der Eisenhemd-Atmung an. Schütteln Sie regelmäßig zwischen den Übungsteilen oder zwischen den Wiederholungen Ihre Beine aus und lockern Sie Ihre Schultern, damit sich die Muskeln in der ungewohnten Stellung nicht verkrampfen. Sie kön-

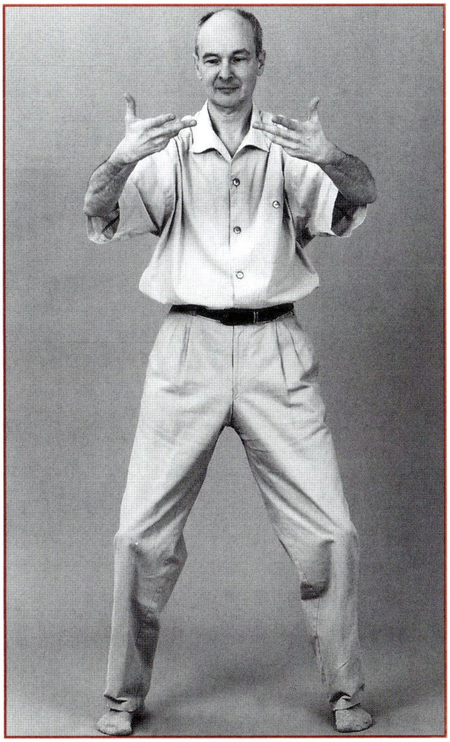

Foto 46: Die Position „den Baum umarmen“ von vorne

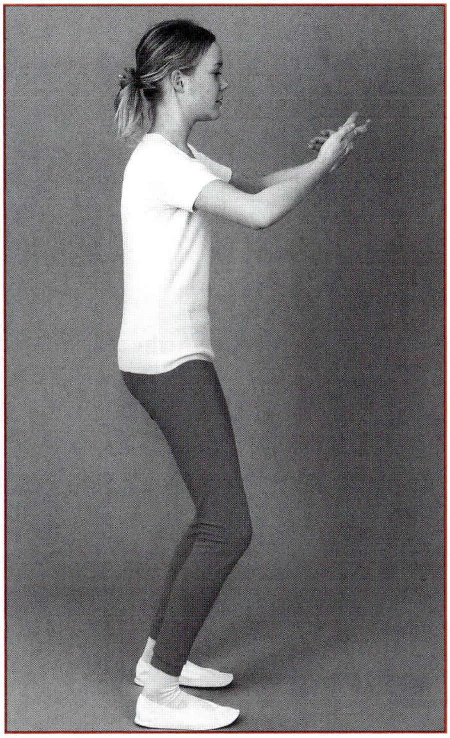

Foto 47: Die Position „den Baum umarmen“ von der Seite

nen z.B. Ihre Arme schwingen. Danach lassen Sie Ihr Chi fünf bis zehn Minuten im Kleinen Energiekreislauf fließen, während Sie weiter im Baum stehen.

Die meisten Anfänger haben die Tendenz, sich in den Eisenhemdpositionen mit dem Rücken zu sehr nach hinten zu lehnen. Orientieren Sie sich also lieber etwas nach vorne.

Legen Sie zum Schluss der Meditation Ihre Hände auf den Bauchnabel. Sammeln und speichern Sie hier Ihr Chi.

Sie können sämtliche Meditationen, die in diesem Buch aufgeführt sind in der Eisenhemd-Position „den Baum umarmen" ausführen. Sie sind dadurch besser geerdet. Es kann vorkommen, dass z.B. die energetische Wirkung für Sie zu stark wird, wenn Sie im Sitzen in die hintere Linie des Inneren Lächelns meditieren, weil sich zu viel Chi im Kopf sammelt. In der Eisenhemdposition finden Sie durch den intensiven Erdanschluss wahrscheinlich genügend Ausgleich, so dass Sie ohne Probleme die Meditation genießen und von ihr profitieren können.

Für wen Tao Yoga geeignet ist

Kinder und Jugendliche

Kinder und Jugendliche können in der Regel ab dem zwölften Lebensjahr die verschiedenen Disziplinen des Tao Yoga erlernen. Jüngeren Kindern kann man auch schon vorher die Heilenden Laute oder einige Körperübungen zeigen. Wenn die Eltern mit dem Kind oder den Kindern diese Übungen gemeinsam ausführen, fördert das den Zusammenhalt und die Intimität der Familie. Normalerweise sind Jugendliche von Natur aus in ihrer Kraft. In den meisten Fällen entdecken sie während des ersten Seminars den Energiefluss sehr schnell. Sie benötigen so gut wie keine Übung, um das Niveau, das sie nach Ablauf des ersten Seminars erreicht haben, über die Monate bis zum zweiten Kurs zu halten. Körper- und Atembewusstsein sind jedoch nicht besser ausgebildet als das von Erwachsenen. Die Stärkung und die Flexibilisierung des Psoasmuskels ermöglicht den Jugendlichen, leichter gerade zu sitzen und freier zu atmen. Bei Haltungsschäden oder Wachstumsschüben können deshalb Tao Yin und auch Eisenhemd-Übungen sehr hilfreich sein. Bei Jugendlichen laufen die durch Tao Yoga ausgelösten Prozesse schneller und weniger körperlich ab. Eine Ausnahme bildet die besonders auffällige starke Reaktion der Nieren etwa bei den Heilenden Lauten. Wie wir aus der Psychosomatik wissen, repräsentieren die Nieren das Thema Beziehungen. Die Jugendlichen beginnen, sich von den Eltern zu lösen und weitreichendere eigene Beziehungen aufzubauen. Nicht gelöste Erfahrungen aus den Kinderjahren kommen an die Oberfläche. In der Regel reagieren die Nieren deshalb sensorisch sehr heftig. Gleichzeitig fühlen sich die Jugendlichen gefühlsmäßig hin und her gerissen. Es tritt nach den Heilenden Lauten eine deutliche Besserung ein.

Als hilfreich wird von den Jugendlichen auch das in unserem zweiten Basis Seminar zur Sprache kommende Thema Sexualität aufgenommen. Da ihnen bestenfalls die gängige Aufklärung der geltenden Schulmedizin bekannt ist, sind sie anderen und weitergehenden Möglichkeiten und besonders einer Sexualhygiene gegenüber sehr aufgeschlossen. Die regelmäßig auftretenden Schwierigkeiten lassen sich so deutlich reduzieren. Für junge Frauen wie auch erwachsene Frauen lässt sich z.B. auch ohne viel Aufwand die kräftezehrende Regelblutung deutlich verkürzen und gleichzeitig endscheidend abschwächen. Weibliche und männliche Jugendliche lernen, ihre Sexualenergie in Kreativität umzuwandeln. Sie kommen in der Pubertät besser mit ihren Gefühlsschwankungen zurecht. Die jungen Frauen sind ruhiger und die jungen Männer weniger aggressiv.

Ein großer Prozentsatz der Kinder, die heute weltweit geboren werden, sind sogenannte Indigo Kinder[1]. Hellsichtige können in ihrer Aura einen starken indigofarbenen Strahl sehen, der bei anderen Menschen nicht so deutlich vorhanden ist. Diese Kinder denken anders als wir, sie nehmen ihre Gefühle deutlicher wahr, ihr Energiekörper ist imstande, höhere Schwingungen auszuhalten und sie haben neue Visionen, die sie mit uns teilen können. In der Gesellschaft sind sie Außenseiter. Viele von ihnen sind jedoch medial begabt und können heilen. Sie brauchen besondere Unterstützung, um diese Fähigkeiten kontrollieren und ausbilden zu können.

Auch in weniger spektakulären Bereichen der Erziehung wird zunehmend deutlich, dass verstandesmäßiges Lernen nur Erfolg haben kann, wenn auch die Körperwahrnehmung ausgebildet ist und ausgebildet wird. Im weiteren Sinne gehört dazu auch die Möglichkeit, Herzqualitäten zu entwickeln. Tao Yoga kann Jugendlichen diese notwendigen Erfahrungen vermitteln. Tao Yoga trainiert generell und in einigen Übungen gezielt sowohl die rechte als auch die linke Gehirnhälfte. Tao Yoga schärft damit die Intuition. Die Jugendlichen erfahren innere Stärke und Stabilität in ihrem Alltag. Dies gilt auch und besonders für sensible Jugendliche. Sie lernen, sich besser abzugrenzen, ihre Mitte zu finden und Integrität zu entwickeln. Natürlich wird auch bei Jugendlichen das Immun- und Nervensystem gestärkt, die Beweglichkeit und Genauigkeit des Denkens und damit die Lernleistung gefördert. Konzentrationsfähigkeit und Ausdauer nehmen zu.

Was für die Jugendlichen gilt, gilt im Prinzip gleichermaßen auch für Erwachsene. Doch deren Entwicklung dauert länger. Sie haben mehr Ballast angesammelt, den

[1] Carroll, Lee & Tober, Jan: Die Indigo Kinder. Burgrain Koha Verlag 2001, 4. Auflage. Dong, Paul & Raffill, Thomas: Indigo-Schulen. Chinas Trainingsmethoden für medial begabte Kinder. Burgrain Koha Verlag 2001, 1. Auflage.
Die neueste Generation der außergewöhnlichen Kinder sind die Kristall-Kinder. Sie sind wie die Indigo-Kinder sensitiv und medial begabt. Während die Indigo-Kinder jedoch eher kämpferisch veranlagt oder zumindest handlungsorientiert sind, zeigen sich die Kristall-Kinder äußerst sanft, ruhig und liebevoll. Ohne besonderen Schutz und Förderung sind sie ernsthaft gefährdet. Die Eltern der Kristall-Kinder sind sehr gut beraten, mit Methoden wie Tao Yoga oder Chi Kung ihren Energiekörper zu entwickeln, um ihre Kinder verstehen und begleiten und dann aber auch enorm von ihnen lernen und profitieren zu können. Virtue, Doreen: Die Kristall-Kinder. Burgrain Koha Verlag 2004, 1. Auflage

sie langsam abbauen müssen. Jugendliche können während ihrer Pubertät noch vieles nachholen, was in früheren Kinderjahren versäumt oder fehlentwickelt wurde. Gehirnphysiologisch ausgedrückt, können sie noch relativ leicht neue Synapsen im Gehirn bilden, während Erwachsenen eine Um- und Neuorientierung mehr Mühe kostet.

Erwachsene

Prinzipiell ist Tao Yoga für jeden an Eigenentwicklung Interessierten geeignet. Es gibt viele Motivationen, etwas für sich zu tun. Wer wünscht sich nicht mehr Lebensfreude, Vitalität und Kraft? Viele wissen jedoch nicht, dass sie dafür nicht nur mehr Energie, sondern ein höheres Energieniveau brauchen. Das ist real gemeint. Die schwingenden Biophotonen müssen auf eine höhere Frequenz gebracht werden. Aus diesem Grund ist es sehr effektiv, direkt mit dem Energiekörper zu meditieren und zu arbeiten. Aber auch manifeste Störungen wie körperliche Beschwerden, Gefühlsschwankungen oder die Unfähigkeit, Gefühle zu erleben, können den Anstoß geben, sich auf den Weg zu machen. Manche Menschen können sich auch ganz einfach nicht mehr entspannen oder spüren eine gewisse diffuse Unruhe. Einige verlieren im Vergleich zu früher Kraft, fühlen sich leicht abgespannt und können sich schlechter konzentrieren. Andere erleben, dass sie beruflich oder privat in festgefahrenen oder sich wiederholenden Strukturen eingeengt sind. Sie langweilen sich oder sind depressiv, haben kein konkretes Ziel vor Augen oder sehen generell keinen weiterreichenden Sinn in ihrem Leben.

Manche Tao-Yoga-Studierende lösen ihre Probleme unabhängig von Ärzten, Heilpraktikern oder Psychologen selbst. Sie wollen und brauchen keine Therapie in Anspruch zu nehmen. Bei anderen wird ein erfolgreicher therapeutischer Prozess beschleunigt oder gar erst ermöglicht, indem sie parallel Tao Yoga lernen. Tao Yoga berührt die Lebensthemen jedes einzelnen besonders in den Vitalorganen, wenn das Chi hier den emotionalen „Müll" trennt bzw. recycelt (s.u. Kapitel Ausblick: Fusion). Immer mehr Menschen lernen aus ihren Lebenserfahrungen mit oder ohne therapeutische Hilfe, dass Stagnation letztlich krank macht und es Teil der menschlichen Aufgabe ist, sich auf allen zur Verfügung stehenden Ebenen der Persönlichkeit weiter zu entwickeln. Das gilt für Menschen jeden Alters, vom jungen Erwachsenen bis zum Rentner oder bis zur

Rentnerin. Die Taoisten sind dafür bekannt, dass sie bis ins hohe Alter körperlich, geistig und seelisch gesund bleiben. Da heutzutage die Menschen immer älter werden, bleibt uns mehr Zeit für unsere Weiter- und Höherentwicklung, die wir vielleicht in früheren Lebensabschnitten vernachlässigt haben.

Jeder, der Eigenverantwortung für seine körperliche, seelische und geistige Gesundheit übernehmen und einen starken Energiekörper entwickeln will, ist richtig im Tao Yoga. Dem Wachstum sind keine Grenzen gesetzt. Durch die Methoden des Tao Yoga verstärken sich in der Regel alle bisher angewandten Praktiken und bekommen eine neue Tiefe. Reinigungsprozesse des stofflichen, emotionalen, mentalen, energetischen und spirituellen Körpers werden verstärkt oder in Gang gesetzt. Das Tempo der Ausreinigung kann jeder selbst bestimmen.

Meine (Gabi) Eigenerfahrungen mit dem Darm:

Auch bei manifesten Krankheiten oder notwendig gewordenen Operationen kann der Heilungsprozess durch Tao Yoga enorm beschleunigt werden. Ich hatte seit Jahren chronische Darmprobleme, Durchfälle und einen signifikanten Darmvorfall. Nachdem ich schulmedizinisch austherapiert war und auch über Jahre verschiedenste Selbstheilungsmethoden inklusive der üblichen Darmreinigungen ausprobiert hatte, begann ich in den letzten 1½ Jahren ein intensives Entgiftungs- und Darmsanierungsprogramm. Je mehr Gifte, wie z.B. Schwermetalle, Parasiten, Bakterien, Pilze und Viren abgetötet und ausgeschwemmt wurden, desto leichter fiel es mir, Tao Yoga zu praktizieren. Umgekehrt beschleunigte die regelmäßige Meditation die Entgiftung erheblich. Wenn die Entgiftungsprozesse zu heftig wurden, konnte ich sie mit Tao Yin Übungen besänftigen. Übersäuerung, Durchfälle, Infektanfälligkeit verschwanden. Ich fühlte mich deutlich besser. Erst nach der Ausreinigung gelang mir - nicht nur ohne Mühe, sondern fast schon zwangsläufig - eine mir gemäße Kostumstellung in Richtung schleimfreier Heilkost.

Viele Menschen probieren zwar die verschiedensten Diäten aus, verstehen aber nicht, dass ihnen vor allem ihre Parasiten diktieren, was sie zu essen haben. Uninformierte interpretieren das als „ihr Körpergefühl, auf das man doch hören lernen soll".

Ein Problem blieb jedoch: mein chronisch gewordener Darmvorfall. Er verstärkte sich sogar. Eine Koloskopie ergab, dass der Darm organisch vollkommen gesund, geradezu perfekt rein und eben war. Die Ärzte konnten sich nicht erklären, wie bei einem solchen Darm ein Darmvorfall entstehen konnte. Es blieb jedenfalls das mechanische Problem, das ich energetisch nicht zu heilen wusste. Im Gegenteil. Etwa 80 Prozent meiner Energie verlor ich regelmäßig durch den Beckenboden. Ich beschloss, mich operieren zu lassen. Wie sich bei der Operation herausstellte, war mein Dickdarm insgesamt 28 cm zu lang. In meinem Fall konnte also durch konservative Massnahmen eine Operation nicht verhindert werden.

Bei der Vorbereitung auf die Operation in der Klink halfen mir Tao Yin und die darin integrierten Atemübungen zur erhofften inneren Ruhe zu kommen. Die bevorstehende dreistündige Operation (Lapratomie) wurde für das Ärzteteam als schwierig eingeschätzt. Ein Krankenhausaufenthalt von 14 Tagen nach der Operation wurde prognostiziert. Das Ärzteteam musste mit höchster Konzentration arbeiten. Hans praktizierte während der Operation intensiv Tao Yoga (v.a. Fusion): Schutzaufbau und spezieller kräftiger Energiefluss vor allem für Gabi, dann aber auch für den ganzen Operationssaal inklusive Team. Die Ärzte berichteten später, dass sie sich während der Operation sehr frisch und sehr zuversichtlich gefühlt hätten. Der Aufenthalt auf der Intensivstation war für mindestens drei Tage anberaumt. Ich begann bald nach der Operation mit inneren Tao Yin Übungen und betonte dabei die Chi produzierende Atmung. Bereits nach einem Tag konnte ich auf die normale Station verlegt werden. Der gesamte Klinikaufenthalt wurde durch meine fortwährenden Tao Yin Praktiken um die Hälfte verkürzt. Ich wurde schon nach dem siebten Tag nach Hause entlassen.

Bereits am vierzehnten Tag nach der Operation konnte ich auch wieder bewegungsbetonte Tao Yin Übungen ausführen. Ein wesentliches Ziel war die Entstörung der Narben, vor allem im Inneren des Körpers. Ausserdem musste der Energiefluss vom Rumpf in die Beine wiederhergestellt werden. Dabei halfen auch die Meditation des Kleinen und Grossen Energiekreislaufs und das Innere Lächeln. Anfangs spürte ich bei jeder Meditation einen leichten Schmerz im Wundgebiet, da die Energie zunächst dahin fließt, wo sie am meisten gebraucht wird. Wenn die innerkörperlichen Narben nicht entstört und die Verklebungen der

Gewebsschichten nicht aufgelöst werden, kommt es langfristig häufig zu schweren Folgekrankheiten.

In den vier Wochen nach der Operation ging es nicht nur um die rein körperliche Schonung und Erholung sondern vor allem auch um die Wiederherstellung des durch die Operation verletzten Energiekörpers. Nach operativen Eingriffen oder bei anderen größeren Verletzungen fühlen sich viele Menschen innerlich sehr offen und leicht verletzlich. Sie spüren ihren Energiefluss, können diese Erfahrung aber nicht einordnen und vergessen sie wieder. Die Geburtserfahrungen von Müttern vor allem bei natürlicher Hausgeburt sind sehr ähnlich. Diese enorme Öffnung, die solche lebenswichtigen Ereignisse mit sich bringen, wird manchmal mit dem Begriff „spirituell" beschrieben, dessen konkreten energetischen Hintergrund viele Menschen nicht kennen. Ich zog mich nach der Operation - ähnlich wie nach der Geburt meiner Tochter - vier Wochen in meine vier Wände und gelegentlich in die Natur zurück. Dadurch konnte ich leichter belastende Energien fernhalten und die Heilung des Energiekörpers bewusst wahrnehmen und unterstützen. Natürlich war auch hierfür Tao Yoga in dieser Periode für mich besonders hilfreich. Diese Zeiten in unserem Leben sind sehr kostbar. Wir können mit dieser Wahrnehmungsqualität große Entwicklungssprünge machen. Die Herzenergie öffnet sich. Sie ist sanft und weich. Die Liebe auch für sich selbst darf wachsen und gedeihen.

Körpertherapie und Psychotherapie

Menschen, die mit den Händen an ihren Klienten arbeiten, wie etwa Körpertherapeuten oder Masseure, sind gefährdet. Die bioelektromagnetischen Kräfte von Personenen, die sich körperlich berühren, vermischen sich schneller, als wenn sie sich in einiger Entfernung nur miteinander im gleichen Raum aufhalten. Der Austausch findet zu Ungunsten der Therapeuten und Therapeutinnen (i.d.R. der höherschwingenden Person) statt. Ihre Frequenz fällt, die der Klienten steigt. Ohne ausgebildetes Energiebewusstsein werden belastende Energien vom Klienten in den (Biophotonen-)Körper der behandelnden Person eindringen. Der Behandelnde wird einen Teil seiner begrenzten Lebensenergie verlieren. Ein Therapeut merkt zwar, dass er sich oftmals nach einer Behandlung schwächer fühlt oder sogar bestimmte körperliche Symptome aufweist. Er bringt diese Erfahrungen auch mit der Behandlung in Zusammenhang, weiß aber nicht, was genau passiert und wie er diesen „Energie-Aderlass" verhindern kann. Andere fühlen sich nach zehn Jahren plötzlich völlig ausgelaugt und wechseln dann ihren Beruf.

Auch wenn bei Einzelsitzungen der Therapeut bewusst die Energie zwischen sich und dem Klienten verfolgt und lenkt, kann es vorkommen, dass er kurzzeitig Symptome des Klienten in seinem Körper wahrnimmt. Dieses Symptom kann schon vorher beim Klienten erkannt worden sein. Wenn nicht, kann der Therapeut die Gelegenheit nutzen, um nachzufragen, ob auch der Klient an dieser Stelle in seinem Körper etwas spürt. Meistens ergibt sich aus dieser energetischen „Übertragung" eine Hilfe für die Entdeckungsreise und Selbsterkenntnis des Klienten. Viele Psychotherapeuten glauben nicht, dass solche Phänomene überhaupt möglich sind. Sie machen bestenfalls geltend, dass es sich hier um abgespaltene Anteile der Persönlichkeit des Therapeuten handeln könne, die auf gleichartige Signale des Klienten reagieren. Ein solcher Verdacht liegt nahe, wenn sich ein Symptom beim Therapeuten verfestigt.

Es ist nicht nur in körpertherapeutischen sondern auch in rein psychotherapeutischen Sitzungen möglich, dass der Therapeut Energie aufnimmt, die nicht zu ihm gehört, oder anders ausgedrückt, die nicht aus der Übertragung seiner eigenen unerkannten Anteile herrührt. Vergleichbare Phänomene treten in der distanzierteren Psychotherapie in der Regel seltener auf als bei der Körpertherapie, bei der der direkte Körperkontakt im Vorderrund steht. Psychotherapeuten sind allerdings nur selten geschult, energetische Abläufe wahrzunehmen. Gleichwohl sind diese Belastungen auch hier ständig vorhanden und nicht zu unterschätzen. Immer wieder werden Psychotherapeuten nach einigen Berufsjahren ernstlich krank, manchmal irreversibel.

Sehr wirkungsvoll ist die Kombination körper- und psychotherapeutischer Verfahren. Die psychotherapeutische Begleitung bei körpertherapeutischen Verfahren hat den Sinn, die durch körpertherapeutische Methoden entlassenen Spannungen und die daran gebundenen seelischen Inhalte in ihrer Bedeutung erfahren und verstehen zu können, damit sie dauerhaft entlassen bleiben. Umgekehrt greift oftmals eine rein psychotherapeutische Arbeit zu kurz. Eine körpertherapeutische Ergänzung wäre sehr nützlich, weil die in den Organen gespeicherten Gefühle meist stärker sind als mentale Erkenntnisse und Ziele. Wenn die

Gefühle im Körper mobilisiert werden, kommt der Klient leichter in eine Betroffenheit, die auch die Psychotherapie braucht, um besser wirken zu können. Die meisten Menschen können das Schwingungsniveau ihres Biophotonenkörpers nicht so stark erhöhen, um gefühlsmäßige Probleme vom dichteren Emotionalkörper in den höher schwingenden Mentalkörper befördern und die gefühlsmäßigen Probleme dort abstrakt allein durch mentale, analytische Prozesse lösen zu können.

Ebenso hilfreich wie eine Kombination von Körper- und Psychotherapie wäre eine zusätzliche Ergänzung um eine weitere Dimension: die Energie. Viele Psychotherapeuten benutzen den Begriff Energie psychologisch atmosphärisch im Sinne von Erscheinung oder Ausstrahlung. Dass es sich real um die Biophotonen-"Ausstrahlung" handelt, ist ihnen nicht bewusst. Hier haben es die Körpertherapeuten von vornherein leichter, weil sie i.d.R. den Energiefluss im Körper der Klienten spüren und so eher der Wunsch entsteht, ihn auch bei sich selber spüren zu lernen.

Körpertherapeuten sind in der Regel offener für eine psychotherapeutische Erweiterung ihrer Arbeit. Psychotherapeuten sind umgekehrt sehr viel reservierter. Sie sind stärker durch berufsständisch organisierte Ausbildungen an traditionelle Konzepte gebunden. Eine Ausnahme bildet der Psychoanalytiker Wilhelm Reich und seine Schüler. Die Körperpsychotherapie Wilhelm Reichs bezieht den energetischen Aspekt (Orgon Energie) nicht praktisch therapeutisch aber immerhin diagnostisch mit ein.

Am schnellsten und im richtigen, selbst dosierten Tempo kommen sich die Klienten auf die Spur, wenn sie selbst ihre Energie direkt in Fluss bringen. Den Ausgangspunkt der Psychotherapie überhaupt, Sigmund Freuds Beobachtung, dass die Unterdrückung, Fehlleitung bzw. Blockierung von (Libido)Energie die Ursache aller Neurosen ist, sollten wir wieder ernst nehmen und real umsetzen lernen. Freud selbst hat diesen Aspekt später deutlich abgeschwächt, und seine wichtigsten Schüler wie C.G. Jung und Alfred Adler haben ihn dann vollends ausgeklammert. Vermutlich wollten sie damit sich und die Psychoanalyse vor den bestehenden gesellschaftlichen Paradigmen schützen.

Nichts ist logischer und naheliegender als der Gedanke, die (Libido)Energie unmittelbar wieder in Gang zu setzen, wenn sie feststeckt und ihr Fluss behindert ist. Über in früheren Lebensabschnitten ursächliche seelische und körperliche Erfahrungen brauchen wir dann nicht mehr spekulieren, sie kommen unweigerlich hoch. Je kräftiger und freier unsere Energie fließen kann, desto leichter und effektiver wird es, auch weiterreichende therapeutische Ansätze, wie z.B. die Verbindung (familien)systemischer und karmischer Aspekte (Reinkarnation) in Anspruch zu nehmen[2]. Eine umfassende, voll entwickelte Therapie hält diese gesamte Palette von Möglichkeiten für die Klienten offen und kann im Verlauf der Therapie daraus das Richtige wählen oder anbieten. Natürlich kann zum gegenwärtigen Zeitpunkt ein einzelner Therapeut oder eine einzelne Therapeutin dieses Spektrum nicht abdecken. Wesentliche Lernschritte müssen noch aus dem engeren therapeutischen Verhältnis nach außen delegiert werden.

Ohne frei fließende (Libido)Energie, die die unabdingbare Voraussetzung für die Gesundheit von Körper, Geist und Seele ist, wird kein Mensch an sein kreatives Potential herankommen. Nur mit dieser Voraussetzung wird er tragende Werte aus sich heraus entwickeln und Verantwortung für sich und für die Gesellschaft übernehmen können und wollen.

Dass ähnliche Prozesse auch ohne Therapie möglich sind, mag folgende Erfahrung mit einer Tao-Yoga-Schülerin zeigen. Sie war arbeitsunfähig und hatte für ihr Geschäft Konkurs anmelden müssen. Seit vielen Jahren war sie in psychotherapeutischer Behandlung. Bis 11.00 Uhr morgens konnte sie leichtere Arbeiten in ihrem Haushalt verrichten und war ab etwa diesem Zeitpunkt „völlig fertig" und wie „durch den Wind geschossen", wie sie sich ausdrückte. Sie hatte deshalb Bedenken, ob sie überhaupt an unserem Tao Yoga Basis Seminar I teilnehmen konnte, das ja immerhin volle vier Tage von morgens bis abends ihre Präsenz erforderte. Als ich ihr zusicherte, dass sie sich im Zweifelsfall auch auf eine Matte legen und trotzdem im Gruppenraum bleiben könne, fasste sie Mut und kam ins Basis Seminar I. Sie hatte zu ihrem großen Erstaunen nicht die geringsten Probleme mit ihrer Zerschlagenheit und Zerstreutheit, im Gegenteil. Sie fühlte sich

---

[2] Mehringer-Sell, Isolde (Schäfer, Erika Isolde): Reinkarnationstherapie mit Kindern. Mama, glaub mir, ich habe schon einmal gelebt. Ein Praxisbuch für Eltern und Fachleute. Darmstadt Schirner Verlag1997 und 2001

so frisch wie schon sehr lange nicht mehr. Sie erinnerte sich auch daran, dass sie sich hier zum ersten Mal seit ihrem vierzehnten Lebensjahr wieder entspannen konnte. Sie konnte das Energieniveau, das sie mit uns in der Gruppe aufgebaut hatte, dann allerdings nicht sofort bei sich zu Hause halten. Ihre Elf-Uhr-Problematik tauchte, wenn auch etwas abgeschwächt, wieder auf. Im Basis Seminar II passierte dann so etwas wie ein Durchbruch. Ein Thema dieses Seminars ist die Sexualenergie. Während einer Meditation am dritten Tag fühlte sie sich plötzlich körperlich schwach. Sie musste sich für die verbleibende Zeit der Meditation vom Stuhl auf den Boden setzen und an die Wand lehnen. Als wir die Meditation besprachen, erinnerte sie sich plötzlich an ein sexuelles Missbrauchserlebnis aus ihrer Kindheit. Sie hatte den Mut, auch die beteiligten Gefühle da sein zu lassen. Anschließend gelang es uns, einige Zusammenhänge klarer sehen und verstehen zu können, die auch ihr jetziges Leben betrafen. Nach diesem Seminar gelang es ihr, nicht nur die Elf-Uhr-Grenze „beiseite zu legen", sondern sie veränderte so nachhaltig ihr Befinden und Verhalten, dass es ihrer Umgebung deutlich auffiel. Sie hatte verstanden, dass sie sich auf vielerlei Art ihr ganzes Leben lang missbrauchen und ausnutzen ließ. Sie hatte fast immer ihre Liebhaber bedient. Da sie jetzt merkte, ob ihr ein Mann oder bestimmte Unternehmungen mit ihm gut taten oder nicht, brauchte sie sich nicht mehr erkälten oder „frigide werden", um indirekt zu signalisieren, dass sie sich z.B. ungern von ihm küssen ließ. Den nächsten Mann, der ihr auf der bisher üblichen Ebene, nämlich ohne Gefühl und Herz, zu nahe kam, konnte sie im Gegensatz zu früher ohne Probleme gleich wieder nach Hause schicken.

Eine andere Tao Yoga Schülerin, eine erfahrene Psychotherapeutin, berichtete in der Gruppenrunde Folgendes. Sie spürte bei der Meditation Kälte in den Armen und erinnerte sich daran, wie sie als Schulkind bei den Schulaufgaben die Schultern hochzog, wenn ihr Vater alles penibel korrigierte. „Ich wusste das alles schon aus meinen therapeutischen Erfahrungen, habe es aber jetzt noch einmal real gefühlt. Das ist eine ganz andere Erfahrung, und dass ich diese mit Euch teilen kann, verstärkt die Wirkung".

Eine weitere Teilnehmerin, gerade Rentnerin geworden, berichtete von ihrem Fahrradunfall. Sie musste ein Bein sechs Wochen in Gips legen lassen. Danach konnte sie sofort wieder Fahrrad fahren. Die Muskeln hatten sich nicht zurückgebildet. Sie hatte täglich eine halbe bis eine Stunde Tao Yin praktiziert.

Menschen mit frühkindlichen Störungen oder Prägungen

Menschen mit frühkindlichen Störungen oder Prägungen haben oft einen verletzten Biophotonenkörper (Aura). Sie sind prinzipiell schlecht geerdet, weil sich ihr Chi vor allem im Kopfbereich konzentriert. In der Vergangenheit konnten sie oft keinen natürlichen Schutz auf der Chi-Ebene ausbilden und deshalb vermögen sie sich schlecht oder gar nicht von anderen Menschen abzugrenzen. Aus diesem Grund meiden sie Menschenansammlungen. Manchmal sind ihnen auch die Menschen in den öffentlichen Verkehrsmitteln zu viel. Sie haben auf der anderen Seite dadurch enorme Wahrnehmungsfähigkeiten, die manchmal denen von Babys oder Kleinkindern gleichkommen. Babys und Kleinkinder bekommen regelrecht durch Wandmauern hindurch mit, was in benachbarten und auch weiter entfernten Räumen passiert. Menschen mit einer frühkindlichen Charakterstruktur müssen deshalb den notwendigen energetischen Schutz künstlich aufbauen, indem sie durch Meditation die Kohärenz ihres Biophotonenkörpers mindestens soweit erhöhen, dass sie normale, ihnen gemäße gesellschaftliche Anforderungen erfüllen können. Sie müssen anfangs manchmal mehrere Monate lang besondere Schwerpunkte bei den Tao-Yoga-Übungen berücksichtigen, bevor sie dem Regelablauf der Übungen folgen können. Diese Menschen sind mehr als andere auf Selbstheilungssysteme wie Tao Yoga angewiesen, weil es für sie kaum Therapeuten gibt, die sie wirklich erfassen und begleiten können. Einer meiner körperpsychotherapeutischen Ausbilder sagte im Seminar, in dem diese Charakterstruktur erarbeitet wurde, dass man sich diesen Menschen als Therapeut immer unterlegen fühle, ihnen aber nicht helfen könne. Natürlich war uns klar, dass es für Therapeuten, die selbst diese tiefen Störungen haben oder hatten, eher einfach ist, auf tiefer Ebene anderen Menschen und Klienten zu begegnen.

Leider stammt die Hauptprägung sehr vieler, wenn nicht der Mehrheit der Therapeuten, gegenwärtig aus dem anderen Ende des Kontinuums, nämlich aus dem spätkindlich gestörten bzw. geprägten Spektrum. Diese Charakterstruktur tut sich aber besonders schwer, auch eigene Schwächen zu zeigen oder in den therapeutischen Prozess einzubringen. Das Machtungleichgewicht des therapeutischen Verhältnisses lässt sich dadurch schwerer zugunsten einer gleichwertigen, menschlichen und damit heilenden Begegnung entlasten oder aufheben.

Heilen, Symbole und Parapsychologische Methoden

Es gibt viele geistige Symbole, die wir in Heilseminaren kaufen können. Sie ermöglichen bestimmte Formen der Heilung, der Selbstheilung oder des Fremd- und Selbstschutzes. Wenn wir diese Symbole benutzen, kreieren und transportieren wir sie mit unseren Gedanken und mit unserer Lebenskraft. Wenn wir kein Energiebewusstsein haben, verbrauchen wir dabei Lebenskraft, möglicherweise ohne es zu wissen und ohne es zumindest anfangs zu bemerken. Wenn wir es bemerken, wissen wir nicht genau, was passiert. Selbst wenn wir uns ein ausreichendes Energiebewusstsein erarbeitet haben, müssen wir die Symbole auf ihre Wertigkeit prüfen. Es kann z.B. sein, dass bestimmte Symbole unsere Entwicklung zwar beschleunigen, ermöglichen oder erleichtern, dass aber, genauso wie bei manchen materiellen Produkten, gleichzeitig bestimmte Grenzen bestehen, d.h. keine in Richtung und Ausmaß freie Entwicklung möglich ist. Es gibt Produkte aus den unterschiedlichsten Branchen (z.B. der Wellness-Branche), die unser Energieniveau erhöhen und stabilisieren. Wir fühlen uns kräftiger und können unseren Alltag besser bewältigen. Dagegen ist nichts einzuwenden. Es kann sich jeder selbst die Frage stellen, ob er sich wirklich in die Lage versetzen will, darüber bewusst entscheiden zu können, wie lang er von diesen „Krücken" Gebrauch machen will. Es könnte nämlich sein, dass wir sie mit seelischer Gleichförmigkeit, die Züge einer latenten Depression zeigen oder mit sich bringen kann (nicht zu verwechseln mit einer wünschenswerten seelischen Ausgeglichenheit), sowie mit einer Beschneidung der geistigen Entwicklungsmöglichkeiten erkaufen. Es ist unwahrscheinlich, dass wir diese Abhängigkeiten so ohne weiteres, ohne ein bis zu einem gewissen Grad entwickeltes Energiebewusstsein erkennen, selbst wenn wir die Auswirkungen dieser seelischen oder geistigen Beengung spüren sollten.

Mit Feng Shui verhält es sich genauso. Feng Shui ist keine bloße Theorie. Die in dieser Wissenschaft zugrunde liegenden Gesetzmäßigkeiten der Chi-Bewegungen im Raum können wir um so besser wirklich wahrnehmen, je deutlicher wir uns unseres eigenen Chi-Flusses bewusst sind.

Auch in der Geomantie gilt, erst müssen wir unser eigenes Chi beherrschen, bevor wir das Chi von Landschaften wahrnehmen und beeinflussen können. Marco Pogacnic[3] arbeitet als Berater für die Stadtplanung in Lubliana, der Hauptstadt Sloveniens. Er kann die verschiedenen Energie- und Lichtkörper der Erde, ihre unterschiedlichen Elemente Erde, Feuer, Luft, Wasser und Äther, sowie die Kraftlinien dieser Energiedimensionen wahrnehmen. Mit der sogenannten Lithopunktur balanciert er Orte und Landschaften aus. Seit einigen Jahren kann er mit seinem hellsichtigen Blick etwa Energiesäulen aus der Erde schießen sehen. Er spricht von einer Energieerhöhung der Erde.[4]

Unser Biophotonenkörper wird massgeblich von der Erde beeinflusst. Wenn die Schwingungen der Erde sich erhöhen, werden wir deshalb gezwungen uns mitzuentwickeln, ob wir wollen oder nicht. Es treten Symptome auf, als ob wir zuviel meditiert hätten, d.h. wir spüren ähnlich wie nach einer zu intensiven Meditation zu viel Energie im Körper, die ungüngstigenfalls beispielsweise im Kopf oder im Herz stecken bleiben kann. Oder wir leiden an sogenannten Überhitzungssymptomen wie z.B. grippeähnlichen Erscheinungen, an Durchfall, Gefühlsschwankungen, verstärkten Sensationen der Sinnesorgane oder an allen erdenklichen variierenden körperlichen Symptomen. In der Regel kann man diese Reaktionen auch als Entgiftung des Körpers ansehen. Generell kommen alle positiven und negativen Muster der Menschen auf körperlicher, seelischer und geistiger Ebene stärker zum Vorschein. Je durchlässiger wir sind, desto schneller reagieren wir auf die Erhöhung der Erdschwingungen. Bisher haben zunächst viele sensiblere Menschen darauf reagiert. Bei den Robusteren wird es noch eine Weile dauern. Mit Tao Yoga können wir diese Prozesse von vornherein besser steuern und in einem uns entsprechenden Tempo unser Energieniveau steigern.

Im parapsychologischen Bereich gibt es z.B. verschiedene Formen der hellsichtigen Beratung, die ein für den Außenstehenden nicht vermutetes Maß an Kraft kosten. Auch hier gilt, ohne Energiebewusstsein transportieren Sie die Informationen mit

---

[3] Marco Pogacnik hat eine Reihe von Büchern in diesem Themenkreis geschrieben. Pogacnik, Marco: Die Erde wandelt sich. Erdveränderungen aus geomantischer Sicht. Droemersche Verlagsanstalt Th. Knaur Nachf. 2001

[4] Es ist sicherlich kein Zufall, dass die Wissenschaft seit einiger Zeit feststellt, dass auch die Schuhmannfrequenz steigt.

Ihrer puren Lebenskraft. Wenn Sie ihr Chi nicht innerkörperlich oder durch außerkörperliches elektromagnetisches Chi verstärken, erneuern und transformieren können, leben Sie von Ihrer Substanz. Wenn Sie Ihr Schwingungsniveau erhöhen, haben Sie mehr Kraft, können leichter Schutz aufbauen und bekommen außerdem Informationen auf einem entsprechend höheren Niveau. Das ist im wörtlichen Sinne zu verstehen, aber auch auf die Persönlichkeitsentwicklung bezogen, die sie dann durchlaufen. Auch hierdurch verändern sich Art und Niveau der Informationen.

Berufe mit häufigen und intensiven Menschenkontakten

Ein typischer Beruf mit häufigen und intensiven Menschenkontakten ist z.B. der Lehrerberuf. Hier kann das sogenannte Burn-out-Syndrom auch bei gutwilligen und interessierten Schülern leicht eintreten. Lehrer und Lehrerinnen werden jedoch auch angegriffen, und zwar nicht nur verbal und damit ersichtlich, sondern auch mental. Es herrscht das Motto „vorne herum“ freundlich und „hinten herum“ lästern und angreifen. Dadurch wird real der Biophotonenkörper der Lehrperson attackiert. Wenn sie sich nicht ausreichend schützen kann, wird die Aura, also der Chi-Körper, solange verletzt, bis die Auswirkungen so gravierend sind, dass sie sich als körperliche, psychische und geistige Beschwerden manifestieren.

Weiterführende Stufen des Tao Yoga

Basis I und II. Sexualenergie

Es gilt, sich zunächst einmal mit den in diesem Buch vorgestellten Basiselementen vertraut zu machen und mit ihnen zu experimentieren. In einem zweiten Schritt lernen Sie ein dezidiertes Programm zur Öffnung des Kleinen Energiekreislaufs (Basis II). Dazu gehört auch, über Fußsohlen, Hände und Beckenboden die Erdenergien in den Kleinen Energiekreislauf zu ziehen. Durch das Dritte Auge nehmen wir das Chi der Natur auf. D.h. wir beschränken uns dann nicht mehr nur darauf, z.B. das Naturschauspiel eines Wasserfalls optisch und akustisch zu bestaunen, sondern können den Wasserfall auch und vor allem energetisch erleben. Kraftplätze sind kein Abstraktum. Auf einem Kraftplatz bekommen wir mehr Kraft und können sie für uns nutzen, wenn wir sie in den Kleinen Energiekreislauf hineinholen. Kirchen z.B. stehen meistens auf solchen Kraftplätzen. Weiter lernen Sie den Zusammenhang zwischen einerseits einem bewussten Umgang mit der Sexualenergie und andererseits körperlicher und emotionaler Gesundheit und Harmonie, schöpferischer Kraft und persönlicher Ausstrahlung kennen. Wer in der Lage ist, Chi nach oben zu lenken, kann die dickere Erdenergie, die heilende Kraft von Mutter Erde, und auf dieser Erfahrung aufbauend die Sexualenergie hochziehen und damit den ganzen Körper harmonisieren und kräftigen. Die Sexualenergie ist noch etwas zähflüssiger als die Erdenergie.

Die Beachtung der Sexualenergie eröffnet den Blickwinkel auch für umfangreiche gesundheitliche Aspekte. Sowohl Männer als auch Frauen sollten darauf achten, dass die in den Sexualorganen produzierte Energie sich nicht staut, sondern im Fluss bleibt. An den Stellen, an denen sich Chi oder sogar Sexual-Chi staut, entstehen leicht Gewebeveränderungen und Verhärtungen. Aus Mastopathien (Verhärtungen) in der Brust kann leicht Brustkrebs entstehen. Das Mammakarzinom ist die häufigste Krebsart. Auch in der Vorsteherdrüse des Mannes (Prostata) kann sich leicht Chi stauen. Außerdem droht bei der Vergrößerung der Prostata häufig der bekannte Urinrückstau. Dass wir die Sexualenergie nicht einfach ignorieren dürfen, zeigt eine Studie mit katholischen Priestern[1], bei der die Hodenkrebsrate um dreihundert Prozent höher lag als bei Männern in anderen Berufen. Schon bei letzteren tritt der Hodenkrebs unnötiger-

[1] Chia, Mantak: Tao Yoga der Liebe. Der geheime Weg zur unvergänglichen Liebeskraft. Interlaken Ansata Verlag 1993.

weise relativ oft auf. Ein Mindestmass an einfacher Sexualhygiene kann diese Leiden verhindern oder wenigstens deutlich lindern. Frauen können damit auch dem prämenstruellen Syndrom entgegenwirken und erreichen eine kürzere und weniger schmerzvollere Periode. Sie haben außerdem nicht selten das Problem der Beckenboden- und Organsenkung, vor allem nach den sehr problematischen Gebärmutter-Operationen. Pauschal geht es deshalb für Männer und Frauen immer darum, ihren Beckenboden geschmeidig zu halten oder wieder geschmeidig zu machen. Hier schließt sich der Kreis zum ersten Kapitel. Ein flexibler Beckenboden erleichtert, ja ist eine Voraussetzung für die natürliche feine Nasenatmung. Sehr einfache äußere Massagetechniken und Muskelübungen verhindern i.d.R. nicht nur die genannten Degenerationen, sondern sie sorgen dafür, dass das Sexual-Chi in den Kleinen Energiekreislauf eingespeist wird, wo wir diese enorme Kraft sehr gut brauchen können. Die vermehrt ausgeschütteten Sexualhormone unterstützen den Knochenmarkaufbau, wirken dem Alterungsprozess entgegen und sorgen für ein stärkeres Immunsystem.

Symptome wie etwa Erektionsprobleme, vorzeitige Ejakulation oder eine trockene Vagina können schon durch die Praxis des Kleinen Energiekreislaufs zurückgehen oder ganz aufgehoben werden. Denn wenn die Partnerin und der Partner ihren Kleinen Energiekreislauf geöffnet haben, verstärkt sich die natürliche Polarität zwischen Mann und Frau beträchtlich. Tao Yoga hält darüber hinaus in abgestufter Form Sexualtechniken (die Heilende Liebe) bereit, die von einem lokalen genitalen zu einem inneren Orgasmus führen, an dem der ganze Körper teilhat. Der innere Orgasmus ist intensiver, lustvoller und sehr viel länger. Er vitalisiert den ganzen Körper, insbesondere das Gehirn, die Sinnesorgane, das Nervensystem, die Organe und Drüsen. Die Heilende Liebe kann von Männern oder Frauen als Einzelperson oder als Paar praktiziert werden. Die Heilende Liebe unterscheidet zwischen der heißen und der kalten Sexualenergie. Für Männer ist diese Form der Sexualität anfangs schwieriger. Als junger Mann können Sie gut die herkömmliche Sexualität mit der Heilenden Liebe kombinieren. Spätestens mit der Hormonumstellung, die mit etwa fünfundvierzig Jahren einsetzt, wird die konventionelle Sexualität jedoch zunehmend schwieriger, da wir durch sie nicht mehr Energie bekommen, unser Energieniveau also nicht erhöhen, sondern im Gegenteil sehr viel Energie verlieren. Da die Drüsen ab diesem Alter weniger oder z.T. gar nicht mehr aktiv sind, kann der Energieverlust kaum mehr ausgeglichen werden. Die Taoisten sagen, dass die Stimulation der Sexualenergie dem Körper signalisiert, dass neues Leben gezeugt werden soll. Er stellt dafür aus der Elektrochemie der Drüsen und Organe seine besten Essenzen zur Verfügung. Hier ist auch der Hauptgrund zu suchen, warum Männer nach der Hormonumstellung meist schneller altern als Frauen und deutlich früher sterben. Frauen verlieren weniger Energie als vor der Hormonumstellung, weil ihre Periode jetzt ausbleibt. Voraussetzung ist natürlich, dass sie soweit gesund sind und Bewusstsein im Beckenboden haben oder darauf hinarbeiten. Solange beim Mann aber noch etwas Sexualenergie vorhanden ist, und er den letzten Rest nicht auch noch einfach nur herausschleudern lässt, kann er mit der Heilenden Liebe seine Sexualität wieder vollständig neu aufbauen. Sexualenergie kann aus sich heraus vermehrt, recycelt und transformiert werden. Der Mann kann dann bis ins hohe Alter sexuell aktiv bleiben. Leider haben wir diese einfachen und einleuchtenden physiologischen Zusammenhänge in der Schule nicht gelernt. Sie klingen deshalb seltsam für unsere Ohren. Gesunde Organe, ein ausgewogener Hormonhaushalt, eine erfüllte Sexualität und seelische Balance sind in jeder Altersstufe möglich.

Fusion I – III

Schon bei den Heilenden Lauten und dem Inneren Lächeln haben wir eine Beziehung zwischen unserem Verstand und den Organen hergestellt. Diese Verbindung kann sich sehr konkret manifestieren. Wenn wir in einer Gruppe dreißig Minuten die Heilenden Laute praktizieren, können die aus den Organen austretenden bioelektromagnetischen Schwingungen genauso stark den Raum belasten wie bei Austauschsitzungen in einem körpertherapeutischen Training. Viele Theorien sagen, dass geistige Muster und Lebenseinstellungen die Organe beeinflussen. Die Erfahrungen in den verschiedenen Therapieformen lehren uns aber, dass die alten Informationen in den Bewusstseinsentitäten der Organe stärker sein können als der mentale und gefühlsmäßige Wunsch nach neuen Strukturen des Denkens, Fühlens und Handelns. Es ist deshalb wichtig, die Verbindung zwischen Verstand und Körper nicht einlinig, sondern als Wirkungszusammenhang zu begreifen. Während wir im Westen gewohnt sind, dass der Verstand für die Software steht, die die Hardware Organe, also den Körper mit Eingaben und Befehlen füttert, sieht das Tao Yoga dieses Verhältnis eher umgekehrt. In der Fusion[2] (drei aufeinander aufbauende Seminare) arbeiten wir deshalb als erstes an einem Ausgleich der Organenergien und der zugeordneten Emotionen. Es geht zunächst darum, die schwächeren Elemente[3] zu stärken und die übermäßig starken auf ein normales Maß zu reduzieren. Die negativen Energien und Emotionen werden neutralisiert und in positive Kraft umgewandelt. Das erreichen wir mit dem aus der chinesischen Medizin bekannten Kontrollzyklus der fünf Elemente. Bestimmte Elemente haben zueinander kontrollierende, d.h. hemmende Funktion, wie z.B. die Wasserenergie der Nieren gegenüber der Feuerenergie des Herzens. Nach der Meditation im Kontrollzyklus nutzen wir den darauf aufbauenden Schöpfungs- oder Erzeugerzyklus. Hier geht es nicht mehr darum, die einzelnen Elemente in ein Gleichgewicht zu bringen und zu harmonisieren, sondern die gereinigten Elemente verstärken sich mehr und mehr und

---

[2] Chia, Mantak & Maneewan: Tao Yoga der inneren Alchimie 1. Fusion der fünf Elemente. Grundlegende und fortgeschrittene Meditationen zur Umwandlung negativer Emotionen. Interlaken Ansata Verlag 1990.

[3] Die positiven und negativen Energien und Grundemotionen unserer fünf Hauptorgane (s.o. Kap. Die Heilenden Laute) sind den fünf Elementen zugeordnet. Diese Elemente mit ihren grundlegenden Eigenschaften wirken direkt in uns, aber auch von außerhalb auf uns: durch die Kräfte der Natur und durch die zugehörigen Planeten unseres Sonnensystems. Sie sind natürlich auch Wirkungsprinzipien des gesamten Universums. Da wir quasi aus dem gleichen „Stoff", besser aus der gleichen Energie wie das Universum gemacht sind, können wir uns bei entsprechender Vorbereitung auch so gut mit ihm eins machen. Dass es sich bei den fünf Energiequalitäten nicht um Allegorien sondern um physikalische und biophysikalische Realitäten handelt, wird sehr anschaulich, wenn wir beispielsweise die Energetik des Sterbeprozesses betrachten. Den Sterbenden verlassen in den sogenannten fünf Wandlungsphasen die fünf Elemente des Energiekörpers in folgender Reihenfolge: Erde, Wasser, Feuer, Luft und Äther. Wenn sich der Energiekörper des Menschen von seinem physischen Körper getrennt hat, kann er immer noch von Hellsichtigen gesehen und erkannt werden. In der nun folgenden sechsten Phase kann sich der Mensch entscheiden, ob er reinkarniert oder sich transformiert. Letzteres ist der größtmögliche Wechsel des Bewusstseinszustandes. Um den Transformationsweg gehen zu können, braucht er ein hohes Energieniveau. Er kann dann dem klaren (Ur)Licht folgen. Das ist der Weg zur Quelle, zu Gott oder zum Wu Chi, wie die Taoisten sagen. Rosina Sonnenschmidt hat die typisch bildhafte Sprache des tibetischen Totenbuchs entschlüsselt und in unsere westliche Denkweise übertragen. Frei von buddisthischen Religionssymbolen vermittelt sie die Essenz dieser Weisheitslehren und Naturgesetze. Sie unterrichtet auf großen Kongressen u.a. Tierärzte in Vorträgen und Seminaren in praktischen Alternativen zur Tiereuthanasie. Sonnenschmidt, Rosina: Exkarnation. Der große Wandel. Berlin Verlag Homöopathie und Symbol 2002.

bauen kontinuierlich aufeinander auf. Die Energie, die dadurch entfacht und im Energiebällchen oder der Energie-Perle kondensiert wird, ist stärker und reiner als das Energiebällchen, das wir im Kleinen Energiekreislauf gewinnen. Es hat mehr Zusammenhalt und ist kohärenter. Dadurch ergibt sich auch ein stärkerer Schutz für uns, erstens im Sinne von mehr Erdung und zweitens als Sicherheitsventil, als Voraussetzung um höhere Energien des Universums anziehen zu können. Denn alle Dispositionen des Körpers, wie auch die Gefühle in den Organen, werden durch höhere Energien verstärkt. Wenn wir die negativen Gefühle der Organe in Tugenden umgewandelt haben, ist uns das willkommen. Empfindungen und Gefühle stehen in engem Zusammenhang mit dem Chi unseres Körpers. Wenn ich mehr Chi zur Verfügung habe, haben auch die Organe als Sitz der Gefühle und die sie registrierenden Zentren im Gehirn mehr Energie. Das Chi entscheidet also über die Kraft, die Klarheit der Gedanken und die Qualität der Gefühle. Wenn ich wenig Energie habe, lässt das Denken nach und die Gefühle sind getrübt. Während einerseits der verstärkte Aufbau von Chi die Kraft bereitstellt, um mit den Emotionen und die sie auslösenden Situationen umzugehen und sie als Weiterentwicklungs- und Wachstumsangebot zu nutzen, stellt sich umgekehrt durch diese Kultivierung unserer Empfindungsnatur die Fähigkeit ein, mehr Energie in Fluss zu bringen und ihr eine positive Ausrichtung zu geben. Alle Gefühle zu leben bedeutet, auf sehr wirksame Art und Weise Chi fließen zu lassen.

Die Energie mit dem größten Zusammenhalt und der größten Reinheit ist Liebe und bedingungslose Annahme. Weil aber auch die anderen Gefühle des Menschen anthropologische Wirklichkeit sind, müssen sie berücksichtigt werden. Dieser Zusammenhang hat seine physiologische Entsprechung im Gefüge der fünf Organenergien. In das Herz fließt sehr leicht das Chi der anderen vier Organe. Wenn wir ihre Energien nicht transformieren, belasten sie das Herz und führen schnell zu Unruhe und Hast.

Auch in der Fusion geht es darum, die Gefühle nicht nur zu denken, sondern möglichst auch wirklich zu fühlen und dann umzuwandeln. Mit ihnen bewusst umzugehen und sie einzubeziehen, also nicht zu unterdrücken, führt zu mehr emotionaler Stabilität. Wir können nicht lernen, keine Emotionen mehr zu haben, sondern nur mit ihnen umzugehen. Die Übungen des Tao Yoga haben das Ziel, in schwierigen Situationen reflexartig so reagieren zu lernen, dass wir unsere

Emotionen sofort wieder ins Gleichgewicht bringen können. Das kann helfen, schwierige Situationen nicht mehr als schlecht zu bewerten, sondern als leere Auslöser. Dadurch wird es leichter sein, keine Widerstände gegen die durch sie ausgelösten Emotionen zu entwickeln. Dem trägt der Kontrollzyklus und der Schöpfungszyklus Rechnung. Die für uns größtmögliche und praktikabelste Kohärenz unserer Energie erreichen wir nach der Vorreinigung über den Kontrollzyklus mit dem Schöpfungszyklus. In dieser Meditation werden alle positiven Pole der fünf Organenergien, also alle Tugenden zusammengeführt und zur Mitgefühlsenergie vereint.

Neben diesem grundlegenden Energierecycling, das den Organen und Drüsen ihre eigene Energie auf einem höheren Niveau zurückführt, lernen wir in der Fusion weitere Energiekanäle wie z.B. die Zentralkanäle kennen. Sie können die Organe direkt erreichen und miteinander verbinden. Sie erhöhen noch einmal das Energieniveau und stehen auch als Überlaufgefäße zur Verfügung.

Eines der wichtigsten Themen in der Fusion ist das Thema Schutz. Wir bauen elementaren Schutz im und um den Körper oder in Räumen und anderen Lokalitäten mit den sogenannten Paquas auf. Sie können wie Katalysatoren negative Energien anziehen und als gereinigte Energie wieder abgeben. Mit den gleichen Techniken können wir uns selber, Räume oder Gegenstände genauso effektiv auch von schädigenden oder belastenden Energien reinigen. Mit speziellen Techniken schützen wir unseren Körper und bestimmte Körperteile wie z.B. das Zentralnervensystem.

Cosmic Healing (Chi Kung)

Cosmic Healing lehrt, sich selbst und andere zu heilen und dabei nicht die eigenen, sondern die Energien der Erde und des Universums einzusetzen. Dadurch wird insbesondere die Erschöpfung der eigenen Energien verhindert. Auf einem bestimmten Entwicklungsniveau hat auch der Therapeut nach der Behandlung mehr Energie als vorher.

Letztlich ist Energie und Information immer eine Einheit. Wir mobilisieren unser eigenes Chi und verbinden es mit unseren Gefühlen und Gedanken. Das Schwingungsniveau der Energie und damit auch die Durchschlagskraft der

Information kann variieren. Im Extremfall ist die Energie so niedrig, dass wir ohne bleibenden Effekt für einen kleinen Zeitraum nur unsere Gedanken kontrollieren. Je mehr eigenes Chi wir haben und je höher unser Schwingungsniveau ist, desto besser können wir universelles oder kosmisches Chi in uns hineinziehen. Es hat dann entsprechend nachhaltige Auswirkungen auf unsere Gedanken, Gefühle und Handlungen. Cosmic Healing lehrt auch die Entwicklung der Buddha-Hand-Technik. Wir lernen Energie durch die Fingerspitzen, Handflächen und Handkanten aufzunehmen und abzugeben. Hoch energetisierte Hände haben nicht nur größeren Heileffekt, sondern garantieren auch einen gewissen Selbstschutz. Wir können diese Techniken mit jedem anderen Verfahren des Heilens oder Therapierens kombinieren. Wir können sie sogar anwenden, ohne dass es der Klient oder die Klientin merkt, einfach als Verstärker oder energetischen Schutz.

Weiterführende Techniken im eigentlich spirituellen Bereich

In den bis hierhin aufgeführten Praktiken des Tao Yoga geht es um körperliche, seelische und geistige Gesundung und Vitalisierung. Wir lösen Spannungen und unbewusste Muster auf, sofern sie zu stark oder störend wirken. Mehr Fluss an Lebensenergie bringt auch mehr Vitalität, Lebensfreude und Ausgeglichenheit mit sich. Mit diesen Praktiken können wir auf ein gesundes, glückliches und langes Leben hinarbeiten.

In den nachfolgenden Techniken im eigentlich spirituellen Bereich müssen noch deutlich höhere Energiefrequenzen und Energiemengen bewältigt werden. Menschen, die sehr wenig Urenergie mitbekommen haben, können darauf angewiesen sein, sich diese Kraftquellen zu erschließen. Die Taoisten wollen jedoch nicht nur alt werden, um das Leben bei hoher Lebensqualität in Harmonie so lang wie möglich genießen zu können. Je länger wir leben, um so mehr Zeit steht uns zur Verfügung, unser Bewusstseins- und Energieniveau zu heben. Beides ist notwendig, um im Sterbeprozess das klare (Ur)Licht erkennen und ihm folgen zu können (s.o. Anmerkung 3). Das muss zu Lebzeiten erfahren und geübt werden. Schon durch die überschüssigen Energien der Fusion wird ein Teil in uns lebendig, der nicht durch Umwelt, Erziehung und Karma geprägt ist.[4] Wir lernen nicht mehr nur auf die Umstände zu reagieren, sondern werden schöpferisch. In den folgenden Meditationsstufen wird durch die Vereinigung bestimmter Energien in uns der Seelenkörper geboren, mit dessen Hilfe später der unsterbliche Geistkörper entwickelt wird. Wir üben das Sterben, in dem wir real mit dem unsterblichen Geistkörper unseren physischen Körper verlassen. Raum und Zeit stellen keine Begrenzung mehr dar. Die Taoisten streben durch diese innere Alchemie die Überwindung der Wiedergeburtszyklen an. Mantak Chia schreibt (ebd.), dass sehr weit entwickelte Tao Meister Teile des physischen Körpers oder den ganzen physischen Körper im Sterbeprozess oder sogar zu Lebzeiten in den spirituellen Körper transformieren. Auch die sogenannten Wunder Jesus' sind ein natürlicher Ausdruck der Kraft, die weit fortgeschrittene Adepten der inneren Alchemie erwerben.[5]

[4] Chia, Mantak & Maneevan. Das Heilende Tao. Chiang Mai ,Thailand, 1996

[5] Kenyon, Tom / Sion, Judi: Das Manuskript der Magdalena. Die Alchemie des Horus & die Sexualmagie der Iris. Burgrain Koha-Verlag 2002, 1. Auflage.

Fragen von Tao Yoga Studierenden

TYS (Tao Yoga Studierende 1. Tag Basis I): In dem Meditationssystem, das ich bisher kennengelernt habe, stelle ich mir Licht vor und ziehe es durch alle Chakren bzw. Mittelkanäle von unten bis oben und wieder zurück. Ich versuche das mit der Übung der feinen Nasenatmung zusammenzubringen. Außerdem, wenn ich mir die beiden Nasen, meine reale Nase und die imaginäre Nase im Beckenboden vorstelle, ist das nicht etwas Gegenläufiges?

TYL (Tao Yoga Lehrer Hans Meyer/Gabi Meyer-Schmölz): Wenn du die nötige innere Ruhe und Durchlässigkeit hast, z.B. nach den Tao Yin Übungen, kannst du etwa über einen Duft die betreffenden Reflexzonen in der Nase stimulieren, in diesem Fall vor allem die Reflexzonen der Nasenwurzel. Das vegetative Nervensystem sorgt dann dafür, dass sich gleichzeitig mit der Weitung der Nasenräume der Beckenboden, also die imaginäre Nase dort, aber auch zusätzlich andere Atemräume weiten. Das betrifft den äußeren sichtbaren physiologischen Atemvorgang und die Synchronizität auch der Körperzonen, die am weitesten voneinander entfernt sind. Selbst wenn der Beckenboden verzögert reagiert, freue dich, dass er erst einmal überhaupt reagiert. Bei entsprechender Übung, bzw. bei entsprechender Offenheit wird genau mit diesem Atemvorgang Chi erzeugt.

TYS: Wenn ich mir beide Nasen vorstelle, ist es dann eine Richtung von unten nach oben oder eher insgesamt eine Öffnung?

TYL: Der physiologische Atemvorgang der feinen Nasenatmung bringt eine weitgehend zeitgleiche Öffnung der verschiedenen Atemräume mit sich. Auf der Chi-Ebene sieht es anders aus. Wenn du das Chi nicht in eine bestimmte Richtung lenkst, kann es z.B. vom Becken Richtung Kopf oder eben in umgekehrter Richtung fließen. Wenn du es real spürst, nimmst du die Richtung, die das Chi von selber nimmt, oder lenkst es so, wie du es haben willst. Erst wenn wir im Tao Yoga eine Ahnung davon haben, wie sich unser Chi anfühlt, meditieren wir mit komplexeren Systemen, weil die Effektivität der Meditation wesentlich davon abhängt, dass wir das Chi wirklich körperlich spüren und wir es uns nicht nur vorstellen. Vor solche Übungssysteme, die du anfangs angesprochen hast, schalten wir das Überlaufsystem des Kleinen Energiekreislaufs, in dem die Energie nicht nur hinauf und hinunter geleitet, sondern wie der Name schon sagt in einem Kreis geführt wird.

TYS (3.Tag Basis I): Ich sehe und spüre bis zu einem gewissen Grad das Chi im Kleinen Energiekreislauf zwar als zusammenhängenden Fluss, aber ich habe Mühe, folgerichtig von Energiezentrum zu Energiezentrum zu meditieren. Auch mit der Atemführung habe ich Schwierigkeiten.

TYL: Im Moment ist es vor allem wichtig, dass du so meditierst, dass es dir Spaß macht. Das gilt natürlich auch für später. Du hast uns ja schon berichtet, dass du mit deinem Körper und deinen Gefühlen nicht so gut in Kontakt kommen kannst. Es scheint sich hier ein Spagat zwischen deinen geistigen und seelischen Fähigkeiten abzuzeichnen. D.h. dein Geist ist weiterentwickelt als deine Seele. Das ist normalerweise sehr anstrengend. Besonders Tao Yin kann dir dabei helfen, die Seele nachreifen zu lassen. Längerfristig ist es für dich deshalb sehr wichtig, den Atem zu entwickeln, damit du mit den konkreten Dingen in deinem Leben besser in Berührung kommst. Vielleicht ist für dich eine Pulsing Sitzung angezeigt.

TYS: Ich habe noch keinen spezifischen Energiefluss gespürt, einige Punkte fühle ich schwach, am Kopf ist es eher heftig.

TYL: Manche Zentren des Kleinen Energiekreislaufs scheinen bei dir durchlässiger zu sein als andere. Es kann sich anfangs an manchen Stellen anfühlen wie ein Stich, ein Kribbeln, ein Wirbel, ein rhythmisches Pulsieren oder wie ein kleiner Strom, der fast schon unangenehm sein kann. Es kann aber auch z.B. Wärme oder Pelzigkeit oder einfach ein angenehmes Gefühl an einem Punkt entstehen. Jedenfalls arbeiten sich die einzelnen Punkte nach und nach durch. Wenn du im Kopf eine Überempfindlichkeit spürst, bleibst du hier natürlich nur kurz oder gehst gleich zum nächsten Punkt weiter.

TYS: Ich bin während der Meditation heute so müde geworden. Ich weiß nicht, woran das liegt. Kann ich etwas dagegen machen?

TYL: Bei Müdigkeit sind oft Gifte im Spiel. Wenn du an tiefere Schichten herankommst, können Gifte, die im Körper feststeckten, mobilisiert werden. Du kannst dann versuchen, den Körper stärker einzubeziehen, d.h. z.B. die Ringmuskeln zu kontrahieren, dich auf den Sitzhöckern vor und zurück oder seitlich hin und her zu bewegen. Dabei kannst du den Atemrhythmus einbeziehen oder dich wie ein Bambus im Wind wiegen. Du hast aber auch die Möglichkeit, auf den Sitzhöckern zu rotieren - parallel zum kreisenden Chi in den einzelnen Energiezentren. Oder du lädst dich eine Zeitlang mit der Blasebalgatmung auf. Wenn es gar nicht anders geht, kann es sinnvoll sein, aufzustehen und kurz eine Eisenhemdübung dazwischen zu schalten.

TYS: Ist es sinnvoll, vor der Meditation Körperübungen zu machen?

TYL: Eisenhemd-Übungen oder Tao Yin sind gleichwertige Meditationsformen zum Meditieren im Sitzen. Aber es ist sicherlich sinnvoller, die Körpermeditationen den stillen Sitzmeditationen voranzustellen. Du kannst natürlich auch ganz normale Aufwärmübungen vor die Meditation setzen. Dadurch wird das Chi und das Blut angeregt. Bei der Meditation kannst du dein Chi dann leichter in Gang setzen und halten.

TYS: Ich weiß nicht, ob ich bei den Psoasmuskelübungen des Tao Yin meine Gesäßmuskeln locker lasse.

TYL: Spanne die Gesäßmuskeln bewusst an und löse sie dann wieder. Ertaste den Unterschied auch mit deinen Händen am Gesäß.

TYS: Gibt es einen Zusammenhang zwischen Körpertherapien wie der Kraniosakral Therapie und den Meditationsformen des Tao Yoga?

TYL: Ein Teilbereich der Kraniosakral Therapie beschäftigt sich mit dem Energiefluss des Klienten. Mit den Händen kann ich Energieblockaden oder Energielöcher wahrnehmen und ausgleichen. Das was ich in der Kraniosakral Therapie von außen mit jemand anderem mache, mache ich im Tao Yoga mit meinem Geist mit mir selbst.

TYS: Ich spüre bei den Sip-Atemzügen die Atembewegung nicht.

TYL: Es kommt bei den Sip-Atemzügen weniger auf die Atembewegung, sondern auf die Atempause an, in der das Chi mobilisiert wird.

TYS: Bei mir ist die Energie im Kopf und im Herz stecken geblieben. Was kann ich dagegen tun?

TYL: Wenn das Chi nicht das vordere Dienergefäß hinunterfließt, müssen wir es zurück zum Ming Men Punkt und von da zum Perineum führen und dann durch die Beine in den Boden ableiten. Eine andere Möglichkeit ist, über fünfzehn Minuten oder länger mit dem Heilenden Laut für das Herz die überschüssige Energie in den Boden abzuleiten. In hartnäckigen Fällen hilft starkes Atmen (z.B. Blasebalg) und gleichzeitiges starkes Körperschütteln.

TYS: Das Chi geht bei mir hinten leichter hoch als vorne hinunter. Woran kann das liegen?

TYL: Beim Mann liegt oft eine verminderte Durchlässigkeit im Bereich des Herzzentrums und bei der Frau im Halszentrum vor. Generell sitzen im Solarplexus oft gröbere Gefühle fest. Mit den Heilenden Lauten kannst du dich schon recht gut von den täglich anfallenden Belastungen reinigen. Es können sich in diesen Zentren aber auch zusätzlich noch Spannungen aus früheren Lebensphasen angesammelt haben.

TYS: Ich habe schon sehr viel Gefühlsarbeit geleistet. Ich glaube nicht, dass das bei mir der Punkt ist.

TYL: Sagen wir, du hast achtzig Prozent deines „Mülls" schon bewältigt und erhöhst nun deine Energie, die auf die restlichen zwanzig Prozent trifft. Dann kann der Effekt genauso stark sein wie beim ersten Mal mit den vielleicht ersten zwanzig Prozent.

TYS: Ich habe seit mehreren Monaten ein Ohrgeräusch, das sich in diesem Seminar zunächst verstärkt hat. Im Moment fühlt es sich besser an. Kann das durch die Meditation kommen?

TYL: Jede Art von Symptom kann zeitweilig durch die Meditation auftreten oder verstärkt werden. I.d.R. wird es auf Dauer gelindert. Es kann auch so etwas wie eine Erstverschlimmerung wie in der Homöopathie und eine Besserung bis zur Selbstheilung eintreten.

TYS: Ist es wirklich sinnvoll ein Seminar zu wiederholen?

TYL: Ich habe Wiederholer, die als nächsten Schritt das gleiche Seminar noch einmal mit uns meditieren. Andere durchlaufen den ganzen Seminarzyklus und fangen dann z. B. mit der Basis II wieder an. In jedem Fall kann ich beobachten, das der Impuls und die tragende Wirkung, die von einem solchen Seminar ausgeht, mehrere Wochen bis Monate andauert. Es ist in jedem Fall leichter und stärker in der Gruppe zu meditieren als alleine zu Hause. Es bilden sich während des Seminars im Kleinen morphogenetische Felder (im Sinne von Rupert Sheldrake). Wenn ich einen ausreichenden Geschmack von der Meditation im Seminar bekommen und ein gewisses Niveau erreicht habe, fällt es mir auch zu Hause immer leichter zu meditieren bzw. die Mobilisierung und automatische Führung des Chis in Alltagssituationen hineinzunehmen.

TYS: Kann man eigentlich die Auswirkungen der Meditation messen?

TYL: Am letzten Basiskurs I nahm eine Psychoanalytikerin teil. Sie suchte nach dem Kurs einen Arzt auf, der mit Geräten ausgerüstet ist, mit denen man die Energie der Meridiane messen kann. Sie meditierte dort fünf Minuten das Innere Lächeln und ließ ihre Meridianwerte vorher und hinterher bestimmen. Die Werte waren nach dem Inneren Lächeln signifikant verbessert. Der Tao Meister Mantak Chia hat 1996 im Institut für angewandte Biokybernetik und Feedbackforschung in Wien die Auswirkungen einfacher Tao Yoga Basisübungen auf seinen Organismus untersuchen lassen. Das Energieniveau erhöhte sich während der Meditation langsam aber stetig. Mantak Chia überschritt dabei die Marge bei weitem, bei der laut Angabe des Institutleiters auch physische Veränderungen im Gehirn eintreten. Dazu gehören z.B. die Bildung neuer Synapsen und die Änderung des Proteins im Gehirn. Linke und rechte Gehirnhälfte waren gegen Ende des Tests fast völlig ausgeglichen. Während Mantak Chia einfache Basistechniken meditierte, sprach er mit den Personen, die ihn untersuchten. Weder andere erhebliche Störungen noch die Meditation selber führten zu einem Anstieg des Pulses oder des Muskeltonus. Die Energie blieb nach der Meditation erhalten und war damit für Handlungen seiner Wahl verfügbar.

TYS (Wiederholer): Meine ganze Wahrnehmung hat sich intensiviert, z.B. allein das Essen ist ein Erlebnis für sich. Selbst mein Bananenbrot in der Pause schmeckt ganz anders. Ich esse auch weniger als früher. Meine Träume sind klarer und lebendiger geworden, die Qualität meiner Gefühle ist leichter. Ich fühle mich insgesamt leichter und lebendiger. Mein Schlafzustand ist meinem Wachzustand vergleichbar aber auch anders, mit einer gewissen Art von Harmonie. Ich brauche auch weniger Schlaf.

TYL: In der Meditation verarbeiten wir viel, was wir sonst im Schlaf verarbeiten müssen. Außerdem gleicht nicht nur der Schlaf, sondern auch die Meditation die rechte und linke Gehirnhälfte aus.

Literaturverzeichnis

Bischof, Marco: Das Licht in unseren Zellen. Frankfurt am Main Verlag Zweitausendeins 1995, 1. – 11. Auflage.

Carroll, Lee & Tober, Jan: Die Indigo Kinder. Burgrain Koha Verlag 2001, 4. Auflage

Chang, Dr. med. Stephen T.: Das Tao der ganzheitlichen Selbstheilung. Kreuzlingen/München Heyne Verlag 1990/1998

Chia, Mantak: Eisenhemd Chi Kung - Schutz und Stärkung der Organe - Neue Ausrichtung der Körperstruktur - Verwurzelung mit der Erde. Interlaken Ansata Verlag 1994, 2. Auflage

Chia, Mantak: Tao Yin. Das Praxisbuch zur Wiedergewinnung, Erhaltung und Steigerung der Lebenskraft. München (Ansata Verlag) Econ Ullstein Verlag 2000

Chia, Mantak: Tao Yoga des Heilens. Die Kraft des Inneren Lächelns. Die Sechs Heilenden Laute. Die Praxis der Chi Massage. Interlaken Ansata Verlag 1987

Chia, Mantak: Tao Yoga der Liebe - Der geheime Weg zur unvergänglichen Liebeskraft. Interlaken Ansata Verlag 1993

Chia, Mantak: Tao Yoga - Praktisches Lehrbuch zur Erweckung der heilenden Urkraft Chi. Interlaken Ansata Verlag 1993

Chia, Mantak & Maneevan: Das Heilende Tao. Chiang Mai, Thailand Healing Tao Books 1996

Chia, Mantak & Maneewan: Tao Yoga der inneren Alchemie 1. Fusion der fünf Elemente - Grundlegende und fortgeschrittene Meditationen zur Umwandlung negativer Emotionen. Interlaken Ansata Verlag 1990

Dong, Paul & Raffill, Thomas: Indigo-Schulen - Chinas Trainingsmethoden für medial begabte Kinder. Burgrain Koha Verlag 2001, 1. Auflage

Dürkheim, Karlfried Graf: Hara. Bern, München, Wien,
Otto Wilhelm Barth Verlag 2001, 22. Auflage

Egenolf, Dr. Heinrich: Die menschliche Stimme - Ihre Erziehung, Erhaltung und Heilung. Stuttgart Paracelsus Verlag 1974, 3. Auflage

Egenolf, Dr Heinrich: Wunder des Atems - Ein kleines Atem-Lehrbuch für Gesunde und Kranke. Stuttgart Paracelsus Verlag, 16. Auflage

Emoto, Masuro: The Message from Water. Tokio Hado Kyoikusha 2001

Hagena, Charlotte/Hagena, Christian: Konstitution und Bipolarität - Erfahrungen mit einer neuen Typenlehre. Heidelberg Haug Verlag 1995, 2. Auflage

Kenyon, Tom/Sion, Judi: Das Manuskript der Magdalena - Die Alchemie des Horus & die Sexualmagie der Iris. Burgrain Koha-Verlag 2002, 1. Auflage

Lewis, Dennis: Das Tao des Atems - Atem als Weg zu Gesundheit und innerem Wachstum. Reinbeck bei Hamburg Rowohlt Verlag 1999

Mehringer-Sell, Isolde (Schäfer, Erika Isolde): Reinkarnationstherapie mit Kindern. Mama, glaub mir, ich habe schon einmal gelebt. Ein Praxisbuch für Eltern und Fachleute. Darmstadt Schirner Verlag 1997 und 2001

Middendorf, Ilse: Der Erfahrbare Atem - Eine Atemlehre.
Paderborn Junfermann-Verlag 1985, 2. Auflage

Middendorf, Ilse: Der Erfahrbare Atem in seiner Substanz.
Paderborn Junfermann-Verlag 2000, 2.Auflage

Pogacnik, Marco: Die Erde wandelt sich - Erdveränderungen aus geomantischer Sicht. Droemersche Verlagsanstalt Th. Knaur Nachf. 2001

Reich, Wilhelm: Die Entdeckung des Orgons - Der Krebs.
Köln Kiepenheuer & Witsch 1971 und 1994

Literaturverzeichnis

Saatweber, Margarete: Einführung in die Arbeitsweise Schlaffhorst-Andersen - Atmung, Stimme, Sprache, Haltung und Bewegung in ihren Wechselwirkungen. Idstein Schulz-Kirchner Verlag 1994, 2.Auflage

Scherer, Karl: Atem als Tor. Freiamt Arbor Verlag 1992, 1. Auflage

Scherer, Karl: Intuitives Atmen. Arbeitsheft. Freiburg Eigenverlag 1991

Sonnenschmidt, Rosina: Exkarnation. Der große Wandel. Berlin Verlag Homöopathie und Symbol 2002

Stampa, Aribert: Atem, Sprache und Gesang. Kassel, Basel, Tours, London Bärenreiter-Verlag 1973

Virtue, Doreen: Die Kristall-Kinder. Burgrain Koha Verlag 2004, 1. Auflage

Yudelove, Eric Steven: Tao Yoga und sexuelle Energie. Kreuzlingen, München Verlag Hugendubel, [Irisiana] 2001

Danksagung

Unser besonderer Dank gilt Jan Vonk, der die Methode des Holistic Pulsing in Deutschland eingeführt hat. Nach dreißig Jahren Arbeit mit den verschiedensten Methoden der Psychotherapie erweiterte er seinen Ansatz durch diese Kombination von Körper- und Psychotherapie mit durchschlagendem Erfolg für sich und seine Schüler. Jan gab an uns nicht nur eine Methode weiter, sondern begleitete das Wachstum unserer Beziehung. Er war auch von der Denkweise des Tao beeinflusst und ebnete uns den Weg zum Tao Yoga. War Jan unserer wichtigster seelischer Wegbegleiter, so ist der Tao Meister Mantak Chia unserer wichtigster geistiger Lehrer geworden. Ihm gilt unser umfassender Dank. Mantak Chia verbreitet die Weisheiten des Tao mit großem Einsatz weltweit. Seitdem wir das Tao Yoga kennengelernt haben, hat sich unser Leben neu ausgerichtet. Wir brauchen nicht mehr daran zu glauben, sondern wir wissen nun, dass es eine Wissenschaft und Naturgesetze dessen gibt, was die Welt zusammenhält. Diese Wissenschaft ist konkret anwendbar. Wir sind froh und dankbar, ihre ausgebauten Pfade für unsere Lebensreise nutzen zu dürfen. Wir danken unseren Eltern und Familienmitgliedern, die uns die großen Möglichkeiten dieser Reise in die Wiege legten und mitgestalteten. Unser Dank gebührt auch unseren Kindern. Sie helfen uns, unser Herz zu öffnen. Sie sorgen dafür, dass wir auf der Erde bleiben, nicht abheben und dass unsere Nerven stärker werden. Alle drei Pfeiler brauchen wir, um mit den Techniken des Tao Yoga mehr Energie aufnehmen zu können. Wir danken allen unseren Atem-, Stimm-, Yoga-, Chi-Gong- und Tai-Chi-Lehrern, die mit ihrer Arbeit unsere Entwicklung zu einem ganzheitlichen Erleben gefördert haben. Wir danken nicht zuletzt unseren Schülerinnen und Schülern, die uns kontinuierlich unterstützen und sich mit uns weiterentwickeln. Ebenso gilt unser Dank den Schülern und allen Personen, die uns bei der Erstellung dieses Buches geholfen haben.

Anhang

Zu den Autoren:

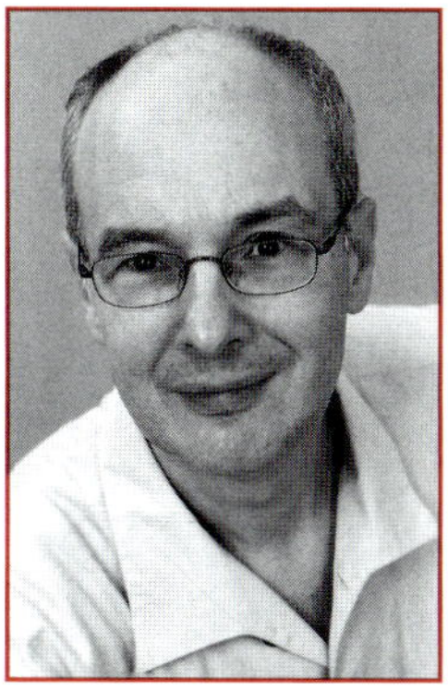

Hans Meyer:
Jahrgang 49, Heilpraktiker, Dipl.-Päd., I. u. II. Staatsexamen in Erziehungswissenschaft und Musik, Schauspielstudium: Strassberg-Method-Acting: Training mit Methoden der Humanistischen Psychologie, Atem- und Stimmausbildung. Weiter ausgebildet in systemischer Körperpsychotherapie, Kraniosakraler Therapie, Kranialer Osteopathie, Holistic Pulsing, Tao Yoga. Berufliche Tätigkeit: als Lehrer an Städtischen Musikschulen, am Gymnasium, als Schauspieler an städtischen und privaten Bühnen und in Film u. Fernsehen - Coaching von Schauspielkollegen -, als Lehrer in der Erwachsenenbildung, als Therapeut und Lehrtherapeut für Kraniosakrale Therapie und Holistic Pulsing, Tao Yoga Lehrer. Eigene Therapieerfahrungen in Psychoanalyse, Gesprächstherapie, Gestalttherapie, Familientherapie, Reinkarnationstherapie. Verheiratet mit Gabi, zwei Töchter.

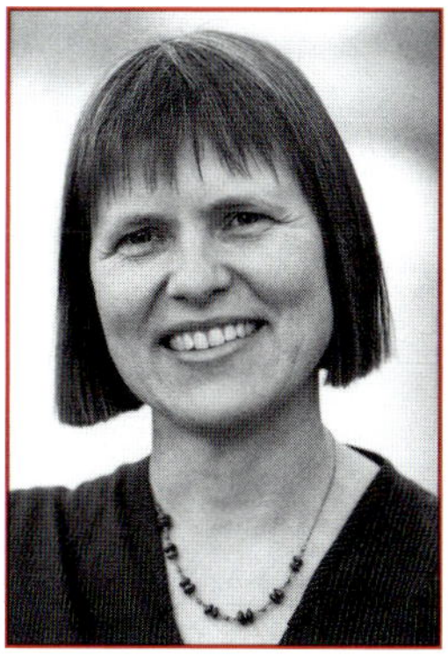

Gabi Meyer-Schmölz:
Jahrgang 59, Heilpraktikerin, Ausbildung als Krankenschwester. Weiter ausgebildet: in Fußreflexzonentherapie, Rebirthing (Atemtherapie), Psychologischer Astrologie, Systemischer Körperpsychotherapie, Visceraler Manipulation, Kraniosakraler Therapie, Holistic Pulsing und Tao Yoga. Berufliche Tätigkeit: zehn Jahre als Krankenschwester in der Intensivmedizin und verschiedensten anderen Sparten, Stationsleiterin, Multiplikator der NFP (Natürliche Familienplanung), als Dozentin an Heilpraktikerschulen und in der Erwachsenenbildung, als Therapeutin und Lehrtherapeutin für Kraniosakrale Therapie und Holistic Pulsing, Tao Yoga Lehrerin, Naturheilverfahren in eigener Praxis. Eigene Therapieerfahrungen: Familientherapie, Gestalttherapie, Hakomitherapie, Reinkarnationstherapie. Verheiratet mit Hans, eine gemeinsame Tochter mit Hans.

Seminare und Ausbildungen des Instituts für Tao Yoga München
Hans Meyer / Gabi Meyer-Schmölz

I. Tao Yoga

Tao Yoga Grundkurs I und II
Tao Yoga Fusion I - III
Cosmic Healing (Chi Kung)
Tao Yoga Seminare für Jugendliche ab 12 Jahren
Meditationsübungsgruppen und Vorträge
Supervisionsseminare für die Ausbildung zum/zur Tao Yoga LehrerIn

II. Kraniosakrale Therapie®

Kraniosakrale Therapie® ist eine Behandlungsmethode, bei der feine, präzise Manipulations- und Berührungstechniken im Vordergrund stehen. Spannungen, Verhärtungen und Schmerzen hauptsächlich im Rücken, Nacken, Kopf und weiter im Bereich von Kiefer, Augen und Ohren können gelindert und aufgelöst werden. Körperliche oder seelische Blockaden und Traumatas können im ganzen Körper, in den Organen oder den Gliedmaßen gespeichert sein. Die achtsamen Hände und begleitendes Gespräch helfen sie rückführen, anzunehmen und loszulassen.

III. Holistic Pulsing

Holistic Pulsing ist eine ganzheitliche Methode, die mit wiegenden und vibrierenden Bewegungen an bestimmten Stellen des Körpers arbeitet. Unser Körper weiß alles und lügt nie. Er reagiert auch auf alles, was wir tun. Wir überhören aber fast dauernd seine Signale. Unser Energiefluss verschlechtert sich zunehmend. Er bestimmt unser ganzes Lebensgefühl. Diese blockierte Energie möchte Holistic Pulsing wieder zum Fließen bringen, unsere innere Müllabfuhr in Gang bringen. Persönliche Lebenssituationen oder körperliche Schmerzen verbessern sich häufig unmittelbar, wenn es gelingt, den Ursprung eines seelischen oder körperlichen Traumas anzupulsen.

Trainings und Einzelsitzungen in Kraniosakraler Therapie, Holistic Pulsing und Tao Yoga

Publikationen:

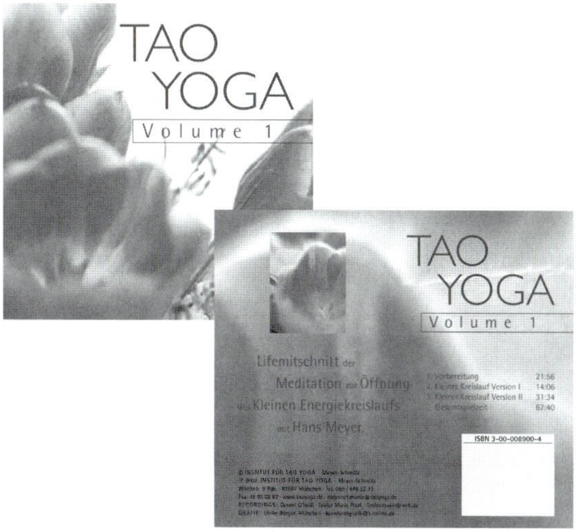

CD: Meditation zur Öffnung des Kleinen Energiekreislaufs mit Hans Meyer.
ISBN: 3-00-008900-4

Adresse:
Institut für Tao Yoga München
Hans Meyer / Gabi Meyer-Schmölz
Wörthstr. 9 Rgb.
81667 München
Tel.: 089 / 448 52 73
Fax: 089 / 48 95 02 82
E-mail: info@taoyoga.de
www. taoyoga.de